FISIOTERAPIA
REVISÃO E PREPARAÇÃO PARA CONCURSOS E PROVAS DE TÍTULO

FISIOTERAPIA
REVISÃO E PREPARAÇÃO PARA CONCURSOS E PROVAS DE TÍTULO

BRAD FORTINBERRY, PT, DPT
President
Fortinberry Physical Therapy
Director of Rehabilitation Services
St. Luke Home Health
McComb, Mississippi

Thieme Revinter

Dados Internacionais de Catalogação na Publicação (CIP)

F736f   Fortinberry, Brad
    Fisioterapia: revisão e preparação para concursos e provas de título/Brad Fortinberry; tradução de Soraya Imon de Oliveira & Nancy dos Reis Juozapavicius – 1. Ed. – Rio de Janeiro – RJ: Thieme Revinter Publicações, 2017.
    394 p.: 15,8 x 23 cm.
    Título Original: *Saunders' Q&A Review for the Physical Therapist Assistant Board Examination*
    Inclui Bibliografia e Índice remissivo
    ISBN 978-85-67661-42-1

    1. Fisioterapia. 2. Revisão e preparação. I. Título.

    CDD: 615.82
    CDU: 615.8

Tradução:
SORAYA IMON DE OLIVEIRA (Caps. 1 e 2)
Tradutora Especializada na Área da Saúde, SP

NANCY DOS REIS JUOZAPAVICIUS (Caps. 3 e 4)
Tradutora Especializada na Área da Saúde, SP

Revisão Técnica:
PATRÍCIA ZAIDAN
Fisioterapeuta Especialista em Uroginecologia pela UGF
Mestre em Ciências do Exercício e do Esporte pela UERJ
Doutoranda em Ciências do Exercício e do Esporte pela UERJ

Título original:
Saunders' Q&A Review for the Physical Therapist Assistant Board Examination
Copyright © 2014 by Saunders, an imprint of Elsevier, Inc.
This edition of Saunders' Q&A Review for the Physical Therapist Assistant Board Examination by Brad Fortinberry is published by arrangement with Elsevier Inc.
Esta edição de Fisioterapia: Revisão e Preparação para Concursos e Provas de Título, de autoria de Brad Fortinberry, foi publicada conforme acordo com Elsevier Inc.
ISBN 978-1-4557-2894-7

© 2017 Thieme Revinter Publicações Ltda.
Rua do Matoso, 170, Tijuca
20270-135, Rio de Janeiro – RJ, Brasil
http://www.ThiemeRevinter.com.br

Thieme Medical Publishers
http://www.thieme.com

Impresso no Brasil por Prol Editora Gráfica Ltda.
5 4 3 2 1
ISBN 978-85-67661-42-1

Nota: O conhecimento médico está em constante evolução. À medida que a pesquisa e a experiência clínica ampliam nosso saber, pode ser necessário alterar os métodos de tratamento e medicação. Os autores e editores deste material consultaram fontes tidas como confiáveis a fim de fornecer informações completas e de acordo com os padrões aceitos no momento da publicação. No entanto, em vista da possibilidade de erro humano por parte dos autores, dos editores ou da casa editorial que traz à luz este trabalho, ou, ainda, de alterações no conhecimento médico, nem os autores, nem os editores, nem a casa editorial nem qualquer outra parte que tenha se envolvido na elaboração deste material garantem que as informações aqui contidas sejam totalmente precisas ou completas, tampouco se responsabilizam por quaisquer erros ou omissões ou pelos resultados obtidos em consequência do uso de tal informação. É aconselhável que os leitores confirmem em outras fontes as informações aqui contidas. Sugere-se, por exemplo, que verifiquem a bula de cada medicamento que pretendam administrar, a fim de certificar-se de que as informações contidas nesta publicação são precisas e que não houve mudanças na dose recomendada ou nas contraindicações. Essa recomendação é especialmente importante no caso de medicamentos novos ou pouco utilizados. Alguns dos nomes de produtos, patentes e *design* a que nos referimos neste livro são, na verdade, marcas registradas ou nomes protegidos pela legislação referente à propriedade intelectual, ainda que nem sempre o texto faça menção específica a esse fato. Portanto, a ocorrência de um nome sem a designação de sua propriedade não deve ser interpretada como uma indicação, por parte da editora, de que ele se encontra em domínio público.

Todos os direitos reservados. Nenhuma parte desta publicação poderá ser reproduzida ou transmitida por nenhum meio, impresso, eletrônico ou mecânico, incluindo fotocópia, gravação ou qualquer outro tipo de sistema de armazenamento e transmissão de informação, sem prévia autorização por escrito.

*Sem o amor e o suporte da minha esposa, Melissa,
e os sacrifícios dos meus filhos, Austin e Hayden,
este projeto jamais seria possível.*

*Obrigado também aos meus pais, Bebo e Brenda,
que me colocaram no caminho certo há muitos anos.*

Prefácio

O propósito de qualquer guia de estudos para exames preparatórios é ajudar a encontrar a área que é o ponto fraco da base do seu conhecimento. Você já deve ter uma vaga noção de qual tópico da fisioterapia o desafiou no passado. É irrelevante memorizar as respostas das questões contidas neste livro, importa apenas que você entenda como deve se preparar e, seja aprovado no exame.* O estudo cuidadoso deste livro permitirá que você domine estas diferentes áreas.

Este livro não é uma tentativa de substituir a vasta gama de conhecimentos obtidos no trabalho em curso e nos turnos de clínica. Do mesmo modo, esta ferramenta preparatória não foi feita para ser usada em estudos intensivos de última hora, às vésperas do exame. Em vez disto, este livro deve ser usado para estimular os cenários do exame real e descobrir as deficiências em seu conhecimento de base. Por este motivo, nós dividimos este livro em quatro partes:

CAPÍTULO 1: Coleta de Dados
CAPÍTULO 2: Doenças e Condições
CAPÍTULO 3: Intervenções
CAPÍTULO 4: Temas que Não Pertencem ao Sistema

Cada parte contém ampla variedade de cenários, diagnósticos, populações de pacientes, contextos de prática e tipos de questões projetadas para ajudar você a se preparar para o exame nacional. As referências foram selecionadas primariamente a partir de fontes e livros-textos familiares aos programas de fisioterapeutas oferecidos em todo o país.

Preparação para os exames

Lembre que não importa acertar ou errar as questões durante a prática, e sim que você entenda como deve se autopreparar para o exame e para sua carreira como fisioterapeuta. Você deve considerar vários fatores ao se preparar para o exame. O primeiro e mais importante destes fatores a serem considerados é a matéria que de fato será exigida no teste. Seu conhecimento nas diferentes áreas da fisioterapia serão testados. Embora "se matar de estudar" para este tipo de exame abrangente, em geral, seja inútil, você pode preferir estudar deste jeito. Os trabalhos de curso, estudos clínicos, sessões

---

*Refere-se ao National Physical Therapy Examination (NPTE), um exame nacional aplicado nos EUA pela FSBPT para obter-se licença para atuar como fisioterapeuta ou fisioterapeuta assistente (estagiário).

de estudo em grupo e observação de fisioterapeutas experientes realizados ao longo dos anos anteriores serão aquilo que irá prepará-lo para este tipo de exame nacional.

Os exames práticos devem ser aplicados no mesmo ambiente que o exame nacional real. Os recintos devem ser silenciosos e com uma temperatura ambiente agradável. Restrinja as interrupções durante a sua simulação do exame. Neste livro, as questões foram selecionadas ao acaso para criar um teste prático. Cada teste prático terá, a grosso modo, o mesmo percentual de questões em cada uma das partes, do mesmo modo como no exame real. Se você usar o texto real em sua prática, estabeleça limites de tempo suficientes e trate o texto como se estivesse fazendo um teste por computador de verdade.

Nos últimos finais de semana anteriores ao exame, concentre o estudo nas áreas em que você constatou que está mais fraco. Estudar uma enorme quantidade de fatos apenas aumentará seu nível de ansiedade. Estabeleça uma rotina para dormir, se alimentar e praticar exercícios antes do exame. Se a sua rotina for sempre a mesma, o nível de ansiedade será menor no momento do exame.

Familiarize-se com o local do exame. Pode ser uma boa ideia traçar a sua rota até lá, alguns dias antes da prova. Isto lhe dará tempo para encontrar rotas alternativas, caso sejam iniciadas obras no caminho ou se as condições meteorológicas estiverem ruins. Certifique-se de atender aos requisitos do exame impostos pelo estado. Você está devidamente identificado? Você tem toda a papelada da sua associação ou escola de fisioterapia estadual exigida? Você pagou todas as taxas devidas? No local do exame, verifique ainda quais são regras específicas, como: haverá intervalo para almoço? Posso levar almoço para o local dos exames? Serão fornecidos armários com cadeado? Será fornecido papel de rascunho?

Fazendo o exame

RELAXE!!! Você terá bastante tempo para concluir o exame, então não fique nervoso em relação ao tempo logo no início. O exame é computadorizado, então leia todas as instruções e familiarize-se com todos os controles, antes de começar. Leia cada questão atentamente e devagar. Cada questão ou tópico será seguido de quatro alternativas. Para cada questão haverá uma resposta correta e três respostas para confundir ou incorretas. Lembre que você deve escolher a resposta que for correta ou mais adequada para cada questão. Poderá parecer que há mais de uma resposta correta, contudo, você deve procurar aquela que for a mais correta para responder a pergunta.

Leve consigo os suprimentos adequados para o exame, como lápis e borrachas. Considere o uso de protetores auriculares, caso você se distraia com barulho. No local de exames, pergunte se irão fornecer estes itens com antecedência.

A maioria dos exames computadorizados oferece um tutorial para os controles do computador usados no exame. Mesmo que você se considere um *expert* em computação, é recomendável aproveitar esta oportunidade para se familiarizar com os controles específicos do teste. Os tutoriais em geral não são incluídos no tempo do exame.

Esteja ciente da pergunta exata da questão. Alguns elementos geradores de confusão são projetados para induzi-lo a escolher a resposta incorreta. Releia o tópico e também cada uma das alternativas, sempre que necessário, antes de decidir escolher uma resposta. Determine a qual parte do processo terapêutico a questão se refere. Por exemplo: a questão está perguntando sobre exame, intervenção, plano ou metas?

Preste atenção também às palavras relacionadas com o tempo de uma ação em particular, como etapa inicial, primeira etapa, próxima etapa ou última etapa.

Responda todas as questões, mesmo que não tenha ideia da resposta correta. As questões não respondidas e as questões respondidas de forma incorreta contam igualmente contra o aluno avaliado. Limite os elementos de distração para atuar com o melhor da sua capacidade e suponha a resposta, se necessário. Quando for conveniente, pule a questão e retome-a depois, se tiver tempo. As primeiras questões do exame às vezes podem lhe parecer pouco familiares, mas uma questão posterior pode ativar sua memória e ajudar você a responder as questões iniciais.

Certamente, é normal sentir um pouco de nervosismo antes de fazer o exame. Controle suas emoções e a frequência respiratória, antes de começar o teste de verdade. Quando for possível, faça uma pausa durante o exame, apenas para clarear a mente e redirecionar os pensamentos.

Após o exame

Dedique algum tempo para aliviar a tensão, após deixar o local dos exames. A maioria das pessoas fica mentalmente exausta depois de passar por um teste extenso como este. Considere fazer uma boa refeição e relaxar por algum tempo à noite, após o exame. Do mesmo modo, planeje alguma coisa interessante para fazer no dia seguinte, para desligar a mente do teste.

É imperativo que você não discuta particularidades após concluir o exame. A organização que administra o exame nacional, a Federation of State Boards of Physical Therapy (FSBPT), é bastante explícita quanto ao seu desejo de fazer os alunos pararem de discutir as questões após o exame. Se você for pego fazendo circular qualquer coisa sobre o exame real, poderá sofrer uma ação disciplinar da FSBPT, como a anulação da pontuação do seu exame e a impossibilidade de refazer o exame.

Nós lhe desejamos boa sorte durante a preparação para o exame. Este é um passo importante para encaminhá-lo a uma carreira longa e bem-sucedida como fisioterapeuta.

Brad Fortinberry, PT, DPT

Abreviações

AFO	órtese tornozelo-pé
AID	articulação interfalangeana distal
AINE	anti-inflamatório não esteroide
AIP	articulação interfalangeana proximal
ADM	amplitude de movimentos
APTA	American Physical Therapy Association
ASIA	American Spinal Injury Association
ATM	articulação temporomandibular
AVDs	atividades da vida diária
BE	bandagens elásticas
COX	ciclo-oxigenase
CV	capacidade vital
DMIR	dor muscular de início retardado
DP	doença de Parkinson
ECG	escala do coma de Glasgow
EIAS	espinha ilíaca anterosssuperior
EIPS	espinha ilíaca posterossuperior
ELA	esclerose lateral amiotrófica
EM	esclerose múltipla
FNP	facilitação neuromuscular proprioceptiva
HDL	lipoproteína de alta densidade
HIV	vírus da imunodeficiência humana
IDC	inalador de dose calibrada
IFSP	*individualized family service plan* (plano de assistência familiar individualizado)
ITB	índice tornozelo-braquial
LCA	ligamento cruzado anterior
LCM	ligamento colateral medial
LCR	líquido cefalorraquidiano
LDL	lipoproteína de baixa densidade
MET	equivalente metabólico
NC	nervo craniano
OH	ossificação heterotópica
PDIC	polirradiculopatia desmielinizante inflamatória crônica
IEP	*individualized education program* (programa de educação individualizado)

PIC	pressão intracraniana
PRICE	proteção, descanso, gelo, compressão e elevação
RICE	descansar, imobilizar, esfriar, elevar (protocolo de primeiros socorros)
RTCA	reflexo tônico cervical assimétrico
SACH	calcanhar amortecido com tornozelo sólido
SAID	adaptação específica à demanda imposta
SNC	sistema nervoso central
SOAP	subjetivo, objetivo, avaliação, plano
TENS	estimulação nervosa elétrica transcutânea
TMM	teste muscular manual
TUG	*time-up-and-go*
TVP	trombose venosa profunda
VAC	fechamento assistido a vácuo
VEF	volume expiratório forçado
VEMP	potencial miogênico vestibular evocado
VO_2	consumo de oxigênio

Sumário

CAPÍTULO 1 *Coleta de Dados   1*

CAPÍTULO 2 *Doenças e Condições   57*

CAPÍTULO 3 *Intervenções   153*

CAPÍTULO 4 *Temas que Não Pertencem ao Sistema   273*

Bibliografia Selecionada e Leitura Sugerida   361

Índice Remissivo   367

FISIOTERAPIA
REVISÃO E PREPARAÇÃO PARA CONCURSOS E PROVAS DE TÍTULO

CAPÍTULO 1
Coleta de Dados

Questões

1. Que tipo de cartilagem normalmente é encontrado nas superfícies articulares?
    a. Cartilagem hialina
    b. Fibrocartilagem
    c. Elástica
    d. Fibroelástica

2. Qual das seguintes alternativas descreve uma distensão muscular de grau II?
    a. Ruptura moderada de fibras musculares, com um pouco de perda de força, mas sem ruptura total do músculo.
    b. Ruptura de poucas fibras musculares, sem perda de força.
    c. Ruptura completa do músculo, com perda total da força.
    d. Ruptura completa do músculo, com preservação da força.

3. A formação de uma calosidade dura ocorre em qual fase da cicatrização óssea?
    a. Hemostasia
    b. Fase inflamatória
    c. Fase de reparação
    d. Fase de remodelamento

4. Em qual idade o menisco do joelho é mais vascularizado?
    a. Ao nascimento
    b. 10 anos
    c. 20 anos
    d. 40 anos

5. A cartilagem articular pode ser descrita como:
    a. Contendo poucas células
    b. Contendo uma ampla rede neural
    c. Contendo uma ampla rede vascular
    d. Sendo uma superfície de atrito intenso

6. Qual das seguintes alternativas descreve uma resposta normal da cartilagem articular ao processo de envelhecimento?
    a. Aumento da agregação de proteoglicana
    b. Diminuição do conteúdo de sulfato de condroitina

c. Aumento da capacidade de retenção de água das proteoglicanas hidrofílicas
d. Síntese de proteoglicanas maiores com conteúdo aumentado de sulfato de queratina

7. Qual das seguintes alternativas NÃO é uma influência primária para remodelagem óssea?
   a. Estresses mecânicos
   b. Estresses neurológicos
   c. Níveis de cálcio e fosfato
   d. Níveis hormonais

8. Qual dos seguintes tipos de fratura óssea ocorre exclusivamente em crianças?
   a. Fratura de Greenstick
   b. Fratura por compressão
   c. Fratura por avulsão
   d. Fratura da placa fisária

9. As fibras musculares de tipo I, resistentes à fadiga, possuem quais dos seguintes atributos?
   a. São ricas em capilares
   b. São referidas como fibras oxidativas rápidas
   c. São brancas
   d. Entram em fadiga rapidamente

10. Qual das alternativas a seguir NÃO é um desvio de marcha observado comumente em crianças com síndrome de Down?
    a. Comprimento do passo longo
    b. Diminuição da flexão do joelho ao contato com o calcanhar
    c. Hiperextensão em posição
    d. Extensão do quadril aumentada na retirada

11. O fisioterapeuta está usando um escoliômetro para triagem de escoliose em pacientes adolescentes. Qual é o grau mínimo de desvio a partir de 0 que justifica a realização de avaliações médicas adicionais?
    a. 3 graus
    b. 5 graus
    c. 10 graus
    d. 12 graus

12. Um bebê tem mielomeningocele ao nível L4-L5. Dentre os músculos listados a seguir, qual mais provavelmente apresentaria função normal no bebê?
    a. Tibial anterior
    b. Glúteo médio
    c. Fibular curto
    d. Iliopsoas

13. Um indivíduo com torcicolo de lado direito apresentará quais das seguintes características?
    a. Inclinação e rotação para o lado esquerdo
    b. Inclinação e rotação para o lado direito
    c. Inclinação à esquerda e rotação para o lado direito
    d. Inclinação à direita e rotação para o lado esquerdo

14. Quais dos seguintes grupos de indivíduos são mais propensos a apresentarem a maior massa óssea?
    a. Homens na faixa de 15-20 anos
    b. Mulheres na faixa etária de 15-20 anos
    c. Homens na faixa etária de 30-35 anos
    d. Mulheres na faixa etária de 35-40 anos

15. Um paciente se apresenta ao fisioterapeuta e informa que seu escore T no teste de densidade mineral óssea é –0,8. Qual é a interpretação correta deste dado?
    a. Trata-se de um escore normal, associado a um baixo risco de fratura
    b. Este paciente apresenta um alto risco de fratura
    c. Este paciente deve ser classificado com osteopenia
    d. O paciente deve ser classificado com osteoporose

16. Qual das seguintes alternativas NÃO faz parte do esqueleto axial?
    a. Crânio
    b. Fêmur
    c. Costelas
    d. Pelve

17. Você começou a fazer testes musculares manuais em um cliente com osteoporose. Você esperaria que qual dos músculos a seguir seja o mais enfraquecido?
    a. Bíceps braquial
    b. Peitoral maior
    c. Semitendíneo
    d. Quadríceps femoral

18. Qual das afirmações a seguir melhor descreve uma base de sustentação de um indivíduo?
    a. O tipo de superfície sobre a qual o indivíduo está
    b. A área (projetada no chão) da parte mais ampla/extensa do corpo
    c. A área do corpo em contato com a superfície de sustentação
    d. Os pés

19. A postura estática pode ser avaliada durante qual atividade?
    a. Sentando
    b. Andando
    c. Empurrando
    d. Mudando da posição sentada para em pé

20. Qual é a posição inicial para medir a amplitude de movimento (ADM) articular na maioria das articulações?
    a. Alinhamento ideal
    b. Posição anatômica
    c. Padrões da American Academy of Orthopedics
    d. Plano sagital

21. Qual das seguintes alternativas caracteriza a postura com curvatura excessiva da coluna espinal?
    a. Inclinação pélvica anterior e lordose lombar aumentada
    b. Inclinação pélvica posterior e lordose lombar aumentada
    c. Inclinação pélvica anterior e lordose lombar diminuída
    d. Inclinação pélvica posterior e lordose lombar diminuída

22. Durante a avaliação postural, todas as estruturas listadas a seguir devem estar em alinhamento vertical, EXCETO:
    a. Meato acústico externo e trocânter maior do quadril
    b. Meato acústico externo e acrômio
    c. Occipital e sacro
    d. Espinha ilíaca anterossuperior (EIAS) e trocânter maior do quadril

23. A rotação é descrita em qual das seguintes afirmativas?
    a. Giro em torno de um eixo longitudinal
    b. Movimento de deslizamento, usualmente de uma superfície plana ou discretamente curva em relação a outra superfície
    c. Deslizamento para cima e para baixo das escápulas
    d. Movimentos anteriores e posteriores na articulação esternoclavicular

24. Qual alternativa descreve com exatidão a flexão ao nível da coluna lombar?
    a. Lordose aumentada
    b. Lordose diminuída
    c. Cifose diminuída
    d. Rotação à direita

25. Qual das alternativas descreve uma inclinação pélvica posterior?
    a. Movimento ascendente da EIAS, movimento descendente da espinha ilíaca posterossuperior (EIPS) e extensão lombar
    b. Movimento descendente da EIAS, movimento ascendente da EIPS e extensão lombar
    c. Movimento ascendente da EIAS, movimento descendente da EIPS e flexão lombar
    d. Movimento descendente da EIAS, movimento ascendente da EIPS e flexão lombar

26. Em que local do bíceps braquial existe maior propensão à tensão muscular?
    a. Ponto médio do ventre muscular
    b. Inserção musculotendinosa
    c. Processo coracoide da escápula
    d. Tuberosidade radial

27. No contexto ambulatorial, você foi designado para supervisionar um fisioterapeuta na avaliação de um paciente cujo joelho exibia ADM ativa total contra a gravidade. Ele também tolerava uma resistência mínima e apresentava ADM passiva total. Qual seria o seu grau para um teste muscular manual (TMM) apropriado?
    a. 2/5
    b. 4/5
    c. 2+/5
    d. 3+/5

28. Qual é a forma mais rápida e eficiente de avaliar a força muscular no contexto clínico?
    a. Segurar um dinamômetro com a mão
    b. Teste isocinético
    c. Teste funcional
    d. TMM

29. Em pacientes com espondiloartropatias, o teste de Schober mede:
    a. Tensão intrínseca
    b. Mobilidade da coluna vertebral
    c. Desvio ulnar
    d. Mobilidade do quadril

30. O único propósito da combinação de sequências de movimento durante uma avaliação de ADM é:
    a. Determinar a presença de hipomobilidade
    b. Determinar a presença de hipermobilidade
    c. Fazer uma aproximação mais estreita dos movimentos funcionais problemáticos do paciente
    d. Evitar a irritação de raízes nervosas durante o exame

31. Um teste de provocação mecânica em que o alívio do sintoma indica a ocorrência de invasão de forame é denominado:
    a. Compressão cervical
    b. Distração cervical
    c. Teste de Spurling
    d. Teste de quadrante

32. A raiz nervosa de C5 pode ser testada por meio de qual reflexo de membro superior?
    a. Bicipital
    b. Braquiorradial
    c. Tricipital
    d. Radial

33. Qual dos ossos listados a seguir se desenvolvem em tendões e áreas onde os tendões cruzam as extremidades dos ossos longos?
    a. Ossos de formato irregular
    b. Ossos sesamoides

c. Ossos acessórios
d. Ossos heterotópicos

34. Qual alternativa define uma fratura por avulsão?
    a. Fratura que segue paralelamente ao osso
    b. Fratura em que um fragmento do osso entra em outro
    c. Fratura causada por repetidos traumatismos de força de baixa intensidade
    d. Fratura causada por uma contração muscular súbita, em que o ligamento sai do osso

35. O fisioterapeuta pretende usar uma medida de circunferência do joelho envolvido para avaliar o edema na bolsa suprapatelar. Em que lugar do membro inferior afetado esta medida deve ser obtida?
    a. 20 cm proximalmente à linha articular
    b. 10 cm proximalmente à linha articular
    c. Na linha articular
    d. 15 cm distalmente à linha articular

36. Qual fase do ciclo da marcha abrange o suporte duplo inicial e envolve a aproximação do pé à superfície de apoio?
    a. Contato inicial
    b. Resposta de carga
    c. Postura intermediária
    d. Pré-balanço

37. Durante a marcha normal, qual é o percentual do ciclo da marcha correspondente ao período de suporte duplo?
    a. 10%
    b. 20%
    c. 40%
    d. 60%

38. Qual período do ciclo da marcha tende a se estender, quando há enfraquecimento bilateral de membro inferior?
    a. Suporte duplo
    b. Aceleração
    c. Meio balanço
    d. Desaceleração

39. Qual das alternativas NÃO constitui uma tarefa funcional essencial ao êxito da caminhada?
    a. Aceitação do peso pelo membro de sustentação
    b. Flexão para frente do tronco ao contato inicial
    c. Um período de apoio de um único membro
    d. Avanço do membro

40. Os músculos ísquiotibiais NÃO realizam as seguintes funções durante a marcha:
    a. Estabilização do tronco na fase de contato inicial da marcha
    b. Desaceleração da tíbia durante a fase de balanço terminal da marcha

c. Estabilização do joelho na fase de postura da marcha
   d. Estabilização do quadril na postura intermediária

41. Em um ciclo de marcha, os tempos da fase de balanço e da fase de postura tipicamente são:
    a. Fase de balanço 60% e fase de postura 40%
    b. Fase de balanço 40% e fase de postura 60%
    c. Fase de balanço 50% e fase de postura 50%
    d. Fase de balanço 70% e fase de postura 30%

42. Com base na terminologia de marcha de Rancho de Los Amigos, qual período da marcha é definido como aquele em que o centro de gravidade do corpo se move anteriormente ao membro de apoio, até o membro contralateral fazer contato com a superfície de apoio?
    a. Contato inicial
    b. Resposta de carga
    c. Postura intermediária
    d. Postura terminal

43. Qual das seguintes alternativas contém a definição correta de comprimento do passo?
    a. Distância entre o ponto de contato inicial de um membro e o ponto de contato inicial do membro contralateral
    b. Distância entre o ponto de contato inicial de um membro e o próximo ponto de contato inicial do mesmo membro
    c. O ponto de contato inicial de um membro e o ponto de postura terminal do membro contralateral
    d. O ponto de contato inicial de um membro e o próximo ponto de postura terminal do mesmo membro

44. Em que ponto do ciclo da marcha o joelho está em flexão máxima?
    a. Pré-balanço
    b. Balanço inicial
    c. Postura terminal
    d. Contato inicial

45. Durante o ciclo da marcha, em que momento os flexores dorsais do tornozelo são menos ativos?
    a. Balanço inicial
    b. Balanço intermediário
    c. Balanço terminal
    d. Postura terminal

46. Qual das condições listadas a seguir é uma irritação das bolsas cheias de líquido projetados para minimizar o atrito entre as estruturas no corpo?
    a. Tendinopatia
    b. Aprisionamento de nervo
    c. Fratura
    d. Bursite

47. Uma entorse ocorre com o estresse de:
    a. Tendão
    b. Ligamentos
    c. Músculo
    d. Osso

48. A capacidade do paciente mover um membro voluntariamente, por arco de movimento é:
    a. ADM passiva
    b. TMM
    c. ADM ativa
    d. Marcha

49. Qual tipo de ferramenta é usado para medir a ADM em uma articulação?
    a. Dinamômetro isocinético
    b. Goniômetro
    c. Espirômetro
    d. Barômetro

50. Usando a escala de 0 a 5 de notas do TMM, qual nível de força um músculo receberia se fosse capaz de mover o segmento corporal para completar uma ADM na ausência de gravidade?
    a. 0/5
    b. 2/5
    c. 3/5
    d. 4/5

51. Qual é o termo que designa a propriedade das articulações que permite que as superfícies articulares deslizem, rolem e girem umas sobre as outras, possibilitando uma ADM maior?
    a. Mobilidade auxiliar
    b. Mobilidade primária
    c. Mobilidade secundária
    d. Mobilidade disponível

52. Qual dos testes listados a seguir mede objetivamente a flexibilidade dos músculos ísquiotibiais?
    a. Estiramento do ísquiotibiais
    b. Teste 90/90
    c. Teste 100/100
    d. Inclinação para tocar os dedos do pé, com o indivíduo em pé

53. Qual das alternativas contém instrumentos padronizados para medir as limitações de atividade percebidas ou reais de um indivíduo?
    a. Metas
    b. Atividade da vida diária
    c. Intervenções
    d. Medidas de resultado

54. Levantar da cama, beber de um copo e calçar os sapatos são exemplos de:
    a. Medidas de resultado
    b. Atividades da vida diária
    c. Intervenções
    d. Testes especiais

55. Ao apalpar o paciente durante o exame, o terapeuta está:
    a. Avaliando as atividades da vida diária
    b. Tocando o paciente
    c. Obtendo um histórico preciso
    d. Consultando outro profissional de saúde

56. Qual das alternativas é um teste para síndrome do impacto?
    a. Teste de Phalen
    b. Teste de Lachman
    c. Teste de Thomas
    d. Teste de Hawkins

57. Quando um paciente abriu a boca, foi descoberto um estalido palpável e audível na articulação temporomandibular (ATM) esquerda. O médico informou ao terapeuta que o paciente tinha história de deslocamento de disco anteriormente. Qual é o significado mais provável deste estalido?
    a. O côndilo está deslizando anteriormente para estabelecer uma relação normal com o disco
    b. O côndilo está deslizando posteriormente para estabelecer uma relação normal com o disco
    c. O côndilo está deslizando anteriormente e perdendo a relação normal com o disco
    d. O côndilo está deslizando posteriormente e perdendo a relação normal com o disco

58. Como o fisioterapeuta deve posicionar o membro superior para apalpar o tendão supraespinhoso?
    a. Abdução total, flexão total e rotação externa total
    b. Abdução total, flexão total e rotação interna total
    c. Adução total, rotação externa total e extensão total
    d. Adução total, rotação interna total e extensão total

59. Um atleta de 17 anos de idade acabou de receber uma reconstrução do ligamento cruzado posterior. O fisioterapeuta está tentando explicar algumas das características do ligamento cruzado posterior. Qual é a informação incorreta?
    a. O ligamento cruzado posterior impede a translação posterior da tíbia sobre o fêmur
    b. As bandas posteriores do ligamento cruzado posterior são maximamente tensionadas com a extensão total do joelho
    c. O ligamento cruzado posterior está preso ao menisco lateral e não ao menisco medial
    d. O ligamento cruzado posterior auxilia a rotação medial da tíbia durante a extensão total do joelho, nas atividades de cadeia aberta

60. Os componentes do alinhamento do membro inferior que contribuem para que o dedo do pé fique voltado para dentro incluem:
    a. Retroversão femoral
    b. Anteversão femoral
    c. Pés calcaneovalgos
    d. Torção tibial externa

61. Qual dos seguintes pacientes é mais propenso a ter formação de osteófitos com consequente dano ao manguito rotador?
    a. Jogador de beisebol, com 16 anos de idade
    b. Operário de fábrica, com 34 anos de idade
    c. Jogador de tênis, com 45 anos de idade
    d. Indivíduo sedentário, com 75 anos de idade

62. A localização do osso cuboide é imediatamente posterior a seguinte estrutura:
    a. Base do primeiro metatarso
    b. Cabeça do primeiro metatarso
    c. Osso cuneiforme medial
    d. Tuberosidade do quinto metatarso

63. As articulações metacarpofalângicas são classificadas como articulações do tipo:
    a. Plana
    b. Dobradiça
    c. Condiloide
    d. Sela

64. Qual músculo moveria o braço abduzido (90 graus) anteriormente?
    a. Cabeça esternocostal do peitoral maior
    b. Cabeça clavicular do peitoral maior
    c. Fibras inferiores do serrátil anterior
    d. Peitoral menor

65. Qual das seguintes estruturas NÃO atravessa o forame magno do osso occipital?
    a. Medula espinal
    b. Meninges
    c. Nervo craniano XII
    d. Artéria vertebral

66. A contração de qual músculo produz extensão da cabeça?
    a. Espinal do pescoço
    b. Longo da cabeça
    c. Longo do pescoço
    d. Esternocleidomastóideo

67. O núcleo pulposo é mais espesso em qual região da coluna espinal?
    a. Lombar
    b. Metade inferior da coluna torácica
    c. Metade superior da coluna torácica
    d. Cervical

68. A velocidade de contração muscular é uma função de qual dos seguintes fatores:
    a. Da duração do repouso da fibra muscular
    b. Do diâmetro do corte transversal do músculo
    c. Da creatina fosfato do músculo
    d. Da capacidade glicolítica do músculo

69. Qual das seguintes alternativas é a que melhor descreve a anatomia normal correta da fileira carpal medial, na direção lateral-medial?
    a. Capitato, semilunar, piramidal, pisiforme
    b. Semilunar, trapézio, capitato, hamato
    c. Escafoide, semilunar, piramidal, pisiforme
    d. Escafoide, hamato, semilunar, capitato

70. Um médico detectou uma fratura vertebral ao examinar a radiografia de um paciente que se envolveu numa batida de carros. A vértebra fraturada apresenta um processo espinhoso bífido. A vértebra mais provavelmente envolvida é a:
    a. 4ª vértebra lombar
    b. 5ª vértebra cervical
    c. 12ª vertebral torácica
    d. 1ª vértebra sacral

71. Se a linha da gravidade estivesse localizada posteriormente à articulação do quadril na posição vertical, com o quê o corpo contaria primeiro para impedir que o tronco se movesse excessivamente em extensão lombar?
    a. Com a atividade do músculo iliopsoas
    b. Com a atividade da musculatura abdominal
    c. Com os ligamentos pélvicos anteriores e a cápsula da articulação do quadril
    d. Com os ligamentos pélvicos posteriores e a cápsula da articulação do quadril

72. Qual é a posição de máximo contato articular do ombro?
    a. Rotação interna e abdução
    b. Rotação externa e abdução
    c. Rotação interna e adução
    d. Rotação externa e adução

73. Um paciente diagnosticado com ruptura do manguito rotador acabou de iniciar a ADM ativa. O fisioterapeuta está fortalecendo os músculos do manguito rotador para aumentar a estabilidade da articulação e contrapor o cisalhamento superior do deltoide. Qual dos seguintes músculos do manguito rotador é o que menos participa da oposição à força de cisalhamento superior do deltoide?
    a. Infraspinhal
    b. Subescapular
    c. Redondo menor
    d. Supraspinhal

74. Qual porção do menisco do joelho adulto é vascularizada?
    a. Bordas externas
    b. Bordas internas

c. O menisco é inteiramente vascularizado
d. O menisco é inteiramente avascular

75. Com que idade um indivíduo apresenta a maior quantidade de líquido no disco intervertebral?
    a. 1 ano
    b. 4 anos
    c. 7 anos
    d. 10 anos

76. Qual das seguintes alternativas NÃO é um exemplo de sinartrose no corpo?
    a. Sutura coronal
    b. A articulação fibrosa situada entre a diáfise da tíbia e a fíbula
    c. Sínfise pubiana
    d. Metacarpofalângica

77. Observando um paciente em pé, o fisioterapeuta percebe que uma deformidade de angulação no joelho esquerdo está fazendo com que a localização desse joelho seja medial em relação ao lado esquerdo do quadril e ao pé esquerdo. Esta condição comumente é referida como:
    a. Joelho varu
    b. Joelho valgo
    c. Pé cavo
    d. Nenhuma das anteriores

78. A posição mais vulnerável para deslocamento de quadril é:
    a. 30 graus de extensão do quadril, 30 graus de adução do quadril e rotação interna mínima
    b. 30 graus de flexão do quadril, 30 graus de adução do quadril e rotação externa mínima
    c. 30 graus de flexão do quadril, 30 graus de abdução do quadril e rotação externa mínima
    d. 30 graus de extensão do quadril, 30 graus de abdução do quadril e rotação externa mínima

79. Um médico solicitou um imobilizador para um paciente que deveria manter em abdução o polegar da mão comprometida. Um fisioterapeuta recém-graduado está cuidando do paciente e está confuso quanto à diferença entre flexão, extensão, abdução e adução do polegar. Qual das alternativas a seguir é a correta?
    a. A extensão é realizada em um plano paralelo à palma da mão, enquanto a abdução é realizada em um plano perpendicular à palma da mão
    b. A flexão é realizada em um plano perpendicular à palma da mão, enquanto a adução é realizada em um plano paralelo à palma da mão
    c. A extensão é realizada em um plano perpendicular à palma da mão, enquanto a adução é realizada em um plano paralelo à palma da mão
    d. Com relação às posições do polegar, a flexão e a adução são empregadas como sinônimos, assim como a extensão e abdução também são usadas como sinônimos

80. Qual das seguintes alternativas NÃO corresponde a uma parte do complexo de fibrocartilagem triangular do punho?
   a. Ligamento radioulnar dorsal
   b. Ligamento colateral ulnar
   c. Ligamento colateral radial
   d. Cartilagem articular ulnar

81. Qual é a amplitude baixa normal da abertura interincisal em um paciente com disfunção da ATM?
   a. 50 mm
   b. 30 mm
   c. 40 mm
   d. 60 mm

82. O fisioterapeuta está analisando a marcha de um paciente na descida de uma escada. Na posição em que o paciente se apoia com o membro esquerdo, é possível observar uma queda pélvica à direita com inclinação do tronco à esquerda. Neste caso, qual é a hipótese do fisioterapeuta?
   a. Enfraquecimento do glúteo médio direito com inclinação do tronco à esquerda para deslocamento do centro de massa para o lado mais forte
   b. Enfraquecimento do glúteo médio esquerdo com inclinação do tronco à esquerda para deslocar o centro de massa para o lado mais fraco
   c. Enfraquecimento do quadrado lombar esquerdo, produzindo inclinação do tronco à esquerda
   d. Enfraquecimento do glúteo médio direito com inclinação do tronco à esquerda para deslocar o centro de massa para o lado mais forte

83. A alternativa verdadeira sobre a articulação do quadril é:
   a. Sua posição de maior contato articular é a extensão com rotação externa total
   b. Sua posição de menor contato articular é em 30 graus de abdução e 70 graus de flexão com rotação lateral
   c. Com seu padrão capsular de restrição, a rotação medial é mais restrita
   d. Com seu padrão capsular de restrição, a flexão é mais restrita

84. A lesão em chicote decorrente de uma colisão por trás romperia o:
   a. Ligamento longitudinal posterior
   b. Ligamento longitudinal anterior
   c. Ligamento nucal
   d. Ligamento amarelo

85. Para apalpar o ligamento colateral lateral, o fisioterapeuta deve colocar o joelho do paciente nas seguintes posições:
   a. Joelho flexionado em 60 graus e quadril em rotação externa
   b. Joelho flexionado a 20 graus e quadril em posição neutra
   c. Joelho flexionado em 90 graus e quadril em rotação externa
   d. Joelho a 0 graus e quadril em posição neutra

86. Uma paciente está em posição pronada, com a cabeça em rotação para o lado esquerdo. O membro superior esquerdo foi colocado junto à lateral do corpo e em rotação interna total. O ombro esquerdo então é encolhido na direção do pescoço. O fisioterapeuta segura a porção média da diáfise do antebraço esquerdo da paciente. Em seguida, a paciente é orientada a "tentar alcançar os pés usando o braço esquerdo". O fisioterapeuta impõe resistência a este movimento. O teste está avaliando a força de qual músculo?
   a. Trapézio superior
   b. Deltoide posterior
   c. Latíssimo do dorso
   d. Tríceps braquial

87. Qual das alternativas é a sensação normal percebida pelo fisioterapeuta ao avaliar a flexão do punho?
   a. Osso-osso
   b. Aproximação de tecido mole
   c. Estiramento de tecido
   d. Vazio

88. O fisioterapeuta está avaliando a ADM de desvio radial no punho. A posição correta do goniômetro deve ser a seguinte: o braço proximal alinhado com o antebraço, e o braço distal alinhado com o terceiro metacarpo. Como ponto de eixo, deve ser usado:
   a. Semilunar
   b. Escafoide
   c. Capitato
   d. Piramidal

89. O fisioterapeuta está avaliando a força do ombro direito de um paciente, que apresenta 0 graus de abdução de ombro ativa na posição vertical. Na posição supinada, o paciente apresenta 42 graus de abdução de ombro ativa e 175 graus de abdução de ombro passiva sem dor. Qual é a nota correta para este paciente no MMT para abdução de ombro?
   a. 3–/5 (razoável–)
   b. 2+/5 (fraco+)
   c. 2–/5 (fraco–)
   d. 1/5 (residual)

90. Qual das seguintes afirmações é a que melhor descreve o posicionamento de membro inferior na vertical, durante os primeiros dois anos de vida de uma criança sem disfunção?
   a. Anteversão femoral, rotação externa do fêmur, pronação do pé
   b. Anteversão femoral, rotação interna do fêmur, supinação do pé
   c. Retroversão femoral, rotação externa do fêmur, pronação do pé
   d. Retroversão femoral, rotação interna do fêmur, supinação do pé

91. Quais são os sinais e sintomas de um deslocamento discal anterior agudo na ATM, na ausência de redução?
    a. Estalos e dor na ATM
    b. Ausência de estalos e limitação da abertura a 26-30 mm, com limitação dos movimentos laterais para o lado contralateral e deflexão para o lado ipsolateral com protrusão
    c. Crepitação e limitação a 26 mm
    d. Ausência de estalos e limitação da abertura a 26-30 mm, com limitação dos movimentos laterais para o lado ipsolateral e deflexão para o lado ipsolateral com protrusão

92. Um fisioterapeuta está realizando TMM em um paciente com dor na lateral direita do quadril. O alinhamento vertical revela uma inclinação pélvica anterior e uma flexão de quadril associada. Durante o TMM do glúteo médio posterior direito, é mais provável que ocorra qual substituição?
    a. Aumento do ângulo de flexão do quadril para substituição com a fáscia lata tensora
    b. Aumento da rotação lateral para substituição com a fáscia lata tensora
    c. Rotação para frente da pelve, para substituição com o glúteo mínimo
    d. Flexão do joelho para substituição com os músculos do jarrete laterais

93. Uma causa de padrão não capsular poderia ser:
    a. Artrose no joelho
    b. Hemartrose no ombro
    c. Artrite séptica no joelho
    d. Corpo solto no ombro

94. Um fisioterapeuta está avaliando a ADM passiva em um paciente que relata dor no quadril. Na tomada de medidas com goniômetro, foi constatado que o paciente apresentava 0-60 graus de rotação interna passiva do quadril. Este achado é considerado:
    a. Normal
    b. Indicativo de hipomobilidade
    c. Indicativo de hipermobilidade
    d. Indicativo de padrão capsular

95. A pele e suas barreiras mucosas exemplificam qual tipo de imunidade?
    a. Inata
    b. Ativa adquirida
    c. Passiva adquirida
    d. Adquirida

96. Linfonodos inflamados como resultado de infecção tendem MENOS a serem apalpados na área:
    a. Poplítea
    b. Cervical
    c. Axilar
    d. Inguinal

97. Qual das seguintes alternativas NÃO é um fator de risco de formação de úlcera de pressão?
    a. Atrito
    b. Cisalhamento
    c. Pressão
    d. Ressecamento da pele

98. A anóxia tecidual e a consequente morte celular podem ocorrer quando a pressão externa é maior do que a pressão de fechamento capilar. Qual das afirmativas é VERDADEIRA sobre a pressão de fechamento capilar?
    a. A pressão de fechamento capilar é definida como sendo a pressão que oclui os menores vasos sanguíneos
    b. A pressão de fechamento capilar média em um adulto saudável é maior que 40 mmHg
    c. A pressão de fechamento capilar se ajusta e aumenta com a intensidade de pressão exercida sobre o tecido
    d. A pressão de fechamento capilar é a mesma em todos os pacientes

99. Qual das alternativas NÃO é um mecanismo pelo qual a umidade contribui para a formação de úlceras de pressão?
    a. Mudança do pH da pele
    b. Aumento da carga bacteriana de uma lesão cutânea preexistente
    c. Aumento da destruição tecidual por cisalhamento e atrito
    d. Obstrução de capilares

100. Uma drenagem necrótica espessa frequentemente acompanhada de odor desagradável é denominada:
    a. Serosa
    b. Sanguínea
    c. Exsudato
    d. Purulência

101. A extensão de uma ferida subcutânea em forma de leque, que resulta da destruição do tecido conectivo entre a derme e o tecido subcutâneo, é denominada:
    a. Escavação
    b. Seio
    c. Tunelização
    d. Fístula

102. Em qual estágio da cicatrização o corpo produz novos capilares?
    a. Hemostasia
    b. Inflamação
    c. Proliferação
    d. Remodelamento

103. Qual estrutura do crânio está em contato mais estreito com o encéfalo?
    a. Dura-máter
    b. Aracnoide

c. Espaço subaracnóideo
d. Pia-máter

104. Qual nervo craniano está envolvido na neuralgia do trigêmeo (*tic douloureux*)?
    a. Trigêmeo
    b. Óptico
    c. Olfatório
    d. Espinal acessório

105. Após uma concussão grave, um jogador de futebol americano apresentou dificuldades de processamento visual-espacial. Qual é a localização mais provável da lesão?
    a. Área cortical do lado esquerdo
    b. Área cortical do lado direito
    c. Área da amígdala
    d. Tronco encefálico

106. Qual é a menor pontuação possível que um paciente pode atingir na Escala do Coma de Glasgow?
    a. 0
    b. 1
    c. 2
    d. 3

107. O dano a qual estrutura encefálica mais provavelmente causaria respiração atáxica?
    a. Diencéfalo
    b. Pontina
    c. Medula
    d. Ponte

108. Qual posição exagerada é responsável pela maioria das lesões medulares espinais?
    a. Flexão excessiva
    b. Extensão excessiva
    c. Rotação excessiva
    d. Flexão lateral excessiva

109. O envolvimento de motoneurônio inferior ocorre com o traumatismo em vários sítios. O dano a qual das estruturas listadas a seguir NÃO produzirá sintomas de motoneurônio inferior?
    a. Cerebelo
    b. Corpo celular de motoneurônio alfa localizado na medula espinal ou tronco encefálico
    c. Placa motora terminal do axônio
    d. Fibras musculares inervadas pelo axônio do motoneurônio

110. Qual teste é considerado o padrão ouro para síndrome do túnel do carpo?
    a. Teste de Phalen
    b. Teste de Tinel
    c. Teste de velocidade de condução nervosa
    d. Teste de compressão carpal

111. A paralisia de Bell é causada pela lesão do seguinte nervo craniano:
    a. Troclear
    b. Trigêmeo
    c. Facial
    d. Vago

112. Qual sistema corporal NÃO está diretamente envolvido no equilíbrio?
    a. Sistema visual
    b. Sistema somatossensorial
    c. Sistema vestibular
    d. Sistema olfatório

113. Qual das afirmativas NÃO descreve um papel primário do sistema vestibular?
    a. Sensibilidade à automovimentação
    b. Controle do centro de massa
    c. Antecipação de possível controle postural responsivo
    d. Estabilização da cabeça

114. No diagnóstico de vertigem, o sistema corporal diretamente envolvido é:
    a. Olfatório
    b. Vestibular
    c. Somatossensorial
    d. Visual

115. Qual teste avalia o controle postural antecipatório do paciente?
    a. Teste *timed up-and-go* (TUG)
    b. Escala do equilíbrio de Berg
    c. Teste de alcance funcional
    d. Índice de marcha dinâmica

116. Qual nível motor seria atribuído a um paciente com mielomeningocele, apresentando 4/5 de força nos abdominais, 3+/5 de flexão de quadril, 3+/5 de adução do quadril e 1/5 de extensão do joelho?
    a. T10
    b. T12
    c. L3
    d. L4

117. Os achados típicos do exame de um paciente com neuropatia periférica NÃO incluem:
    a. Enfraquecimento muscular
    b. Atrofia muscular

c. Diminuição da sensibilidade
d. Aumento dos reflexos

118. Qual teste possivelmente NÃO reproduziria os sintomas apresentados por um paciente com lesão de nervo periférico?
    a. Teste de tensão neural de membro superior
    b. Reflexo tendíneo profundo
    c. Teste de Tinel
    d. Teste de Phalen

119. O sistema nervoso autônomo NÃO inerva os seguintes tipos musculares:
    a. Esquelético
    b. Liso
    c. Miocárdio
    d. Atividade glandular

120. Os motoneurônios de quais nervos se estendem a partir do tronco encefálico?
    a. Nervos simpáticos
    b. Nervos parassimpáticos
    c. Nervos cranianos
    d. Nervos espinais

121. Com relação ao alongamento de um nervo sobre uma ou mais articulações causado pelo movimento, a afirmativa VERDADEIRA é:
    a. O nervo é estreitado
    b. A pressão diminui dentro do nervo
    c. O fluxo sanguíneo aumenta
    d. A tensão diminui

122. Um jogador de futebol americano do colegial acabou de sofrer um deslocamento de ombro anterior após tomar a bola do adversário. Neste contexto, o nervo mais provavelmente danificado foi:
    a. Nervo ulnar
    b. Nervo mediano
    c. Nervo radial
    d. Nervo axilar

123. Um paciente procura a fisioterapia apresentando dano no nervo radial. Os sinais clínicos mais prováveis desta lesão seriam:
    a. Enfraquecimento da abdução do ombro
    b. Enfraquecimento da pronação
    c. Diminuição da flexão do cotovelo
    d. Diminuição da supinação e perda da extensão

124. A disfunção do sistema nervoso periférico de raízes espinais é uma:
    a. Polirradiculoneuropatia
    b. Polirradiculopatia
    c. Mononeuropatia complexa
    d. Mononeuropatia múltipla

125. A localização das glândulas sebáceas no corpo é:
    a. Ombro
    b. Sola do pé
    c. Palmas das mãos
    d. Lábio inferior

126. As duas localizações das glândulas apócrinas no corpo são:
    a. Áreas da sola do pé e axila
    b. Áreas anogenital e axilar
    c. Áreas da sola do pé e anogenital
    d. Cotovelos e joelhos

127. Qual camada da epiderme é responsável pela renovação constante das células epidérmicas?
    a. Estrato germinativo
    b. Estrato granuloso
    c. Estrato lúcido
    d. Estrato córneo

128. Uma mulher de 80 anos de idade foi diagnosticada com uma úlcera de pressão de estágio IV no sacro. Ela estava em um estabelecimento de cuidados subagudos e foi transferida para um hospital, onde permaneceu sob acompanhamento da equipe de tratamento de feridas. Decorridas duas semanas de tratamento da ferida, o fisioterapeuta reavaliou a lesão e determinou que não é mais possível ver o osso. Como o fisioterapeuta relataria o estágio atual da ferida?
    a. Estágio IV
    b. Estágio III
    c. Estágio II
    d. Estágio I

129. Uma mulher de 21 anos de idade sofreu uma lesão cerebral traumática e apresenta comprometimentos neurológicos significativos. O fisioterapeuta detectou uma bolha com eritema circundante no sacro da paciente. O estágio que melhor descreve a ferida é:
    a. Estágio I de úlcera de pressão
    b. Estágio II de úlcera de pressão
    c. Estágio III de úlcera de pressão
    d. Estágio IV de úlcera de pressão

130. O quadro do paciente informa que sua contagem de plaquetas atual é 50.000. Qual é a rotina de exercícios mais apropriada para este paciente?
    a. O exercício é contraindicado, neste momento
    b. Exercícios de baixa intensidade, sem carga nem resistência
    c. Nível de exercício intenso, com cargas de 450-900 g
    d. Exercícios com resistência de baixa intensidade e cargas de 450-900 g

131. Depois de rever o quadro médico, o fisioterapeuta constata que a PaO$_2$ do paciente é de 90 mmHg. Com base apenas nesta informação, o fisioterapeuta deveria esperar que:
    a. O paciente se queixe de tontura
    b. O paciente apresente confusão acentuada
    c. O paciente provavelmente esteja sofrendo uma parada cardíaca
    d. Este é um achado normal

132. A causa primária de atelectasia é a obstrução:
    a. Da traqueia
    b. Do brônquio
    c. Dos bronquíolos
    d. Dos ductos alveolares

133. Qual medicação é mais efetiva para diminuir o risco de acidente vascular encefálico em pacientes com fibrilação atrial?
    a. Warfarina sódica (Coumadin)
    b. Aspirina
    c. Clopidogrel
    d. Ticlopidina

134. Qual sítio NÃO é aceito para avaliar a pulsação?
    a. Artéria carótida
    b. Artéria radial
    c. Artéria axilar
    d. Artéria femoral

135. A hipertonia velocidade-dependente é definida como:
    a. Flacidez
    b. Rigidez
    c. Espasticidade
    d. Acinesia

136. Na fisioterapia pediátrica, o propósito de um exame de triagem é:
    a. Obter um perfil abrangente das necessidades da criança
    b. Servir de guia para a frequência inicial e duração do atendimento
    c. Distinguir crianças que apresentam comportamento diferente do comportamento das outras crianças da mesma idade
    d. Determinar a necessidade de equipamento adaptativo relacionado à incapacitação

137. Qual alternativa indica o método de documentação menos provável para pacientes pediátricos?
    a. *Individualized Family Service Plan* (IFSP)
    b. *Individualized Education Program* (IEP)
    c. Anotação SOAP (subjetivo, objetivo, avaliação, plano)
    d. Medida da função motora bruta

138. Um fisioterapeuta está trabalhando com um cliente que tem déficit de campo visual. O fisioterapeuta pediu ao cliente para olhar direto para frente e mostrou um estímulo junto às margens externas dos campos visuais do indivíduo. Esta técnica avalia a função de qual nervo craniano?
    a. NC II
    b. NC III, CN IV e CN VI
    c. NC V
    d. NC VIII

139. Seu paciente tem uma laceração anterior ao maléolo medial, que teve que ser suturada. Agora, ele se queixa de dor ao longo da borda medial do pé. O nervo mais provavelmente envolvido é:
    a. Nervo sural
    b. Nervo fibular profundo
    c. Nervo tibial
    d. Nervo safeno

140. Qual nervo periférico é responsável pela sensação dolorosa oriunda do pericárdio, pleura mediastínica, pleura diafragmática e peritônio diafragmático?
    a. Nervo vago
    b. Nervo frênico
    c. Nervo esplâncnico torácico maior
    d. 10º nervo intercostal

141. Em qual região do canal vertebral o canal neural é menor e tem formato circular?
    a. Cervical
    b. Torácica
    c. Lombar
    d. Sacral

142. Os tratos ascendentes na substância branca da medula espinal conduzem qual tipo de informação?
    a. Sensorial
    b. Motora
    c. Sensorial e motora
    d. Autônoma

143. Qual nervo craniano NÃO contém fibras parassimpáticas?
    a. Oculomotor
    b. Facial
    c. Trigêmeo
    d. Vago

144. Quais fibras neurais são maiores e mais rápidas?
    a. Fibras C
    b. Fibras A
    c. As fibras A e C são iguais
    d. Nenhuma das anteriores

145. Qual raiz nervosa é mais provavelmente danificada por uma herniação lateral posterior do disco lombar entre as vértebras L4 e L5?
    a. L4
    b. L5
    c. L4 e L5
    d. L5 e S1

146. Um paciente sofreu deslocamento traumático da tíbia, direta e posteriormente, durante um acidente automobilístico. A estrutura menos provavelmente lesionada é:
    a. Nervo tibial
    b. Artéria poplítea
    c. Nervo peroneal comum
    d. Ligamento cruzado anterior

147. A regeneração nervosa ocorre a que ritmo por mês?
    a. 5 mm
    b. 2,5 cm
    c. 1 cm
    d. 6,3 cm

148. Qual músculo da faringe é suprido pelo nervo glossofaríngeo (NC IX)?
    a. Palatofaríngeo
    b. Estilofaríngeo
    c. Constritor superior
    d. Constritor médio

149. Os exames de velocidade de condução nervosa/eletromiografia dos nervos motores NÃO diferenciam:
    a. Entre doença nervosa periférica e doença celular do corno anterior
    b. A localização específica da medula, nervo, raiz, plexo ou nervo periférico
    c. Entre a doença da junção neuromuscular e a doença de nervo periférico
    d. A causa ou natureza específica da lesão neural

150. Qual das afirmações a seguir é a que melhor descreve a diferença de função motora associada a um déficit de raiz nervosa *versus* um déficit de nervo periférico?
    a. No déficit nervoso periférico, o enfraquecimento motor é evidenciado mais rapidamente com a aplicação de resistência, em comparação ao déficit de raiz nervosa
    b. No déficit de raiz nervosa, o enfraquecimento motor é evidenciado mais rapidamente com a aplicação de resistência, em comparação ao déficit de nervo periférico
    c. No déficit de nervo periférico, o enfraquecimento motor é evidenciado somente com a aplicação de resistência na ausência de gravidade
    d. No déficit de raiz nervosa, o enfraquecimento motor é evidenciado somente com a aplicação de resistência na ausência de gravidade

151. O reflexo tendíneo profundo de L4 é deflagrado no:
    a. Tendão de Aquiles
    b. Tendão femoral
    c. Tendão do jarrete medial
    d. Tendão patelar

152. O trato descendente que tem origem no colículo superior e está envolvido na orientação a um estímulo ambiental por rotação reflexa da cabeça é:
    a. Rubrospinal
    b. Reticulospinal
    c. Tetospinal
    d. Vestibulospinal

153. A postura descerebrada é indicativa de qual estágio de encefalopatia hepática?
    a. Estágio I
    b. Estágio II
    c. Estágio III
    d. Estágio IV

154. O que acontece quando um potencial de ação atinge os neurônios terminais?
    a. Os bloqueadores de canal de sódio se ligam à superfície axonal externa do canal e impedem o fluxo de sódio
    b. A membrana celular é despolarizada
    c. A permeabilidade ao sódio aumenta
    d. Há liberação de neurotransmissor bioquímico através dos terminais pré-sinápticos

155. Quase toda a comunicação entre os neurônios é mediada por qual processo?
    a. Elétrico
    b. Mecânico
    c. Bioquímico
    d. Dependente da gravidade

156. Qual das seguintes estruturas encefálicas está mais envolvida no movimento de um membro?
    a. Ponte
    b. Formação reticular
    c. Substância negra
    d. Medula

157. O nervo craniano que inerva o músculo oblíquo superior do olho é:
    a. Óptico
    b. Oculomotor
    c. Troclear
    d. Trigêmeo

158. Qual dos seguintes nervos cranianos NÃO tem função sensorial?
    a. Olfatório
    b. Óptico

c. Vago
d. Acessório espinal

159. Qual parte do cerebelo controla a marcha e o equilíbrio dinâmico em posição ereta?
    a. Lobo anterior
    b. Cerebelo espinal
    c. Cerebelo vestibular
    d. Cerebrocerebelo

160. Qual parte do encéfalo é responsável pelo comportamento e personalidade?
    a. Lobo parietal
    b. Área de Broca
    c. Lobo temporal
    d. Lobo frontal

161. Qual característica de uma ferida aguda a predisporia a se tornar uma ferida crônica?
    a. Isquemia
    b. Bordas enroladas
    c. Necrose tecidual mínima
    d. Crescimento excessivo de epitélio

162. Um paciente comparece ao ambulatório de fisioterapia apresentando uma úlcera de pressão. O fisioterapeuta supervisor notou que a ferida estava associada a um trato sinusal. O mecanismo de lesão mais provável para esta úlcera de pressão é:
    a. Cisalhamento
    b. Atrito
    c. Pressão
    d. Umidade

163. Qual mecanismo de formação de úlcera de pressão é caracterizado por alterações no pH da superfície cutânea?
    a. Cisalhamento
    b. Atrito
    c. Pressão
    d. Umidade

164. Um paciente apresenta uma úlcera de pressão em estágio II com pele branca descorada ao redor da ferida. Qual é a causa mais provável desta coloração da pele?
    a. Atrito
    b. Pressão
    c. Umidade
    d. Cisalhamento

165. Uma úlcera de pressão é descrita de acordo com:
    a. A camada de tecido apresentando envolvimento no momento do exame
    b. A fase de cicatrização no momento do exame

c. O estágio das alterações apresentadas pela ferida durante o processo de cicatrização
d. A camada mais profunda em que há envolvimento tecidual no exame inicial, bem como a fase da cicatrização no momento da avaliação

166. Um teste que pode ser usado por fisioterapeutas para detectar um comprometimento arterial em membro inferior é:
    a. Imagem de ressonância magnética
    b. Teste muscular manual
    c. Índice tornozelo-braquial (ITB)
    d. Radiografia

167. A inspeção do pé neuropático EXCLUI:
    a. A pele
    b. As unhas
    c. Calçados e meias
    d. Áreas acima dos maléolos

168. Qual é o tamanho do monofilamento que deve ser usado na superfície plantar do pé de um paciente com nefropatia diabética, para determinar o grau de sensibilidade protetora?
    a. 2,83
    b. 3,61
    c. 4,31
    d. 5,07

169. Um paciente apresenta uma queimadura na região anterior da coxa. Em qual das situações listadas a seguir seria apropriado usar o teste muscular manual para determinar a força do quadríceps?
    a. A queimadura está na fase de remodelamento
    b. O nível de dor apresentado pelo paciente é 8/10 na Escala Visual Análoga
    c. A implantação cirúrgica do enxerto de pele foi feita há um dia
    d. O exame é realizado no mesmo dia previsto para a cirurgia de implante do enxerto de pele

170. Ao usar o gráfico da regra dos nove para estimar a área de superfície de uma queimadura, que pontuação seria atribuída a uma queimadura que cobrisse apenas todo o membro superior esquerdo?
    a. 4,5%
    b. 9%
    c. 18%
    d. 27%

171. Qual estrutura está localizada apenas na epiderme?
    a. Estrato córneo
    b. Folículo piloso
    c. Glândulas sebáceas
    d. Glândulas apócrinas

172. Qual das alternativas descreve um achado de exame típico de um paciente com polineuropatia?
    a. Diminuição unilateral ou perda de reflexos
    b. Diminuição distal ou perda de reflexos
    c. Alteração dos reflexos proximais, sem alteração dos reflexos distais
    d. Nenhuma alteração de reflexos

173. A afirmativa sobre a Escala de Coma de Glasgow (ECG) FALSA é:
    a. A ECG é a escala de coma mais amplamente utilizada
    b. A ECG consiste em três categorias: abertura de olho, melhor resposta motora, melhor resposta verbal
    c. A menor pontuação total possível na ECG é 0, indicando coma
    d. Uma pontuação total maior ou igual a 12 indica lesão mínima

174. Um acidente vascular encefálico em qual das seguintes estruturas encefálicas poderia levar à síndrome de bloqueio?
    a. Tálamo
    b. Hipotálamo
    c. Córtex cerebral
    d. Tronco encefálico

175. As convulsões parciais mais complexas surgem a partir de qual área encefálica?
    a. Lobo frontal
    b. Lobo parietal
    c. Lobo temporal
    d. Lobo occipital

176. Nos canais semicirculares, a ampola se move em qual direção, em relação ao movimento da cabeça?
    a. A ampola se move na mesma direção que o movimento da cabeça
    b. A ampola se move na direção contrária ao movimento da cabeça
    c. A ampola permanece constante e sem movimento, independentemente do movimento da cabeça
    d. A ampola se move apenas em rotação

177. Qual via interposta entre os sistemas vestibular e motor recebe a maioria de seus estímulos a partir dos otólitos no cerebelo?
    a. Trato vestibulospinal medial
    b. Trato vestibulospinal lateral
    c. Corno dorsal da medula espinal
    d. Reticulospinal

178. Qual via que recebe sinais do sistema vestibular é responsável pelas alterações posturais em resposta à movimentação angular da cabeça?
    a. Trato vestibulospinal medial
    b. Trato vestibulospinal lateral
    c. Corno dorsal da medula espinal
    d. Reticulospinal

179. O suprimento sanguíneo primário para os componentes do sistema vestibular é:
    a. Artéria cerebelar posterior
    b. Artéria cerebelar inferior
    c. Círculo de Willis
    d. Artéria basilar vertebral

180. Qual dos testes listados a seguir é específico para a disfunção do otólito?
    a. Potenciais miogênicos vestibular-evocados
    b. Eletrococleografia
    c. Posturografia
    d. Teste da cadeira giratória

181. Qual afirmativa NÃO é uma função do sistema vestibular?
    a. Manter a nossa orientação no espaço
    b. Possibilitar a nossa audição
    c. Controlar a nossa postura
    d. Manter o nosso equilíbrio

182. Uma pulsação em repouso superior a 100 batimentos/minuto é considerada:
    a. Taquicardia
    b. Bradicardia
    c. Taquipneia
    d. Hipertensão

183. Uma frequência respiratória inferior a 10 respirações/minuto em um adulto em repouso é considerada:
    a. Apneia
    b. Bradipneia
    c. Hipoventilação
    d. Taquipneia

184. O sítio mais comum para medida da pressão arterial é:
    a. Parte superior do braço
    b. Coxa
    c. Punho
    d. Pé/tornozelo

185. Uma diminuição transiente da pressão arterial que ocorre durante a mudança para uma posição mais vertical é conhecida como:
    a. Hipertensão
    b. Disreflexia autônoma
    c. Hipotensão ortostática
    d. Pré-hipertensão

186. Qual das seguintes alternativas associa corretamente a faixa de valores normais ao parâmetro medido?
    a. Frequência respiratória de adolescente: 20-40 respirações/minuto
    b. Frequência cardíaca em repouso de adulto: 80-140 batimentos/minuto
    c. Saturação de O_2: 95-100%
    d. Pressão arterial de adulto: 140/90 mmHg

187. Qual das alternativas NÃO é considerada um sinal vital tradicional?
    a. Temperatura
    b. Pulsação
    c. Frequência respiratória
    d. Eliminação de urina

188. Em que local da boca o termômetro deve ser colocado para obtenção da medida de temperatura corporal mais acurada?
    a. Parte interna da bochecha e gengiva
    b. Na bolsa sublingual
    c. No teto da boca
    d. Atrás do primeiro molar

189. O fisioterapeuta está tentando determinar a pressão arterial de um paciente. Depois que o fisioterapeuta ouviu a pressão arterial sistólica, houve um barulho no recinto que o impediu de ouvir a pressão diastólica. Qual deve ser a próxima ação do fisioterapeuta?
    a. Reinflar o manguito de pressão arterial e fazer uma nova tentativa imediatamente
    b. Registrar apenas a pressão arterial sistólica
    c. Aguardar pelo menos 2 minutos para repetir o teste
    d. Tentar determinar a pressão arterial na panturrilha

190. Em qual dos seguintes cenários é considerado satisfatório determinar a pressão arterial de um paciente no membro superior direito?
    a. A paciente foi submetida a uma mastectomia de lado direito há dois anos.
    b. O paciente tem uma linha intravenosa no membro superior direito.
    c. O paciente tem uma fístula no membro superior direito.
    d. O paciente usava um manguito rotador no lado direito na semana anterior.

191. O melhor indicador do condicionamento cardiopulmonar é:
    a. Frequência respiratória em repouso
    b. Frequência cardíaca em repouso
    c. Captação de oxigênio máxima ($VO_{2máx}$)
    d. Glicemia em repouso

192. A melhor forma de estimar a frequência cardíaca máxima para um idoso de 70 anos é:
    a. 220 menos 70
    b. 180 menos 70
    c. 220 mais 70
    d. 180 mais 70

193. A razão inspiratória:expiratória normal é aproximadamente:
    a. 1:1
    b. 1:2
    c. 1:4
    d. 2:1

194. A retenção de líquido pode ser usada para avaliar a gravidade de uma cardiopatia. Qual das seguintes alternativas NÃO deve ser considerada para avaliar os níveis de líquido em um paciente?
    a. Queixas subjetivas do paciente
    b. Peso corporal
    c. Distensão venosa jugular
    d. Palpação de edema periférico

195. Qual das afirmativas sobre diafragma é VERDADEIRA?
    a. É inervado pelas raízes de C4, C5 e C6
    b. É inervado pelo nervo vago
    c. Origina-se a partir das três vértebras lombares inferiores
    d. Tem origem óssea mas não inserção óssea

196. Qual é o volume de ar nos pulmões ao final de uma inspiração máxima?
    a. Capacidade vital forçada
    b. Volume residual
    c. Capacidade inspiratória
    d. Capacidade pulmonar total

197. Em um paciente com doença pulmonar obstrutiva, o teste que mais provavelmente estaria diminuído é:
    a. Volume corrente
    b. Capacidade pulmonar total
    c. Capacidade vital forçada
    d. Volume expiratório forçado em 1 segundo

198. O linfedema causado por deformações do sistema linfático é conhecido como:
    a. Linfedema primário
    b. Lipolinfedema
    c. Linfedema secundário
    d. Flebolinfedema

199. Ao examinar um paciente com linfedema, é importante medir tanto o membro não afetado quanto o membro afetado, porque:
    a. O paciente precisa ter conhecimento destas medidas para ser reembolsado pelo seguro.
    b. Será útil para monitorar as medidas de ganho de peso e mobilidade articular
    c. As medidas tomadas no membro não afetado podem fornecer uma meta para o membro afetado
    d. As medidas determinarão o número de bandagens necessárias à redução do inchaço no membro

200. O linfedema resultante de cirurgia para câncer de mama é classificado como:
    a. Linfedema dinâmico
    b. Linfedema primário
    c. Linfedema secundário
    d. Linfedema idiopático

201. Qual é o procedimento correto para medir a circunferência de um membro afetado por linfedema, usando uma fita métrica?
    a. A fita métrica deve tocar a pele apenas em dois ou três locais
    b. A fita métrica não deve talhar o tecido
    c. A fita métrica deve talhar levemente o tecido
    d. A fita métrica deve talhar firmemente o tecido

202. O fisioterapeuta está determinando a intervenção para um paciente no hospital. Uma revisão do quadro mostra que o paciente apresenta sinal de Doppler positivo. A informação que este achado transmite ao fisioterapeuta é:
    a. Os pulsos do membro inferior estão normais
    b. Os pulsos estão ausentes no membro inferior e são inaudíveis ao Doppler
    c. Os pulsos no membro inferior estão ausentes à palpação, com sinal de Doppler audível
    d. O paciente deve ser encaminhado imediatamente ao médico para avaliações médicas adicionais

203. Qual equivalente metabólico está associado à menor velocidade de caminhada?
    a. 3
    b. 4
    c. 5
    d. 6

204. Um cliente possui agendamento para iniciar a fisioterapia em uma clínica ambulatorial. O fisioterapeuta faz uma revisão do quadro e descobre que o paciente possui índice de massa corporal igual a 21,3. Com base apenas nesta informação, o que o fisioterapeuta deveria esperar?
    a. Um paciente que está com peso baixo
    b. Um paciente com peso normal
    c. Um paciente com sobrepeso
    d. Um paciente com obesidade mórbida

205. Qual das seguintes alternativas não é incluída em um perfil metabólico básico?
    a. Equilíbrio ácido-base
    b. Glicemia
    c. Níveis de líquido cerebrospinal
    d. Condição dos rins

206. Qual valor tende mais a estar aumentado em caso de infecção?
    a. Magnésio
    b. Hemácias
    c. Plaquetas
    d. Leucócitos

207. O percentual de hematócrito será mais alto em qual população de pacientes?
    a. Recém-nascidos
    b. Crianças
    c. Homens adultos
    d. Mulheres adultas

208. O volume máximo de ar que pode ser expirado após uma inspiração normal é:
    a. Capacidade vital
    b. Capacidade inspiratória
    c. Volume de reserva expiratória
    d. Volume de reserva inspiratória

209. O primeiro quadrante cardíaco a receber sangue venoso é:
    a. Átrio esquerdo
    b. Átrio direito
    c. Ventrículo esquerdo
    d. Ventrículo direito

210. A ação correta das veias pulmonares é:
    a. Levar sangue oxigenado para os pulmões
    b. Levar sangue oxigenado para o coração
    c. Levar sangue desoxigenado para os pulmões
    d. Levar sangue desoxigenado para o coração

211. A câmara cardíaca que possui maior massa muscular é:
    a. Átrio esquerdo
    b. Átrio direito
    c. Ventrículo direito
    d. Ventrículo esquerdo

212. Qual estrutura é referida como marca-passo cardíaco?
    a. Nodo atrioventricular
    b. Nodo sinoatrial
    c. Fibras de Purkinje
    d. Ventrículo direito

213. O dano a qual das seguintes estruturas causará ataque cardíaco ou infarto do miocárdio?
    a. Nodo sinoatrial
    b. Artérias coronárias
    c. Fibras de Purkinje
    d. Veias pulmonares

214. A alternativa que faz parte das vias aéreas condutoras superiores é:
    a. Nariz
    b. Faringe
    c. Laringe
    d. Traqueia

215. Os testes de função pulmonar são realizados por:
    a. Tomografia computadorizada
    b. Imagem de ressonância magnética
    c. Espirometria
    d. Esfigmomanometria

216. À palpação da expansão torácica de um paciente com enfisema pulmonar grave e doença pulmonar obstrutiva crônica, o achado físico que você esperaria encontrar é:
    a. Expansão torácica assimétrica
    b. Expansão torácica lateral aumentada – "alça de balde"
    c. Dor com as tentativas de expansão
    d. Expansão torácica diminuída em todos os planos

217. Em qual câmara cardíaca está localizado o nodo sinoatrial?
    a. Átrio esquerdo
    b. Átrio direito
    c. Ventrículo esquerdo
    d. Ventrículo direito

218. Nos tecidos, as trocas de nutrientes ocorrem em:
    a. Capilares
    b. Espaços intersticiais
    c. Arteríolas
    d. Vênulas

219. Durante qual fase do ciclo cardíaco o volume ventricular é o menor?
    a. Sístole atrial
    b. Contração ventricular isovolumétrica
    c. Início da ejeção ventricular rápida
    d. Relaxamento ventricular isovolumétrico

220. O coração contém vários tipos de fibras musculares, cada um dos quais com uma frequência de contração espontânea distinta. Qual das alternativas apresenta o menor período (maior frequência) de contração espontânea?
    a. Fibras de Purkinje
    b. Nodo sinoatrial
    c. Nodo atrioventricular
    d. Miocárdio

221. O volume de ar deslocado na transição de uma expiração forçada completa para uma inspiração forçada completa é conhecido como:
    a. Capacidade inspiratória
    b. Capacidade vital
    c. Capacidade pulmonar total
    d. Volume de reserva inspiratória

222. Um paciente com arritmia cardíaca é encaminhado ao atendimento de fisioterapia para reabilitação cardíaca. O fisioterapeuta sabe que o coração recebe impulsos nervosos que surgem no nodo sinoatrial do coração e seguem para:
    a. O nodo atrioventricular, depois para as fibras de Purkinje e então para os feixes
    b. As fibras de Purkinje, depois para os feixes e então para o nodo atrioventricular
    c. O nodo atrioventricular, depois para os feixes e então para as fibras de Purkinje
    d. Os feixes, depois para o nodo atrioventricular e então para as fibras de Purkinje

223. Qual das afirmativas descreve um linfedema?
    a. Acúmulo patológico de leucócitos cheios de líquido
    b. Acúmulo de linfócitos no sangue e tecidos
    c. Acúmulo patológico de líquido rico em proteínas no tecido
    d. Vazamento de hemácias para o interior do tecido circundante

224. O fisioterapeuta está trabalhando com um paciente na reabilitação cardíaca, sob supervisão direta de um fisioterapeuta. Durante uma pausa para descanso do paciente, o estagiário tenta avaliar os sons cardíacos usando um estetoscópio. Qual das seguintes afirmativas é VERDADEIRA sobre o primeiro som na auscultação do coração?
    a. O primeiro som é o som do fechamento das valvas aórtica e pulmonar
    b. O primeiro som é o som do fechamento das valvas mitral e tricúspide
    c. O primeiro som é o som do início da diástole ventricular
    d. O primeiro som costuma ser o mais alto

225. Um paciente chega à clínica apresentando volume corrente diminuído. A causa mais provável desta alteração da função pulmonar normal é:
    a. Doença pulmonar obstrutiva crônica
    b. Disfunção pulmonar restritiva
    c. Enfisema
    d. Asma

226. Além dos músculos abdominais anterolaterais, qual músculo auxilia a expiração forçada, a tosse, o espirro, o vômito, a micção, a defecação e a fixação do tronco durante a execução de movimentos fortes com o membro superior?
    a. Piriforme
    b. Diafragma pélvico
    c. Trapézio
    d. Glúteo máximo

Respostas

1. **a.** A fibrocartilagem normalmente é encontrada nas inserções de tendão e ligamentos. A cartilagem elástica é encontrada na traqueia ou lóbulo da orelha, enquanto a cartilagem fibroelástica é encontrada no menisco do joelho.

2. **a.** A alternativa b se refere a uma tensão de grau I e a alternativa c é uma tensão de grau III. A alternativa d está incorreta, pois quando há uma ruptura completa, a perda de força é significativa.

3. **c.** A fase de reparação começa durante as primeiras semanas e, decorridas duas semanas da lesão, inclui a formação de um calo mole. Este eventualmente é substituído por um calo duro. A fase de remodelamento começa depois que a fratura estiver solidamente unida ao osso entrelaçado.

4. **a.** Ao nascimento, o menisco é totalmente vascular. Ao redor dos nove anos de idade, 1/3 da parte interna do menisco terá se tornado avascular. Na fase adulta, somente 10-30% da parte externa do menisco é vascular.

5. **a.** A cartilagem articular amortece o osso subcondral e fornece uma superfície de baixo atrito necessária à movimentação livre. Contém poucas células, é aneural e avascular, e frequentemente começa a se quebrar com o avanço da idade.

6. **b.** Com o avanço da idade, a agregação de proteoglicanas diminui e pequenas proteoglicanas são sintetizadas com conteúdo aumentado de sulfato de queratina e conteúdo diminuído de sulfato de condroitina. Foi demonstrado que as proteoglicanas hidrofílicas encurtam com o avanço da idade e, portanto, perdem a capacidade de reter água na matriz.

7. **b.** As três influências primárias que afetam o remodelamento ósseo são os estresses mecânicos; os níveis de cálcio e fosfato no líquido extracelular; e os níveis de paratormônio, calcitonina, vitamina D, cortisol, hormônio do crescimento, hormônio da tireoide e hormônios sexuais.

8. **d.** As placas epifisária e de crescimento promovem o crescimento axial e circunferencial dos ossos. Depois que o osso conclui o processo de crescimento, estas placas se fundem. Estas placas estão presentes apenas em crianças.

9. **a.** As fibras musculares de tipo I, também conhecidas como fibras oxidativas lentas/de contração lenta, são as fibras vermelhas resistentes à fadiga. A cor vermelha resulta de grandes quantidades de mioglobina e de um amplo conteúdo capilar. As demais alternativas se referem às fibras de tipo II ou fibras de contração rápida.

10. **a.** Por causa da hipotonia e da força reduzida, as crianças com síndrome de Down apresentam vários desvios de marcha comuns. Comprimentos de passo menores e flexão de quadril aumentada normalmente são observados nesta população, além das alternativas b, c e d.

11. **b.** Um escoliômetro é usado, solicitando ao paciente que se incline para frente, de modo que seus ombros fiquem nivelados com o quadril. O escoliômetro então é colocado sobre o nível da possível escoliose. Uma medida de pelo menos 5 graus neste teste de triagem é considerada um resultado positivo e exige acompanhamento médico.

12. **d.** Qualquer músculo inervado pelo segmento L4-L5 (e qualquer segmento inferior a este) seria afetado por uma mielomeningocele em L4-L5. O iliopsoas é inervado pelos níveis L1 a L3 e, neste contexto, não seria afetado.

13. **d.** O torcicolo é um estado contraído do músculo esternocleidomastóideo, que produz inclinação da cabeça para o lado afetado com rotação do queixo para o lado oposto.

14. **c.** A massa óssea comprovadamente atinge o pico de tamanho e densidade quando o indivíduo adulto chega aos 30 anos de idade. As mulheres tendem a perder massa óssea mais cedo do que os homens, frequentemente pouco antes de completarem 30 anos de idade.

15. **a.** Um escore T maior ou igual a –1,0 representa uma pontuação normal. Pacientes com escores entre –1,5 e –2,5 têm osteopenia, enquanto aqueles com escores menores ou iguais a –2,5 sofrem de osteoporose.

16. **b.** O esqueleto apendicular consiste nos membros superior e inferior. O esqueleto axial consiste no tronco, incluindo o crânio, costelas, coluna vertebral e pelve.

17. **c.** Em pacientes com osteoporose, a musculatura anterior é tipicamente curta e tensa, enquanto os extensores são longos e fracos em decorrência do estiramento constante.

18. **c.** Na postura ereta estática normal, a base de sustentação é a parte externa dos pés.

19. **a.** Estático significa "sem movimento". A postura estática também poderia ser avaliada com o paciente em pé, mas não há esta alternativa. Todas as outras alternativas são posturas "com movimento" dinâmicas.

20. **b.** Em posição anatômica, o corpo permanece ereto com a cabeça e o torso na vertical. Os braços permanecem junto às laterais do torso, com os ombros em rotação neutra, os cotovelos estendidos, as fossas cubitais do cotovelo e as palmas das mãos voltadas para frente, os dedos das mãos estendidos e os polegares em adução, com o coxim de cada polegar voltado para frente. Os membros inferiores permanecem retos e paralelos, com o segundo dedo de cada pé voltado para frente.

21. **d.** A alternativa a define uma postura de cifose-lordose. Embora a alternativa d possa definir um dorso plano, frequentemente também há cifose torácica aumentada na curvatura aumentada da coluna espinal, com cifose diminuída no dorso plano.

22. **d.** A espinha ilíaca anterossuperior deve ser anterior ao trocânter maior em alinhamento vertical normal.

23. **a.** A alternativa b se refere ao deslizamento; a alternativa c se refere à elevação e depressão; e a alternativa d se refere à protração e retração.

24. **b.** Na flexão da coluna espinhal lombar, o dorso fica plano e o resultado é uma diminuição da lordose. A extensão aumenta a lordose.

25. **c.** A alternativa b descreve uma inclinação pélvica anterior. As outras alternativas não são movimentos naturais.

26. **b.** A área mais comum de tensão ou ruptura de qualquer músculo é a inserção musculotendinosa. O dano na origem ou inserção é possível, mas a alternativa b é a mais comum.

27. **d.** Um grau 4/5 exige resistência moderada do grupo muscular em particular. A alternativa a requer eliminação da gravidade da amplitude de movimento. Na alternativa c, o grupo muscular iniciaria movimento contra a gravidade.

28. **d.** As alternativas a e b requerem equipamento e certo grau de conhecimento sobre o equipamento. Os testes funcionais podem ser usados para avaliar a força muscular, mas a alternativa d é a mais rápida.

29. **b.** Este teste é realizado por meio da colocação de marcas na junção lombossacral e 10 cm acima, ao longo da coluna espinal, com o paciente em pé. O paciente então se inclina para frente o máximo que conseguir, e o aumento da distância entre as duas marcas é medido com auxílio de uma fita métrica flexível. Esta distância deve aumentar em pelo menos 5 cm, se a mobilidade da espinha lombar estiver normal.

30. **c.** Durante um exame, é importante descobrir quais movimentos exacerbam a dor do paciente. Além disso, também é importante descobrir quais movimentos diminuem a dor do paciente. Os déficits de ADM em particular apresentados pelo paciente conduziriam o terapeuta ao diagnóstico correto e, assim, às intervenções corretas. A presença de hipomobilidade e hipermobilidade é determinada com um plano de ADM única e não com uma combinação de sequências de ADM.

31. **b.** Nas demais alternativas, o terapeuta tenta causar os sintomas de radiculopatia do paciente no membro superior envolvido. O teste de distração cervical envolve o descarregamento do forame cervical. O alívio da dor com o descarregamento do forame cervical denota um teste positivo.

32. **a.** A raiz nervosa de C6 é testada com o reflexo braquiorradial, enquanto a raiz nervosa de C7 é testada com o reflexo tricipital.

33. **b.** Estes ossos protegem os tendões do desgaste excessivo e, às vezes, aumentam a vantagem mecânica do músculo envolvido. Ossos com irregularidades morfológicas são encontrados em todo o corpo, sendo que os ossos acessórios são

formados quando os centros de ossificação adicionais surgem e originam ossos extras. O osso heterotrópico se forma no tecido mole, após a lesão.

34. **d.** A alternativa a descreve uma fratura linear; a alternativa b, uma fratura por impactação; e a alternativa c descreve uma fratura por estresse.

35. **b.** As medidas obtidas a 20 cm proximalmente à linha articular tentam avaliar a atrofia quadricipital. Uma efusão articular geral é medida na linha articular, enquanto a atrofia do gastrocnêmio/sóleo ou o edema de membro inferior são medidos a 15 cm distalmente à linha articular.

36. **b.** A resposta de carga é parte do suporte duplo inicial caracterizado pelo movimento do tornozelo em flexão plantar. Isto possibilita o contato gradual do pé com a superfície de apoio e o movimento do joelho em flexão. Estes movimentos no membro inferior transferem peso, beneficiando a conservação de energia e auxiliando na absorção do choque.

37. **b.** O suporte duplo é definido como sendo o momento em que ambos os pés estão em contato com a superfície de apoio. Isto corresponde a 20% do ciclo da marcha. Na marcha disfuncional, o período de suporte duplo muitas vezes aumenta.

38. **a.** As alternativas b, c e d envolvem, todas, a fase de balanço da marcha. O enfraquecimento bilateral de membro inferior costuma estar associado a um aumento no suporte duplo do ciclo de marcha.

39. **b.** O corpo não deve se flexionar para frente no contato inicial, durante o ciclo da marcha. As alternativas a, c e d devem ser todas dominadas para o êxito da deambulação.

40. **d.** O glúteo máximo é responsável pela estabilização do quadril durante o contato inicial, resposta de carga e postura intermediária. Os músculos do jarrete realizam as funções descritas em a, b e c.

41. **b.** Na marcha normal, a fase de postura engloba 60% do ciclo da marcha, enquanto a fase de balanço ocupa 40% do ciclo da marcha.

42. **d.** O contato inicial é definido como o ponto em que o calcanhar toca a superfície de apoio. A resposta de carga é o período de suporte duplo inicial, caracterizado pelo movimento do tornozelo em flexão plantar. A postura intermediária começa com o membro contralateral deixando a superfície de apoio e termina com o centro de gravidade do corpo se movendo diretamente sobre o membro de sustentação de referência.

43. **a.** A alternativa a é a definição correta de comprimento do passo. A alternativa b caracteriza o comprimento de uma passada larga. Um único passo à direita e um único passo à esquerda constituem uma passada larga.

44. **b.** O joelho é movido a partir de 0 graus de flexão a 60-65 graus de flexão, durante o balanço inicial. Há também 60-65 graus de flexão do joelho na postura intermediária.

45. **d.** Durante a fase de balanço da marcha, os dorsiflexores do tornozelo são responsáveis pelo movimento de dorsiflexão do tornozelo antes do contato inicial. Durante a postura terminal, os dorsiflexores do tornozelo permanecem silenciosos.

46. **d.** A bursite é a inflamação das bursas. Estas são sacos cheios de líquido presentes em todo o corpo, que diminuem o atrito entre as estruturas. As bursas se tornam irritadas e doloridas ao serem repetidamente comprimidas entre duas estruturas.

47. **b.** Os ligamentos são estruturas de sustentação que servem para estabilizar a articulação e prevenir o movimento excessivo. Quando os ligamentos são excessivamente estirados, suas fibras podem ser rompidas, causando dor e instabilidade na articulação, e resultando em entorse.

48. **c.** A amplitude de movimento ativa se refere à capacidade do paciente de mover voluntariamente o membro ao longo de um arco de movimento. A amplitude de movimento passiva diz respeito à quantidade de movimento que uma articulação obtém quando o terapeuta movimenta o segmento sem resistência nem auxílio por parte do paciente.

49. **b.** O goniômetro é usado para registrar a amplitude de movimento. Sendo a técnica de medição mais usada, a goniometria é realizada com auxílio de um goniômetro e mede os ângulos articulares.

50. **b.** Se nenhuma contração é sentida nem observada no músculo, a nota atribuída é de 0/5. Se o paciente consegue manter a posição do teste sem adição de pressão, o músculo recebe nota 3/5. Se o paciente consegue manter a posição contra uma pressão moderada, uma nota 4/5 é registrada.

51. **a.** O tecido mole que circunda a articulação deve ser flexível para permitir a movimentação entre as superfícies. Isto é referido como movimento acessório na articulação. O movimento acessório é a capacidade das superfícies articulares deslizarem, rolarem e girarem entre si.

52. **b.** O fisioterapeuta pode realizar alguns testes para determinação da flexibilidade. Um teste comum para membros inferiores é o teste de levantamento da perna reta 90/90. Este teste mede de forma objetiva a flexibilidade dos músculos do jarrete, localizados no aspecto posterior da coxa.

53. **d.** As medidas de resultado são instrumentos padronizados que medem as restrições de participação e limitações de atividade percebidas ou reais do indivíduo, sua qualidade de vida ou estado de saúde.

54. **b.** Outros exemplos de atividades do dia a dia são as idas ao toalete, entrar e sair do carro, discar o telefone, e lavar as mãos.

55. **b.** Um conhecimento completo de anatomia é essencial ao fisioterapeuta. No contexto clínico, o terapeuta usa o sentido do tato, conhecido como palpação,

para avaliar o que está acontecendo sob a pele e quais estruturas musculoesqueléticas estão envolvidas em uma lesão.

56. **d.** O teste de Phalen é destinado à compressão nervosa no túnel do carpo, enquanto o teste de Lachman é destinado à instabilidade do ligamento cruzado anterior. O teste de Thomas é empregado para determinar a firmeza do flexor do quadril.

57. **a.** No caso de um clique recíproco, o clique inicial é criado pelo deslizamento do côndilo de volta para a posição correta, embaixo do disco, com a abertura da boca. Neste distúrbio, o côndilo repousa posteriormente ao disco, antes da abertura da mandíbula. Com o fechamento, o clique é causado pelo deslizamento do côndilo em afastamento do disco.

58. **d.** A melhor forma de palpar o tendão supraspinal é colocando o membro superior envolvido do paciente atrás da coluna dorsal, em rotação interna total.

59. **d.** O ligamento cruzado posterior é tensionado na extensão total do joelho. Isto auxilia a tíbia na rotação externa, que é necessária ao mecanismo de rosca de parafuso durante as atividades de cadeia aberta.

60. **b.** A anteversão femoral é a única opção que contribuiria para a rotação interna observada no dedo do pé voltado para dentro.

61. **d.** Indivíduos adultos de idade avançada são mais propensos a terem formação de osteófitos. Todas as outras populações podem ter dano no manguito rotador que, todavia, será mais provavelmente oriundo de outra fonte.

62. **d.** A tuberosidade do quinto metatarso está na base do metatarso. Esta é proximal, enquanto a cabeça é distal. O cuneiforme medial está no lado medial superior do arco transverso do pé. O osso cuboide está na lateral inferior do pé.

63. **c.** As articulações metacarpofalângicas são articulações condiloides. Estas são articulações biaxiais, possibilitando a flexão e extensão em torno de um eixo, e a abdução e adução ao redor de outro eixo.

64. **b.** Estas ações podem ser facilmente demonstradas e palpadas. A resistência ao movimento anterior do braço abduzido a 60 graus testa a cabeça esternocostal do peitoral maior; a cabeça clavicular é testada depois que o braço é abduzido a 90 graus.

65. **c.** As estruturas que atravessam o forame magno incluem a medula espinal, as meninges, os componentes espinais do XI nervo craniano e as artérias vertebrais. O XII nervo craniano sai do crânio pelos canais hipoglossais.

66. **a.** Os músculos longo da cabeça, longo do pescoço e esternocleidomastóideo estão associados ao aspecto anterior das vértebras cervicais e, desta forma, produzem flexão da cabeça.

67. **a.** A coluna espinal lombar, seguida pela região cervical, é o local onde o núcleo pulposo é mais espesso. Este é mais delgado na coluna espinal torácica.

Coleta de Dados 41

68. **a.** A velocidade de contração está diretamente relacionada ao comprimento da fibra muscular em repouso, enquanto a força de contração depende do diâmetro do corte transversal. O conteúdo de creatina fosfato garante a disponibilidade de adenosina trifosfato para os ciclos de contração-relaxamento, enquanto a capacidade glicolítica é importante para a resistência.

69. **c.** Esta é a anatomia normal, na direção lateral-medial, da fileira proximal do carpo. A fileira distal, na direção lateral-medial, consiste no trapézio, trapezoide, capitato e hamato.

70. **b.** Os processos espinhosos bífidos (processos espinhosos que são partidos) estão presentes apenas na espinha cervical.

71. **c.** Na posição vertical estática, a linha da gravidade é posterior à articulação do quadril. O corpo conta com os ligamentos pélvicos anteriores e com a cápsula da articulação do quadril. O iliopsoas pode ser recrutado algumas vezes, porém os ligamentos anteriores são usados primeiro para impedir que o tronco seja estendido em posição estática.

72. **b.** A área de contato entre o úmero e a fossa glenoide é máxima nesta posição.

73. **d.** Os músculos subescapular, redondo menor e infraspinal opõem a tensão superior do músculo deltoide. O supraspinal não opõe a tensão do deltoide, mas é importante porque (aliado aos outros músculos de manguito) confere força de compressão à articulação glenoumeral.

74. **a.** Apenas as bordas do menisco adulto são vascularizadas pelos capilares oriundos da membrana sinovial e cápsula articular.

75. **a.** O disco intervertebral contém a maior quantidade de líquido no momento do nascimento. Este conteúdo de líquido diminui conforme o indivíduo envelhece.

76. **d.** A articulação metacarpofalângica está encerrada dentro de uma cápsula articular e, portanto, é considerada uma articulação diartrodial.

77. **b.** O joelho valgo é um termo usado para descrever uma deformação do joelho que causa encurvamento das pernas para dentro. O joelho varo consiste no encurvamento das pernas para fora. A coxa valga é uma deformidade do quadril, em que o ângulo entre o eixo do colo femoral e a diáfise do fêmur é maior que 135 graus. Na coxa vara, este ângulo é menor que 135 graus. O pé cavo consiste no aumento do arco do pé. O pé plano é o pé chato.

78. **c.** Trata-se do posicionamento do quadril com espaço articular (*loose-packed*).

79. **a.** A flexão e extensão do polegar são realizadas em um plano paralelo ao da palma da mão. A abdução e adução são realizadas em um plano perpendicular ao da palma da mão.

80. **c.** O complexo da fibrocartilagem triangular é constituído pelo ligamento radiulnar dorsal, ligamento colateral ulnar, cartilagem articular ulnar, ligamento radiulnar volar, menisco ulnocarpal e bainha do extensor ulnar do carpo.

81. **c.** A amplitude normal da abertura é 40 mm.

82. **b.** O glúteo médio esquerdo enfraquecido com inclinação truncal para esquerda implica no deslocamento do centro de massa para o lado mais fraco. A queda pélvica de um membro em postura intermediária é um sinal de Trendelenburg positivo clássico de enfraquecimento do glúteo médio. A inclinação lateral do tronco compensatória implica em aproximar o centro de massa do lado mais fraco, para diminuir o braço de momento externo no músculo enfraquecido.

83. **d.** De acordo com a clássica descrição de Cyriax, a flexão do quadril é a mais limitada em seu padrão capsular.

84. **b.** A lesão em chicotada inclui a hiperextensão das vértebras cervicais, que pode romper o ligamento longitudinal anterior que limita a extensão da coluna espinal cervical. Todos os outros ligamentos limitam a flexão da espinha cervical. Do mesmo modo, estes ligamentos também podem ser rompidos nas lesões com hiperflexão.

85. **c.** O ligamento colateral lateral do joelho é melhor palpado com o paciente sentado. O paciente então coloca o pé do membro inferior envolvido sobre o joelho do membro inferior intacto. Esta manobra posiciona o joelho com envolvimento em 90 graus de flexão e o quadril em rotação externa.

86. **c.** Este teste avalia a força do latíssimo do dorso. Uma das funções do latíssimo é impulsionar para cima a partir da posição sentada. Este teste simula o movimento.

87. **c.** A sensação transmitida às mãos do fisioterapeuta ao final da amplitude de movimento (*end-feel*) no estiramento tecidual também é percebida na dorsiflexão do tornozelo. Um exemplo de *end-feel* do tipo osso-osso é a sensação percebida com a extensão do joelho ou do cotovelo. A flexão do joelho é um exemplo de aproximação do tecido mole. No *empty end-feel*, o paciente cessa o movimento por causa da dor, antes que o fisioterapeuta perceba qualquer sensação durante a avaliação da amplitude de movimento.

88. **c.** O capitato é o eixo.

89. **c.** Como o paciente não apresenta 50% da amplitude de movimento normal na posição com eliminação da gravidade, a nota apropriada é 2−/5. Alguns terapeutas argumentam que este é um exemplo de nota 1+/5. As fontes empregadas na preparação deste exame indicam que não existe uma nota 1+/5 no teste muscular manual.

90. **a.** Após as duas semanas iniciais de vida, o fêmur sofre rotação para uma posição mais neutra e a anteversão diminui.

91. **b.** Exemplificando: a articulação direita está travada. A translação anterior ocorre primariamente após 26 mm. Deste modo, a abertura será limitada a 26 mm, enquanto a deflexão ocorrerá à direita (mesmo lado). O movimento late-

ral para o lado oposto (movimento à esquerda ou para o lado contralateral) será restrita, pois a articulação direita está impedida de transladar e a protrusão causará desvio para o lado hipomóvel (direito), além de ser restrita.

92. **a.** Os pacientes tendem a apresentar rotação posterior da pelve para substituição do tensor da fáscia lata ou do glúteo mínimo. Estes músculos são rotadores mediais e não rotadores laterais, como o glúteo médio posterior. Os músculos do jarrete laterais não são abdutores do quadril.

93. **d.** As alternativas a, b e c apresentarão os padrões capsulares típicos em suas respectivas articulações. A presença de um corpo livre no ombro inibiria um plano de movimento, sem limitar nenhum outro movimento. E, portanto, não seria um padrão capsular.

94. **c.** Com base nos valores fornecidos pela American Academy of Orthopedic Surgeons, o achado clínico supera a amplitude movimento normal esperada para a rotação interna do quadril, que é de 0-45 graus.

95. **a.** O sistema imune inato não distingue os diferentes tipos de invasores e é não adaptativo. A imunidade inata também engloba a resposta inflamatória inespecífica a todas as formas de lesão ou morte celular.

96. **a.** Os linfonodos podem apresentar inflamação a partir de infecções e são mais frequentemente palpados nas áreas submandibular, cervical, inguinal e axilar.

97. **d.** O atrito, cisalhamento, pressão e umidade são todos fatores de risco de desenvolvimento de úlceras de pressão.

98. **a.** A pressão de fechamento capilar para indivíduos adultos sadios varia de 20 a 40 mmHg. A pressão de fechamento capilar não é ajustada no indivíduo e é diferente para todos os pacientes. Esta pressão muda de um paciente para outro, por causa do tamanho e do tipo do corpo de cada um.

99. **d.** A obstrução dos capilares é causada pela pressão e não pela umidade. As outras alternativas podem ser causadas por umidade excessiva.

100. **d.** O exsudato seroso geralmente é uma secreção rala, límpida e aquosa oriunda de uma ferida, enquanto a drenagem sanguinolenta é caracterizada pela presença de sangue. O exsudato é uma drenagem líquida, de cor amarelo-clara, contendo células sanguíneas, soro e debris lisados.

101. **a.** Um trato sinusal é uma abertura longa e estreita ao longo de um plano, que pode estar conectada a um abscesso mais profundo. A tunelização consiste em um trato que está conectado a duas feridas abertas, enquanto uma fístula é uma tunelização que está conectada a uma cavidade corporal ou órgão.

102. **c.** Durante a fase de proliferação, as células endoteliais produzem novos capilares e os fibroblastos fabricam colágeno. O colágeno representa o tecido conectivo que fornece a estrutura de tecido de granulação.

103. **d.** A pia-máter é a estrutura que está em contato com o tecido cerebral, no interior do crânio.

104. **a.** Embora seja um achado incomum, o *tic douloureux* é altamente característico de esclerose múltipla em indivíduos jovens. O *tic douloureux* (também chamado neuralgia do trigêmeo) é uma dor do tipo choque que ocorre na face.

105. **b.** Uma lesão cortical de lado direito poderia causar problemas de processamento visual-espacial, enquanto uma lesão de lado esquerdo poderia resultar em déficits de processamento verbal. O dano na área da amígdala pode acarretar aumento da excitação e isto intensifica o processamento da informação sensorial, além de estar associado a respostas emocionais. A disfunção tronco encefálica poderia levar à diminuição da pressão arterial, frequência cardíaca e frequência respiratória.

106. **d.** Os escores de "sem resposta" para as seções de abertura do olho, verbal e motora da Escala do Coma de Glasgow merecem 1 ponto cada. A menor pontuação possível nesta escala é 3 pontos.

107. **c.** A respiração de Cheyne-Stokes muitas vezes está presente em indivíduos com lesões hemisféricas bilaterais ou pode ser resultante de lesões no diencéfalo. A hiperventilação é observada em indivíduos com lesões pontinas ou mesencefálicas, enquanto a respiração apneurística é caracterizada por uma pausa prolongada ao final da inspiração e indica a presença de lesões na ponte.

108. **a.** Cerca de metade das lesões são consequentes à flexão excessiva da coluna espinal. Cerca de 1/3 destas lesões resultam em lesões de medula espinal completas.

109. **a.** O envolvimento motor, denominado envolvimento de motoneurônio inferior, ocorre diante do envolvimento de qualquer um dos seguintes sítios: corpo celular do motoneurônio alfa, localizado na medula espinal ou tronco encefálico; axônios que surgem de célula do corno anterior e formam nervos periféricos e cranianos; placa motora do axônio; e fibras musculares inervadas pelo axônio do nervo motor.

110. **c.** O critério padrão para confirmação da síndrome do túnel do carpo é o teste de velocidade de condução nervosa. As alterações na condução sensorial ao longo dos punhos são a indicação mais sensível de síndrome do túnel do carpo. Os testes de Phalen, de Tinel e de compressão carpal são todos testes de provocação usados para reproduzir os sintomas da síndrome do túnel do carpo. Estes testes estão disponíveis ao fisioterapeuta.

111. **c.** Como o nervo facial repousa no canal acústico, qualquer agente que cause inflamação e inchaço gera uma compressão que inicialmente provoca desmielinização.

112. **d.** O sistema olfatório representa o sentido do olfato e não atua no equilíbrio nem na consciência postural. As demais alternativas atuam juntas para corrigir o equilíbrio.

113. **c.** O sistema visual pode detectar possíveis alterações do controle corporal secundárias ao ambiente. O sistema vestibular somente atua sobre esta informação após o corpo ter se movido.

114. **b.** A vertigem é a sensação de estar girando ou de o recinto estar girando, com consequente diminuição do equilíbrio. Esta condição envolve apenas o sistema vestibular. Os pacientes que recebem este diagnóstico apresentam risco aumentado de quedas.

115. **c.** O teste de alcance funcional é realizado com o paciente tentando alcançar à frente, o máximo que conseguir, sem mover os pés nem perder o equilíbrio. Um alcance menor ou igual a 15 cm aponta uma limitação do alcance funcional. O risco de quedas aumenta, se o paciente for incapaz de prever o deslocamento anterior neste teste.

116. **c.** O grau de nível motor atribuído a um paciente com mielomeningocele é determinado pelo menor nível motor com musculatura funcional intacta. Neste caso, o paciente apresenta bom funcionamento do segmento espinal L3.

117. **d.** A neuropatia é essencialmente o dano a um nervo. Com o dano em um nervo, seria esperado observar as alternativas a, b e c. Neste contexto, os reflexos possivelmente estariam diminuídos, em vez de aumentados.

118. **b.** As alternativas a, c e d são testes que detectam uma possível lesão nervosa. Cada teste tem uma resposta desejável para avaliação da integridade do nervo. Embora o nervo periférico esteja envolvido no reflexo tendinoso profundo, geralmente não deflagra uma resposta dolorosa do paciente, ao contrário do que fariam os outros testes.

119. **a.** Os nervos motores somáticos inervam músculos esqueléticos. O sistema nervoso autônomo controla todas as outras alternativas. Ambos são considerados vias eferentes.

120. **c.** Os nervos simpáticos são originários do corno lateral da medula espinal, enquanto os nervos parassimpáticos se originam no encéfalo e substância cinza lateral da medula espinal. Os nervos espinais originam-se na coluna espinal.

121. **a.** O movimento em uma articulação pode exigir o alongamento do nervo e poderá puxá-lo no ponto em que atravessa outras articulações. Conforme o nervo é alongado, a pressão no seu interior aumenta, o fluxo sanguíneo diminui e a tensão começa a aumentar.

122. **d.** Como o nervo axilar passa perto do úmero, é mais provável que seja lesado durante um deslocamento de ombro anterior ou fratura do colo umeral.

123. **d.** Como o nervo radial inerva o tríceps, braquiorradial e extensores do punho, a alternativa d é o cenário clínico mais provável.

124. **b.** A alternativa a refere-se ao envolvimento dos troncos nervosos periféricos. As alternativas c e d são lesões isoladas multifocais envolvendo mais de um nervo periférico.

125. **a.** Algumas glândulas sebáceas produzem uma secreção gordurosa e são encontradas associadas a cada folículo piloso. Algumas glândulas sebáceas não associadas a foliculos pilosos também são encontradas na distribuição geral do corpo, com exceção das solas dos pés, palmas das mãos e lábio inferior.

126. **b.** As glândulas apócrinas começam a secretar um suor comumente inodoro, incolor e oleoso no início da puberdade. Estas glândulas estão localizadas nas áreas anogenital e axilar.

127. **a.** O estrato germinativo (basal) contém células-tronco caracterizadas por uma intensa atividade mitótica, indicativa de divisão celular, porque a principal função desta camada é a renovação contínua das células epidérmicas.

128. **a.** A ferida seria relatada como sendo uma úlcera de pressão em estágio IV em processo de cicatrização. Você não pode fazer o estadiamento reverso das úlceras de pressão. A cicatrização destas úlceras deve ser relatada empregando parâmetros objetivos, como tamanho, profundidade, quantidade de tecido necrótico, quantidade de exsudato e presença de tecido de granulação.

129. **b.** Uma úlcera de pressão em estágio II resulta numa perda de pele de espessura parcial envolvendo a epiderme, derme ou ambas. A úlcera é superficial e se manifesta clinicamente em forma de abrasão, bolha ou cratera rasa.

130. **d.** Os pacientes com valores plaquetários entre 60.000 e 40.000 podem participar de atividades com baixa carga de resistência, com pesos de 450-900 g. Entre os exercícios considerados seguros, estão a caminhada, ciclismo estacionário com resistência leve e execução das atividades mínimas do dia a dia. Pacientes com contagens plaquetárias de 40.000-20.000 requerem exercícios de baixa intensidade, sem carga nem resistência durante o ciclismo estacionário. Contagens de plaquetas abaixo de 20.000 implicam em restrições de atividade rigorosas.

131. **d.** Uma PaO_2 de 80-100 mmHg é considerada normal. Os pacientes irão se queixar de tontura e náusea com uma PaO_2 aproximada de 50-60 mmHg, enquanto valores da ordem de 35-50 mmHg de PaO_2 provocam acentuada confusão. Níveis de PaO_2 de 25-35 mmHg são indicativos de parada cardíaca.

132. **b.** Havendo obstrução do brônquio, ocorre atelectasia enquanto o ar contido nos alvéolos vai sendo lentamente absorvido na corrente sanguínea, com subsequente colapso dos alvéolos.

133. **a.** Embora a aspirina seja usada para diminuir o risco de infarto do miocárdio, o warfarin sódico é comprovadamente mais efetivo do que a aspirina na prevenção do acidente vascular encefálico em indivíduos com fibrilação atrial.

134. **c.** A artéria axilar é profunda demais para ser usada na medida da pulsação. As outras alternativas são bem mais superficiais e isto possibilita a avaliação acurada da pulsação.

135. **c.** Em determinadas condições, o tônus é perturbado e o paciente pode apresentar hipotonia (tônus diminuído) ou hipertonia (tônus aumentado). A perturbação do tônus pode ser evidente durante o repouso, na execução de atividades ou em ambas as situações. A espasticidade varia com a velocidade e a direção do movimento articular.

136. **c.** As outras alternativas são parte de uma avaliação de fisioterapia pediátrica. A triagem em geral é indicada para crianças com risco de atraso do desenvolvimento ou incapacitação, e é uma forma rápida de determinar se uma criança requer procedimentos diagnósticos adicionais. As medidas de avaliação são usadas para obter informação mais aprofundada sobre a força e as necessidades da criança em todos os domínios do desenvolvimento.

137. **c.** O formato de anotação SOAP raramente é usado como método de documentação para pacientes pediátricos. Em vez disso, as informações necessárias estão contidas no IFSP ou em um IEP desenvolvido para cada criança. A Gross Motor Function Measure [Medida da Função Motora Geral] é uma ferramenta para avaliação de paciente pediátrico. Pode ser usada para avaliar o progresso de uma criança no decorrer da terapia.

138. **a.** Dentre as alternativas listadas, o NC II ou nervo óptico atua na constrição pupilar e na visão. A isquemia, resultante de acidente vascular encefálico ou lesão na cabeça, e a pressão exercida por tumores são dois dos fatores que podem prejudicar a função do nervo. A perda do campo visual depende da localização da lesão. Uma lesão que ocorra antes do quiasma óptico resulta em perda da visão nos campos ipsolaterais. Após o quiasma óptico, uma lesão causará perda da visão em ambos os campos. O campo visual afetado será oposto ao lado da lesão e também é conhecido como hemianopsia homônima.

139. **d.** O nervo safeno é anterior ao maléolo medial e segue paralelamente à veia safena magna. Este nervo é mais propenso a lesões por sutura.

140. **b.** O nervo esplênico surge dos ramos ventrais dos nervos espinais C3, C4 e C5. Os neurônios sensoriais dos gânglios da raiz dorsal de C3, C4 e C5 suprem axônios mediadores de dor somática a partir da área nomeada das membranas serosas parietais. C3, C4 e C5 também suprem o ombro com inervação cutânea via nervos supraclaviculares. É por isso que a dor pericárdica ou diafragmática é referida no ombro.

141. **b.** O canal neural (canal vertebral) é mais amplo e triangular na região cervical, e mais pequeno e circular na região torácica.

142. **a.** A substância branca da medula espinal transporta os tratos ascendente (sensorial) e descendente (motor).

143. **c.** Os quatro nervos cranianos que contêm fibras parassimpáticas são os nervos oculomotor, facial, glossofaríngeo e vago.

144. **b.** As fibras A são mais calibrosas e conduzem mais rápido do que as fibras C.

145. **b.** A 5ª raiz nervosa lombar é forçada, porque surge da região da coluna espinal superior ao disco lombar de L4-L5.

146. **c.** O nervo peroneal comum segue sobre a parte lateral do joelho e é o menos propenso a lesões. As outras estruturas estão localizadas junto ou diretamente posteriores ao joelho.

147. **b.** Um nervo regenera a uma taxa aproximada de 2,5 cm por mês.

148. **b.** Todos os músculos faríngeos são supridos pelo nervo vago (NC X), com exceção do músculo estilofaríngeo, que é suprido pelo nervo glossofaríngeo (NC IX).

149. **d.** Os exames de condução nervosa/eletromiografia são úteis para identificar o possível sítio de lesão ao longo do reflexo de motoneurônio inferior, mas não podem fornecer um diagnóstico clínico definitivo.

150. **a.** Uma lesão de nervo periférico produz paralisia completa dos músculos inervados pelo nervo afetado. O enfraquecimento é imediatamente evidenciado no teste de função motora. Uma lesão envolvendo uma única raiz nervosa produz paresia de miótomo (grupo de músculos inervados por uma única raiz nervosa) inervado pela raiz nervosa afetada. Demora algum tempo para que o enfraquecimento seja evidenciado no teste de função motora. A contração isométrica deve ser mantida durante pelo menos 5 segundos.

151. **d.** De acordo com Hoppenfeld, os músculos do reflexo tendinoso profundo da patela (grupo muscular do quadríceps) são inervados pela raiz nervosa de L4 via nervo femoral.

152. **c.** O trato rubrospinal origina-se no núcleo vermelho. O trato reticulospinal é originário da formação reticular medular e pontina. E o trato vestibulospinal tem origem no núcleo vestibular lateral.

153. **d.** O estágio I da encefalopatia hepática é caracterizado por distúrbios de tensão e depressão com tremores mínimos e falta de coordenação. A encefalopatia hepática, portanto, pode avançar para o estágio IV, em que o paciente é considerado em comatose, com reflexo de Babinski positivo e possivelmente uma postura descerebrada.

154. **d.** Ao atingir o terminal do neurônio, o potencial de ação estimula a liberação de um neurotransmissor bioquímico pela célula, através dos terminais pré-sinápticos. A intensidade dos sinais de condução é determinada pela frequência dos potenciais de ação individuais.

155. **c.** A comunicação bioquímica envolvida neste processo é universalmente conhecida como neurotransmissão ou neuromodulação.

156. **b.** A formação reticular é uma rede difusa de neurônios que se estende pelo tronco encefálico até níveis mais elevados, e é importante para influenciar o movimento.

157. **c.** O nervo óptico está envolvido na acuidade visual, enquanto o nervo oculomotor inerva muitos músculos do olho, incluindo o músculo oblíquo inferior e os músculos reto medial, inferior e superior do olho. O nervo trigêmeo está envolvido na sensibilidade facial.

158. **d.** O nervo acessório espinal inerva os músculos trapézio e esternocleidomastóideo. Os outros nervos listados têm a capacidade de transmitir sinais sensoriais.

159. **a.** O cerebelo vestibular está conectado ao córtex e ao tronco encefálico, enquanto o cerebelo espinal está conectado aos tratos somatossensoriais da medula espinal. Recebe estímulos do córtex, relacionados aos comandos motores em curso. O cerebrocerebelo está envolvido na execução de tarefas cognitivas e motoras complexas.

160. **d.** O lobo parietal é responsável pelas sensações corporais e percepção visual-espacial. O lobo temporal é responsável pela audição e linguagem, enquanto a área de Broca é responsável pela expressão da linguagem.

161. **c.** Quantidades moderadas a grandes de tecido necrótico irão predispor uma ferida a se tornar crônica. A isquemia impede o fluxo sanguíneo adequado para a ferida, enquanto as bordas enroladas incluiriam sinais de irresponsividade a fatores de crescimento. Um tecido conectivo subjacente insuficiente muitas vezes leva ao crescimento excessivo de epitélio.

162. **a.** As forças de cisalhamento podem danificar capilares subcutâneos, resultando em isquemia tecidual nos tecidos mais profundos e, subsequentemente, na pele. Por causa disto, ocorre destruição tecidual nos tratos mais profundos ao longo dos planos fasciais. Este tipo de úlcera de pressão é conhecido como trato sinusal.

163. **d.** A pele normal é levemente ácida para se manter protegida contra a penetração e infecção bacterianas. Na pele exposta à incontinência urinária e fecal, há aumento do pH de superfície e exposição a bactérias.

164. **c.** Quando a umidade é controlada de maneira inadequada, a pele ao redor da ferida frequentemente se torna macerada. O terapeuta deve checar a pele do paciente quanto à presença de umidade extra e possivelmente contatar os serviços de enfermagem.

165. **d.** O estágio da ferida não muda no decorrer da cicatrização. Se a ferida estiver em estágio III, não se transformará numa ferida de estágio II ao apresentar granulação. A nomenclatura correta seria uma ferida de estágio III em fase de proliferação ou uma ferida em estágio III em fase de remodelamento.

166. **c.** O ITB é um teste não invasivo comum, usado para determinar a razão entre a pressão sistólica no tornozelo e a pressão sistólica na artéria braquial no mem-

bro superior. Normalmente, a pressão arterial no tornozelo é igual ou discretamente maior do que a pressão arterial braquial. O ITB deve ser igual a 1-1,4. Um ITB inferior a 0,9 indica a presença de arteriopatia em membro inferior.

167. **d.** As úlceras no pé neuropático ocorrem nas superfícies que sustentam carga ou nos locais onde o calçado entra em contato com o pé. Este tipo de ferida ocorreria nas alternativas a e b, mas não ocorreria na alternativa d. Calçados e meias devem ser inspecionados quanto a danos que possam causar úlcera.

168. **d.** O teste de sensibilidade protetora na superfície plantar do pé emprega um filamento 5.07 que se inclina com uma pressão de 10 g. Foi demonstrado que a incapacidade de sentir o monofilamento sobre o aspecto plantar do pé é preditiva de ulceração podal em pacientes com diabetes tipo 2.

169. **a.** A ferida do paciente está quase concluindo o processo de cicatrização ao entrar na fase de remodelamento. Nas demais alternativas, as lesões são agudas demais ou o paciente sente uma dor forte demais para tolerar o teste muscular manual. Não há necessidade de realizar o teste muscular manual em uma lesão de queimadura aberta, antes da implantação do enxerto de pele.

170. **b.** Ambas as superfícies anterior e posterior do membro superior correspondem a 4,5% da área de superfície corporal total. Uma queimadura abrangendo todo o membro superior seria então classificada como 9% da área de superfície corporal total.

171. **a.** O estrato córneo é a camada mais superficial da epiderme. As outras estruturas surgem na derme e atravessam a epiderme.

172. **b.** Devido ao fenômeno comprimento-dependente das polineuropatias, a porção distal do membro será mais afetada do que a porção proximal.

173. **c.** A ECG é amplamente usada por sua simplicidade. A pontuação varia de um mínimo de 3 a um máximo de 15.

174. **d.** Os pacientes com síndrome de bloqueio apresentam consciência normal intacta, mas todas as vias motoras que seguem para a face, tronco e membros estão danificadas. Estes pacientes permanecem despertos e totalmente conscientes de sua condição, mas não conseguem se mover.

175. **c.** Cerca de 70-80% das convulsões parciais complexas têm origem no lobo temporal. Os demais casos de convulsões parciais complexas surgem principalmente no lobo frontal, com percentuais menores originários dos lobos parietal e occipital.

176. **b.** A ampola é afastada da direção do movimento da cabeça pelo movimento da endolinfa.

177. **b.** A maioria dos estímulos recebidos pelo trato vestibulospinal lateral é proveniente dos otólitos situados no cerebelo. O trato é responsável pela atividade postural nos membros inferiores em resposta às mudanças da posição da cabeça que ocorrem em relação à gravidade.

178. **a.** O trato vestibulospinal medial obtém seus estímulos a partir dos canais circulares, e deflagra as respostas posturais em relação à movimentação angular da cabeça.

179. **d.** A artéria basilar vertebral fornece sangue aos componentes do sistema vestibular. As artérias cerebelares posterior e inferior alimentam o sistema nervoso central. Como existe um suprimento sanguíneo redundante ao longo do círculo de Willis, raramente ocorre isquemia nesta área.

180. **a.** O potencial miogênico vestibular evocado (VEMP) é uma forma excelente de testar a função do otólito na clínica. O teste de VEMP geralmente envolve um conjunto de sons padrão e procura a inibição do esternocleidomastóideo registrada durante a eletromiografia.

181. **b.** O sistema vestibular, junto com outros sistemas, permite que nós mantenhamos a nossa orientação no espaço, controlemos a nossa postura e mantenhamos o equilíbrio. Embora o sistema vestibular esteja na orelha, não atua no sentido da audição.

182. **a.** A taquicardia é definida por uma pulsação acima de 100 batimentos/minuto, enquanto a bradicardia é definida por uma frequência cardíaca em repouso inferior a 60 batimentos/minuto.

183. **b.** A bradipneia é definida por uma frequência inferior a 10 respirações/minuto em um indivíduo adulto em repouso, enquanto a taquipneia é definida por uma frequência superior a 20 respirações/minuto em um indivíduo adulto. A alternativa a representa a ausência de respiração, enquanto a alternativa c ocorre quando a ventilação é inadequada à realização das trocas gasosas necessárias.

184. **a.** A parte superior do braço é o sítio mais comum, devido à facilidade para medir a pressão arterial. A pressão arterial pode ser tomada em todos os outros sítios mencionados, porém com um grau maior de dificuldade e por vezes com necessidade de usar manguitos específicos para pressão arterial.

185. **c.** A hipotensão ortostática ocorre em pacientes que permaneceram confinados ao leito por tempo prolongado. É causada primariamente pelo acúmulo de sangue induzido pela gravidade nos membros inferiores, com consequente comprometimento do retorno venoso. Há diminuição do débito cardíaco e redução da pressão arterial. O efeito geral desta condição é a chegada de uma quantidade de sangue insuficiente na parte superior do corpo. Há uma resposta de vasoconstrição para deslocamento de sangue para cima, numa tentativa de contrapor da pressão arterial em queda.

186. **c.** A frequência respiratória de um adolescente normal é 18-22 respirações/minuto, enquanto a frequência cardíaca em repouso normal para um indivíduo adulto está entre 60 e 100 batimentos/minuto. A pressão arterial de um adulto normal é 120/80 mmHg.

187. **d.** Os quatro sinais vitais tradicionais são a temperatura, pulsação, frequência respiratória e pressão arterial. Outras duas medidas adicionais – nível de dor e saturação de oxigênio – foram mais recentemente incluídas.

188. **b.** A bolsa sublingual está presente em ambos os lados do frênulo, sob a língua, e em maior proximidade com as artérias sublinguais. Isto proporciona a medida mais acurada da temperatura oral.

189. **c.** Reinflar o manguito e repetir o teste poderia levar a um resultado inacurado. O terapeuta deve aguardar pelo menos 2 minutos para voltar a tentar obter uma medida da pressão arterial.

190. **d.** As alternativas a, b e c poderiam fornecer leituras incorretas da pressão arterial. Uma cirurgia recente no manguito rotador não afetaria a pressão arterial no membro envolvido.

191. **c.** A captação de oxigênio máxima ou $VO_{2máx}$ é a quantidade máxima de oxigênio, em mL, que o corpo pode usar em 1 minuto por quilograma de peso corporal. Este parâmetro é considerado o melhor indicador do condicionamento cardiopulmonar.

192. **a.** A frequência cardíaca máxima às vezes é usada para prescrever a intensidade do exercício. É possível estimá-la subtraindo a idade do paciente de 220. A frequência cardíaca máxima ajustada para a idade deste paciente seria 150 batimentos/minuto.

193. **b.** Normalmente, a duração da expiração é o dobro da duração da inspiração.

194. **a.** Como os comentários subjetivos do paciente às vezes podem conduzir o examinador ao erro, não devem ser usados como única fonte de informação para determinar a gravidade da insuficiência cardíaca. As outras três alternativas são sinais objetivos para determinação do estado líquido.

195. **d.** O diafragma é inervado pelo nervo frênico, que tem origem nas raízes cervicais de C3, C4 e C5. Origina-se nas três vértebras lombares superiores, borda inferior da caixa torácica e processo xifoide. As fibras convergem para formar e se inserirem no tendão central comum.

196. **d.** A capacidade vital forçada é um volume de ar forçadamente exalado de uma inspiração máxima a uma expiração máxima. O volume de ar contido nos pulmões após a expiração máxima é chamado volume residual. A capacidade inspiratória é o volume de ar de uma expiração corrente a uma inalação máxima.

197. **d.** Embora nenhuma destas medidas possa ser diminuída, as diminuições de velocidade de fluxo estão mais frequentemente associadas às doenças pulmonares obstrutivas. Os volumes e capacidades pulmonares comprometidos com frequência estão associados a doenças pulmonares restritivas.

198. **a.** O linfedema secundário ocorre na ausência de deformação anatômica. Usualmente, é causado por uma lesão traumática, obstrução do fluxo linfático por tumores ou tratamentos contra câncer de mama.

199. **c.** Assim como testar o membro inferior sem envolvimento é importante na avaliação do joelho, as medidas obtidas no membro não afetado são importantes em casos de pacientes com linfedema. O fisioterapeuta deve saber aquilo que é considerado normal para cada paciente, antes de iniciar o tratamento.

200. **c.** O linfedema primário envolve uma deformação de vasos linfáticos e linfonodos. Pode ser congênito ou se desenvolver em fases mais tardias da vida.

201. **b.** Para fornecer medidas consistentes ao longo do tempo, a fita não deve entalhar o tecido e sim permanecer firmemente em contato com a pele em toda a circunferência do membro envolvido.

202. **c.** Um sinal Doppler positivo é definido pela ausência de pulsos à palpação e sinal Doppler audível. Estes pulsos não são usualmente graduados na escala de 0 a 4+.

203. **a.** Quanto menor for o equivalente metabólico, menor será o consumo de oxigênio em kcal despendido. Isto seria traduzido em menos trabalho ou, no caso, em uma velocidade de caminhada menor.

204. **b.** Um índice de massa corporal de 18,5-24,9 está associado a um peso considerado normal. Os clientes com obesidade mórbida têm índice de massa corporal superior a 40.

205. **c.** O perfil metabólico básico é um grupo de testes idade-específicos para determinação dos níveis de eletrólitos, equilíbrio acidobásico, glicemia e condição dos rins.

206. **d.** A contagem de leucócitos pode ser uma contagem total ou uma contagem de tipos ou subtipos individuais de leucócitos. Em geral, um aumento sugere infecção ou outra resposta inflamatória.

207. **a.** Os recém-nascidos apresentam níveis de hematócrito de até 60%, enquanto um homem adulto apresenta 30-39%. As crianças apresentam percentuais de hematócrito normais da ordem de 30-49%, enquanto nas mulheres adultas estes valores são de 36-46%. O hematócrito é um teste simples envolvendo uma pequena quantidade de sangue que pode ser obtida com uma simples alfinetada na pele.

208. **d.** A capacidade vital é o volume de ar medido na respiração máxima após uma inspiração máxima. O maior volume de que pode ser inalado a partir de um volume expiratório em repouso é a capacidade inspiratória. O maior volume de ar que pode ser exalado a partir do repouso em nível expiratório é o volume de reserva expiratória.

209. **b.** O átrio direito recebe sangue venoso do corpo através das veias cavas superior e inferior.

210. **b.** O átrio esquerdo recebe sangue oxigenado através das veias pulmonares que chegam dos pulmões.

211. **d.** A maior massa muscular do ventrículo esquerdo fornece força o suficiente para que o sangue flua pelas artérias periféricas. O sangue oxigenado sai do ventrículo esquerdo pela valva aórtica e entra na aorta, sendo então transportado para o corpo através da circulação sistêmica.

212. **b.** O nodo sinoatrial inicia o impulso no coração e é referido como marca-passo.

213. **b.** O miocárdio do coração recebe seu suprimento sanguíneo de dois vasos principais: as artérias coronárias direita e superior. Um bloqueio que impeça o fornecimento de oxigênio para o coração, causando dano permanente às células cardíacas, é conhecido como ataque cardíaco ou infarto do miocárdio.

214. **d.** A via aérea condutora superior inclui o nariz, faringe e laringe. A via aérea condutora inferior é constituída pela traqueia e sistema bronquiolar.

215. **c.** Em geral, em um teste de função pulmonar, o paciente assopra o mais forte que conseguir e com a maior respiração possível dentro de um aparelho chamado espirômetro. Este dispositivo mede os diversos volumes nas velocidades de fluxo de ar, que são comparados com uma escala normal. O grau de alteração em relação ao normal ajuda a avaliar a gravidade da doença pulmonar.

216. **b.** O termo "alça de balde" se refere às costelas ressaltadas a partir da lateral do tórax. A doença pulmonar obstrutiva crônica grave não produz expansão torácica assimétrica. Em vez disso, a expansão torácica está bilateralmente aumentada.

217. **b.** O nodo sinoatrial está localizado no átrio direito do coração e serve de marca-passo cardíaco. Os impulsos gerados são transmitidos da esquerda para a direita e inferiormente para o nodo atrioventricular, na extremidade inferior do septo interatrial.

218. **b.** Os vasos de vários tamanhos fornecem canais de transmissão para os líquidos corporais, porém a troca descrita acontece entre as superfícies celulares e o líquido intersticial.

219. **d.** Durante esta fase, todo o volume ventricular foi ejetado. As valvas semilunar e atrioventricular estão fechadas e não há alteração de volume nos ventrículos. Esta fase está associada ao menor volume.

220. **b.** O nodo sinoatrial exibe uma frequência de 70-80 despolarizações/minuto. A frequência do nodo atrioventricular é 40-60, enquanto a frequência da célula de Purkinje é 15-40 e o miocárdio é ainda mais lento. Esta questão se refere à frequência com que estas fibras apresentam potenciais de ação e não à velocidade dos potenciais.

221. **b.** A capacidade inspiratória é o volume de ar deslocado que segue de uma expiração normal a uma inspiração forçada total. A capacidade pulmonar total é o volume de ar no pulmão durante a inspiração forçada total e não pode ser medida por espirometria. O volume de reserva inspiratória é o volume de ar

deslocado que segue de uma inspiração normal a uma inspiração forçada total.

222. **c.** O coração recebe impulsos nervosos que seguem pelo nodo sinoatrial até os ventrículos, via nodo atrioventricular, feixes e fibras de Purkinje.

223. **c.** Linfedema é o inchaço que ocorre quando o líquido linfático rico em proteínas se acumula no tecido intersticial. Este líquido linfático pode conter proteínas plasmáticas, células sanguíneas extravasculares, excesso de água e produtos parenquimais.

224. **b.** O primeiro som ouvido corresponde ao fechamento das valvas mitral e tricúspide. O segundo som corresponde ao fechamento das valvas aórtica e pulmonar. Portanto, o primeiro som é indicativo do início da sístole ventricular, enquanto o segundo som é indicativo do início da diástole ventricular. O primeiro som usualmente é mais baixo e mais longo do que o segundo som.

225. **b.** Uma diminuição do volume corrente é causada por uma disfunção pulmonar restritiva. Um aumento do volume corrente é produzido por uma disfunção pulmonar obstrutiva. As alternativas c e d estão relacionadas à família da doença pulmonar obstrutiva.

226. **b.** O diafragma pélvico é composto pelos músculos levantador do anus e coccígeo. Este diafragma pélvico auxilia a expiração forçada, tosse, espirro, vômito, micção, defecação e fixação do tronco durante a execução de movimentos fortes com o membro superior.

CAPÍTULO 2
Doenças e Condições

Questões

1. Qual alternativa é um exemplo de doença auto imune órgão-específica?
    a. Doença de Crohn
    b. Esclerose Múltipla
    c. Miastenia Grave
    d. Artrite reumatoide

2. Um estagiário inicia a intervenção para um paciente diagnosticado com câncer hepático. Qual das alternativas a seguir é uma complicação normal do câncer hepático e NÃO requer que o estagiário entre em contato com o médico que encaminhou o paciente nem com o fisioterapeuta supervisor?
    a. Dor torácica
    b. Dor incomum
    c. Dor noturna
    d. Dor no ombro

3. O exercício extenuante está associado com:
    a. Anorexia
    b. Arroto
    c. Constipação
    d. Acalasia

4. Qual das seguintes alternativas NÃO é considerada uma das principais causas de sangramento no trato gastrintestinal superior?
    a. Traumatismo significativo ou doença sistêmica
    b. Úlceras pépticas
    c. Abuso crônico de álcool
    d. Falha do esfíncter esofagiano inferior

5. Qual das seguintes alternativas poderia causar diminuição da pressão do esfíncter esofagiano inferior, predispondo o indivíduo à doença por refluxo gastroesofágico?
    a. Obesidade
    b. Cafeína
    c. Antiácidos
    d. Histamínicos

6. Qual das seguintes medicações cessa a produção de ácido no estômago?
   a. Tums
   b. Mylanta
   c. Zantac
   d. Prilosec

7. A presença de uma úlcera péptica irradia a dor para o:
   a. Quadrante superior direito
   b. Quadrante inferior direito
   c. Quadrante superior esquerdo
   d. Quadrante inferior esquerdo

8. Dentre as condições a seguir, qual é considerada um distúrbio inflamatório crônico da mucosa e submucosa do cólon em continuidade?
   a. Doença de Crohn
   b. Enterite regional
   c. Colite ulcerativa
   d. Ileíte terminal

9. Qual tipo de hérnia ocorre quando um saco formado a partir do peritônio e intestinos é empurrado para fora através da parede abdominal?
   a. Hérnia esportiva
   b. Hérnia inguinal
   c. Hérnia femoral
   d. Hérnia umbilical

10. Quais dos seguintes sintomas tendem mais a levantar suspeita de doença hepática?
    a. Febre, melena, frequência urinária
    b. Dor no ombro esquerdo, palidez, êmese cor-de-café
    c. Icterícia, ascite, asterixe
    d. Dor no quadrante superior esquerdo, náusea, diaforese

11. A respiração de Cheyne-Stokes é comumente observada com:
    a. Ansiedade
    b. Insuficiência renal
    c. Exercício extenuante
    d. Síndrome da fadiga crônica

12. Todas as alternativas podem ser descritas como sendo um tipo de doença pulmonar obstrutiva crônica, EXCETO:
    a. Asma
    b. Bronquite aguda
    c. Bronquiolite obstrutiva
    d. Enfisema

13. Qual das seguintes alternativas NÃO é um sinal ou sintoma de edema pulmonar?
    a. Hipoventilação
    b. Veias ingurgitadas no pescoço e mão
    c. Edema depressível de membros
    d. Dispneia noturna

14. A tendência à hiperventilação é menor em qual cenário?
    a. Após o esforço intenso
    b. Após um período de alta ansiedade
    c. Com febre
    d. Após uma lesão na cabeça

15. Qual sistema corporal é o mais afetado pelo descondicionamento?
    a. Integumentar
    b. Neurológico
    c. Musculoesquelético
    d. Cardiovascular

16. Qual é o comprometimento primário apresentado por um paciente com limitação de atividades funcionais associada ao descondicionamento?
    a. Postura anormal
    b. Enfraquecimento muscular
    c. Dor
    d. Resistência

17. Qual dos seguintes parâmetros seria o primeiro a declinar após um período de repouso no leito, em um homem de 45 anos de idade?
    a. Função pulmonar
    b. Frequência cardíaca
    c. Metabolismo muscular
    d. Taxa de consumo de oxigênio máximo

18. A proporção inspiração:expiração que você esperaria encontrar em um paciente com doença pulmonar obstrutiva crônica é:
    a. 1:1
    b. 1:2
    c. 1:4
    d. 2:1

19. O índice torácico (razão do diâmetro torácico anteroposterior:lateral) em um indivíduo com enfisema pulmonar grave provavelmente seria:
    a. 1:1
    b. 1:2
    c. 1:3
    d. 2:1

20. Qual dos seguintes sons respiratórios é sempre considerado anormal, independentemente do local onde é ouvido durante a auscultação torácica?
    a. Traqueal
    b. Bronquial
    c. Sibilo
    d. Vesicular

21. Qual das seguintes afirmativas sobre insuficiência cardíaca sistólica é VERDADEIRA?
    a. É mais prevalente na população masculina
    b. É difícil de diagnosticar
    c. Pode ter causas isquêmicas ou não isquêmicas
    d. É definida por uma fração de ejeção > 35%

22. Qual é o principal sintoma da insuficiência cardíaca?
    a. Cianose labial
    b. Dificuldade para permanecer em pé
    c. Diminuição da tolerância ao exercício
    d. Dor torácica ao esforço

23. Em qual estágio de linfedema não há aumento mensurável do volume do membro?
    a. Estágio 0
    b. Estágio I
    c. Estágio II
    d. Estágio III

24. Qual estágio do linfedema é caracterizado por hiperceratose?
    a. Estágio 0
    b. Estágio I
    c. Estágio II
    d. Estágio III

25. Quais são as duas condições de doença pulmonar obstrutiva crônica mais comuns?
    a. Insuficiência respiratória e asma
    b. Enfisema e bronquite crônica
    c. Bronquite crônica e insuficiência respiratória
    d. Enfisema e asma

26. Quando o ventrículo esquerdo NÃO se contrai adequadamente, como ocorre na insuficiência cardíaca congestiva, onde haverá acúmulo anormal de sangue?
    a. Fígado
    b. Cavidade abdominal
    c. Pulmões
    d. Pernas

27. Dentre os procedimentos a seguir, qual é considerado invasivo para o sistema cardiovascular?
    a. Ecocardiografia
    b. Ecocardiografia transesofágica
    c. Cateterismo cardíaco
    d. Eletrocardiograma

28. Qual dos seguintes achados é indicativo de insuficiência cardíaca esquerda?
    a. Edema depressível pedal
    b. Distensão de veia cervical
    c. Ortopneia
    d. Ascite

29. Um paciente pede ao fisioterapeuta uma explicação sobre a função da medicação verapamil (antagonista de cálcio). Qual dos seguintes tópicos deve ser incluído na explicação?
    a. O verapamil causa diminuição da contratilidade cardíaca e vasodilatação das artérias coronárias.
    b. O verapamil causa diminuição da contratilidade cardíaca e vasoconstrição das artérias coronárias.
    c. O verapamil causa aumento da contratilidade cardíaca e vasodilatação das artérias coronárias.
    d. O verapamil causa aumento da contratilidade cardíaca e vasoconstrição das artérias coronárias.

30. Qual das afirmativas a seguir NÃO é uma alteração fisiológica comum do envelhecimento?
    a. Aumento da pressão arterial medida em repouso e durante o exercício
    b. Diminuição da captação de oxigênio máxima
    c. Diminuição do volume residual
    d. Diminuição da massa óssea

31. Um paciente cujo repouso e frequência cardíaca induzida pelo exercício são mais baixos que anteriormente é mais provável esteja iniciando terapia com:
    a. Fármacos anticolinérgicos
    b. α-bloqueadores
    c. β-bloqueadores
    d. Fármacos antianginais

32. Um paciente inala um β-agonista para aliviar a asma. Após o uso deste agente, você poderá notar:
    a. Um aumento da frequência cardíaca
    b. Alguns instantes de falta de coordenação
    c. Ruborização da face
    d. Queda da pressão arterial

33. Os fármacos à base de estatina diminuem o colesterol:
    a. Prevenindo a absorção do colesterol
    b. Ligando-se ao colesterol nos intestinos

c. Inibição da HMG-CoA redutase
d. Inibição da lipoproteína lipase

34. Um paciente está sendo tratado com fármaco antiarrítmico. Esta medicação poderia causar todas as reações adversas a seguir, EXCETO:
    a. Tontura e desmaio
    b. Síndrome de Stevens-Johnson
    c. Batimentos cardíacos irregulares
    d. Dores articulares e musculares

35. Um paciente asmático deve se exercitar em um ambiente fresco. É recomendável que ele use o inalador com uma frequência de:
    a. Cerca de 1 hora antes do exercício
    b. Cerca de 20 minutos antes do exercício
    c. Ao iniciar o exercício
    d. Na primeira manifestação de problemas respiratórios durante o exercício

36. Um paciente que usa β-bloqueador e se exercitou poderia apresentar todos os achados a seguir, EXCETO:
    a. Algumas dificuldades respiratórias
    b. Cãibras e dores musculares
    c. Um aumento de frequência cardíaca menor que o esperado
    d. Um pouco de tontura

37. Um β-bloqueador diminui a pressão arterial por meio de todas as ações a seguir, EXCETO via:
    a. Redução do débito cardíaco
    b. Redução da descarga simpática central
    c. Inibição da liberação de renina
    d. Diminuição da resistência periférica

38. Um paciente sob terapia com bloqueador de canal de cálcio poderia se queixar, durante as sessões de terapia, de todos os efeitos adversos a seguir, EXCETO de:
    a. "Cabeça leve" e tontura
    b. Dor muscular e rigidez articular
    c. Tremores
    d. Edema

39. Seu paciente é um homem de 48 anos de idade, que procurou a fisioterapia com queixas de dor no ombro esquerdo e no pescoço. Os sintomas surgiram de maneira insidiosa, há três semanas, e desde então têm aumentado em frequência e duração. Ele percebe os sintomas ao erguer objetos pesados e quando varre o jardim que está construindo. Andar depressa desencadeia os sintomas, que diminuem após alguns minutos de repouso. O estado de saúde dele é relativamente bom, exceto pela hipertensão arterial e falta de ar. Qual sistema mais provavelmente está afetado?
    a. Cardiovascular
    b. Pulmonar

c. Musculoesquelético
   d. Hepático

40. Seu paciente é um homem de 38 anos de idade que tem recebido tratamento para uma dor no ombro esquerdo. Desde a última vez em que você o tratou, há dois dias, ele se envolveu em uma colisão de carros. Ele era o motorista e foi atingido por trás. Ele bateu o lado esquerdo do corpo na maçaneta da porta e agora está sentindo uma dor aguda nas costelas. As radiografias obtidas no dia do acidente mostraram que houve fratura de costelas (6ª e 7ª costelas do lado esquerdo). Ele tem tido dificuldade para respirar e sente falta de ar. A dor aguda é percebida no lado esquerdo, quando ele respira e tosse. Também há presença de sangue no escarro. Qual sistema é a fonte mais provável dos sintomas manifestados por este paciente?
    a. Musculoesquelético
    b. Pulmonar
    c. Cardiovascular
    d. Hepático

41. Aspirina e clopidogrel (Plavix) pertencem a qual classe de antitrombóticos?
    a. Trombolíticos
    b. Inibidores de agregação plaquetária
    c. Anticoagulantes
    d. Fibrinolíticos

42. Qual dos fármacos a seguir deve estar sempre à mão de pacientes com angina, para o caso de uma crise de angina?
    a. Adesivo de nitroglicerina
    b. Inibidor de enzima conversora de angiotensina
    c. Digoxina
    d. Nitroglicerina sublingual

43. Algumas das classes de fármacos usadas no tratamento da angina incluem:
    a. Nitratos
    b. Inibidores de HMG-CoA redutase
    c. α-bloqueadores
    d. Diuréticos

44. Os β-bloqueadores úteis para o tratamento da hipertensão têm como característica:
    a. A atuação via inibição competitiva de β-receptores, diminuindo assim a frequência cardíaca
    b. A seletividade por receptores β1
    c. Não causarem broncoconstrição em pacientes asmáticos
    d. Não poderem ser combinados a nenhum tipo de medicação anti-hipertensiva

45. Qual das seguintes medicações deveria ser usada para tratar uma crise asmática aguda?
    a. Esteroide oral, como a prednisona
    b. β-agonista de ação prolongada, como salmeterol

c. Esteroide inalatório, como a fluticasona
d. β-agonista de ação breve, como o albuterol

46. Qual dos seguintes pacientes apresenta linfedema primário?
    a. Indivíduo de idade avançada que passou por cirurgia
    b. Jovem que passou por cirurgia
    c. Jovem que não passou por cirurgia
    d. Indivíduo de idade avançada que não passou por cirurgia

47. Durante o exercício extenuante, um paciente que usa somente diuréticos NÃO apresentará:
    a. Maior suscetibilidade a contusões
    b. Desidratação
    c. Cãibra muscular
    d. Dispneia

48. Um fisioterapeuta está trabalhando com um paciente que sofre de doença pulmonar obstrutiva crônica. Se o nível de oxigênio transportado no sangue arterial deste paciente for medido, um achado de PaO_2 considerado normal seria:
    a. 35-45 mmHg
    b. 60-80 mmHg
    c. 80-100 mmHg
    d. 100-120 mmHg

49. A complicação mais séria de uma tromboflebite de membro inferior é:
    a. Infarto cerebral
    b. Infarto pulmonar
    c. Infarto do miocárdio
    d. Infecção renal

50. Em uma reunião da equipe, o terapeuta respiratório comunica a todos que o paciente que acabou de ser internado na ala subaguda apresentou dificuldade para respirar enquanto estava no setor de cuidados agudos. O terapeuta respiratório descreve então um problema respiratório que consiste em uma pausa antes da exalação subsequente a uma inspiração completa. A condição descrita pelo terapeuta é:
    a. Apneia
    b. Ortopneia
    c. Eupneia
    d. Apneuse

51. Um fisioterapeuta está realizando fisioterapia torácica em um paciente que apresenta tosse com quantidade significativa de escarro. Posteriormente, o fisioterapeuta descreveu em suas anotações que a qualidade do escarro era mucoide. Para os demais membros da equipe que cuida do paciente, esta descrição significa que:
    a. O escarro é espesso
    b. O escarro tem odor desagradável

c. O escarro é límpido ou branco
   d. O paciente possivelmente tem uma infecção broncopulmonar

52. O fisioterapeuta é enviado à unidade de terapia intensiva para promover a amplitude de movimento passiva de um paciente. O quadro revela que este paciente sofre de edema pulmonar. O enfermeiro responsável comunica ao fisioterapeuta que o paciente apresenta tosse com escarro fino e claro exibindo uma tonalidade rosada. Qual é o termo que melhor descreve este escarro?
   a. Purulento
   b. Espumoso
   c. Mucopurulento
   d. Ferruginoso

53. Qual das seguintes condições é um distúrbio conectivo generalizado com causa de origem desconhecida, caracterizado por espessamento e fibrose cutânea?
   a. Artrite reumatoide
   b. Lúpus eritematoso sistêmico
   c. Esclerose sistêmica
   d. Sarcoidose

54. Em que parte do corpo é mais provável o aparecimento das lesões cutâneas produzidas pelo vírus do herpes simples tipo 1?
   a. Genitais
   b. Distribuição nervosa sensorial distal
   c. Boca ou lábios
   d. Nariz

55. Qual das seguintes populações é considerada de baixo risco de celulite?
   a. Pacientes diagnosticados com diabetes
   b. Paciente com mais de 80 anos
   c. Pacientes com úlceras de pressão
   d. Pacientes diagnosticados com fibromialgia

56. Qual é a manifestação cutânea do lúpus eritematoso sistêmico mais comumente reconhecida?
   a. Lesões discoides
   b. Úlceras por venostasia
   c. Erupção em forma de borboleta sobre o nariz
   d. Erupção na superfície posterior do joelho

57. Uma queimadura de espessura integral:
   a. É dolorosa
   b. Usualmente requer intervenção cirúrgica
   c. É causada por queimadura de sol
   d. Tem aspecto úmido ou brilhante

58. Qual das seguintes áreas é a localização mais comum de úlcera diabética?
   a. Superfície plantar da cabeça do metatarso
   b. Superfície dorsal dos metatarsos

c. Maléolo lateral
d. Maléolo medial

59. Qual dos seguintes achados é indicativo de úlcera arterial?
    a. Edema no membro inferior envolvido, ferida superficial com base avermelhada
    b. Ferida sobre o maléolo lateral, contendo exsudação mínima e leito seco
    c. Ferida indolor, com centro em forma de cratera e bordas elevadas
    d. Ferida exsudativa sobre os maléolos

60. Qual das seguintes áreas NÃO seria preocupante quanto à possibilidade de ruptura da pele, em um paciente com espinha bífida?
    a. Trocânter maior
    b. Sacro
    c. Calcanhar
    d. Espinha lombar

61. Em pacientes com comprometimento arterial, uma infecção pode não ser evidente em consequência de:
    a. Diminuição da perfusão
    b. Perda sensorial
    c. Alterações tróficas
    d. Deformações ósseas

62. Qual das seguintes afirmativas sobre úlceras venosas é VERDADEIRA:
    a. A úlcera tende a ser profunda e seca
    b. A úlcera tende a ser rasa e úmida
    c. A úlcera exibe um aspecto perfurado
    d. O leito da ferida costuma ser necrótico

63. Qual parte da coluna espinal é mais comumente afetada pela cifoescoliose?
    a. Cervical
    b. Torácica
    c. Lombar
    d. Sacral

64. Qual dos seguintes distúrbios medulares espinais descreve a protrusão externa apenas das meninges?
    a. Espinha bífida oculta
    b. Mielomeningocele
    c. Meningocele
    d. Espondilite

65. Por que a osteomielite provoca fratura patológica na população adulta?
    a. O crescimento da placa epifisária geralmente é afetado
    b. O periósteo está frouxamente preso ao osso e é facilmente deslocado
    c. A osteomielite raramente ocorre em adultos
    d. A infecção rompe e enfraquece o córtex dentro do osso, sem causar dor

66. Como uma dor na coluna dorsal associada à osteomielite reage com a atividade do paciente?
   a. A dor na coluna dorsal diminui com a atividade
   b. Não há dor na coluna dorsal em uma distribuição radicular
   c. A dor na coluna dorsal seria apenas intermitente
   d. A dor na coluna dorsal comumente seria acompanhada de sensibilidade espinal

67. Qual dos achados a seguir é indicativo de afrouxamento mecânico de uma prótese de articulação?
   a. A presença de uma ferida com drenagem sobre a incisão cirúrgica
   b. Dor articular constante
   c. Dor com a movimentação ou sustentação de carga através da articulação
   d. Queixas de dor acompanhada de febre

68. Um tumor maligno de medula óssea é:
   a. Osteoma
   b. Leucemia
   c. Condroma
   d. Fibroma

69. O osso menos propenso ao desenvolvimento de osteossarcoma é:
   a. Vértebra
   b. Fêmur
   c. Úmero
   d. Tíbia

70. Qual tipo de tumor de tecido mole benigno usualmente é encontrado na área poplítea?
   a. Lipoma
   b. Cisto de Baker
   c. Tumor de bainha nervosa
   d. Schwannoma

71. A fratura associada à osteoporose mais comum é:
   a. Fratura por compressão vertebral
   b. Fratura de costela
   c. Fratura metacarpal
   d. Fratura de quadril

72. Quais são as duas causas primárias da osteomalácia?
   a. Diabetes melito e aumento da perda renal de fósforo
   b. Absorção intestinal de cálcio insuficiente e diabetes melito
   c. Uso excessivo de corticosteroide e aumento das perdas renais de fósforo
   d. Absorção intestinal de cálcio insuficiente e aumento das perdas renais de fósforo

73. Qual é o sintoma mais comumente manifestado na doença de Paget?
    a. Fadiga
    b. Tendonite
    c. Dor
    d. Rigidez geral

74. Qual é a fratura mais comum em maratonistas?
    a. Fratura patológica
    b. Fratura por estresse
    c. Fratura traumática
    d. Fratura composta

75. Qual é o sítio mais comum de osteocondrite dissecante?
    a. Côndilo femoral lateral
    b. Côndilo femoral medial
    c. Tubérculo tibial
    d. Calcâneo

76. Qual faixa etária tem maior propensão ao desenvolvimento de síndrome de Osgood-Schlatter?
    a. Bebês
    b. Crianças pequenas que estão aprendendo a andar
    c. Adolescentes
    d. Idosos

77. A formação de osteófito definitivo ocorre na osteoartrite de:
    a. Grau I
    b. Grau II
    c. Grau III
    d. Grau IV

78. Qual dos seguintes sinais/sintomas é indicativo de osteoartrite?
    a. O aparecimento pode ser súbito, no decorrer de semanas ou meses
    b. Inflamação, vermelhidão e calor estão sempre presentes
    c. A osteoartrite usualmente surge em um dos lados do corpo
    d. A manifestação sistêmica com fadiga, perda de peso e febre é característica da osteoartrite

79. A deformação em pescoço de cisne é indicada por:
    a. Hiperflexão da articulação interfalângica proximal e flexão da articulação interfalângica distal
    b. Flexão da articulação interfalângica proximal e hiperextensão da articulação interfalângica distal
    c. Hiperextensão da articulação interfalângica proximal e extensão da articulação interfalângica distal
    d. Hiperextensão da articulação interfalângica proximal e flexão parcial da articulação interfalângica distal

80. Qual das seguintes afirmativas sobre ossificação heterotópica (OH) é FALSA?
    a. A OH costuma surgir em 4-12 semanas após a lesão
    b. O primeiro sinal da OH usualmente é a perda da amplitude de movimento em torno de uma articulação
    c. A OH não está associada à lesão cerebral traumática
    d. Há eritema, inchaço e dor com a movimentação da articulação afetada

81. Um indivíduo alcança o pico de massa óssea aos:
    a. 12 anos
    b. 24 anos
    c. 36 anos
    d. 56 anos

82. Dentre os clientes listados a seguir, qual apresenta maior risco de desenvolvimento de osteoporose?
    a. Um homem asiático que pesa 79 kg
    b. Uma mulher afro-americana pesando 68 kg
    c. Uma mulher caucasiana pesando 54 kg
    d. Um homem caucasiano pesando 129 kg

83. Qual é a manifestação mais comum da osteoporose?
    a. Fraturas de quadril
    b. Fraturas de costela
    c. Perda da amplitude de movimento em extensão do punho
    d. Fraturas por compressão vertebral

84. Sobre a força muscular em relação à idade, a afirmativa VERDADEIRA é:
    a. Em geral há perda uniforme na maioria dos grupos musculares
    b. A força dos membros superiores declina mais rápido do que a força dos membros inferiores
    c. A força em potencial atinge o máximo entre 18 e 30 anos de idade
    d. As alterações de força em geral não estão associadas ao uso reduzido

85. A história do paciente é útil para selecionar as intervenções destinadas aos pacientes com disfunções do tecido conectivo. Qual afirmativa NÃO é verdadeira?
    a. Muitas destas patologias são crônicas e sistêmicas, por isso é preciso desenvolver adaptações do estilo de vida
    b. A seleção de intervenções não deve ser de experiências e resultados prévios
    c. O comportamento dos sintomas podem variar com base no nível de atividade, medicações e mecanismos compensatórios
    d. Identifica as oportunidades de ensinar os pacientes, para ajudá-los na auto supervisão

86. Qual das seguintes alternativas NÃO é uma manifestação articular de artrite reumatoide?
    a. Sinovite aguda
    b. Rigidez matinal
    c. Deformações de pescoço de cisne
    d. Nodos de Heberden

87. Qual das doenças a seguir poderia ser classificada como doença autoimune resultante da produção corporal de anticorpos dirigidos contra o seu próprio tecido?
    a. Artrite reumatoide
    b. Osteoartrite
    c. Lúpus eritematoso sistêmico
    d. Espondilite anquilosante

88. Qual é a manifestação clínica de uma deformação em botoeira?
    a. Flexão da articulação interfalangeana proximal (AIP) e hiperextensão da articulação interfalangeana distal (AID)
    b. Extensão da AIP e flexão da AID
    c. Flexão da AIP e flexão da AID
    d. Extensão da AIP e extensão da AID

89. Dentre as condições listadas a seguir, qual delas mais provavelmente envolve o enfraquecimento da musculatura proximal?
    a. Polimiosite
    b. Osteoartrite
    c. Lúpus eritematoso sistêmico
    d. Espondilite anquilosante

90. A gota é causada por níveis altos de:
    a. Potássio
    b. Sódio
    c. Ácido úrico
    d. Ácido lático

91. Qual é o primeiro efeito da osteoartrite em uma articulação sadia?
    a. Erosão do osso subcondral
    b. Queda de fragmentos de cartilagem dentro da articulação
    c. Dano da cartilagem sadia por ação de mediadores inflamatórios
    d. Comprometimento da estrutura da cartilagem articular

92. Qual das alternativas NÃO é um fator de risco de desenvolvimento de osteoartrite?
    a. Sexo masculino
    b. Idade
    c. Obesidade
    d. Distúrbios de desenvolvimento no quadril

93. A hernia de disco intervertebral sequestrada é caracterizada por:
    a. Abaulamento das fibras anulares externas, devido à migração de material nuclear através das rupturas anulares, ainda que estas fibras permaneçam intactas
    b. Extrusão vertical de material nuclear através da placa terminal vertebral, para dentro da substância do corpo vertebral

c. Deslocamento de material nuclear a partir de sua localização central, póstero lateralmente, para dentro das fibras anulares

d. Formação de um fragmento livre pelo material nuclear extrudido com a ruptura das fibras anulares, junto ao canal espinal

94. Uma fratura que segue a um ângulo aproximado de 30° em relação ao eixo longo do osso é denominada:
    a. Fratura transversal
    b. Fratura espiral
    c. Fratura oblíqua
    d. Fratura por compressão

95. Qual dos seguintes tipos de fratura é tipicamente observado apenas em crianças?
    a. Galho verde
    b. Avulsão
    c. Espiral
    d. Estresse

96. Todas as condições a seguir estão associadas à união tardia de fraturas ou a não união de fraturas, EXCETO:
    a. Tabagismo
    b. Diabetes
    c. Infecção
    d. Hipertensão

97. Qual das seguintes fraturas é menos propensa a cicatrizar rapidamente e sem complicação?
    a. Fratura de quadril em um bebê de 6 meses
    b. Fratura de clavícula em um adolescente de 17 anos
    c. Fratura da tíbia em uma pessoa de 35 anos
    d. Fratura de quadril em idoso de 70 anos

98. Qual das alternativas a seguir descreve o paciente com maior propensão a uma fratura por estresse de membro inferior?
    a. Um militar durante uma marcha
    b. Uma nadadora
    c. Uma jogadora de basquete
    d. Um jogador de basquete

99. Como a imobilização prolongada afeta um ligamento em processo de cicatrização?
    a. Causa perda de força tensora
    b. Aumenta a quantidade de colágeno no ligamento
    c. Aumenta o diâmetro do feixe de fibras colágenas
    d. Acelera a recuperação funcional

100. Qual das seguintes afirmativas sobre envelhecimento e músculo esquelético é VERDADEIRA?
    a. O tamanho das fibras de tipo II diminui com o avanço da idade
    b. Haverá diminuição do percentual de massa de fibras de tipo I
    c. Haverá aumento do número de fibras musculares
    d. Haverá diminuição da quantidade de tecido adiposo junto ao músculo

101. O grupo de indivíduos mais propenso a sofrer dano no tendão patelar são:
    a. Carpinteiros
    b. Dançarinos
    c. Jogadores de futebol americano
    d. Tenistas

102. Em crianças com osteogênese imperfeita, o tempo de cicatrização de fraturas:
    a. Está dentro do tempo normal de cicatrização
    b. Mais rápido do que o normal
    c. Mais lento do que o normal
    d. Depende do auxílio de medicação

103. A osteocondrite dissecante é mais comum no:
    a. Capítulo
    b. Côndilo umeral
    c. Côndilo femoral medial
    d. Côndilo femoral lateral

104. Qual articulação é mais frequentemente envolvida na artrite reumatoide juvenil pauciarticular?
    a. Espinha cervical
    b. Espinha lombar
    c. Joelho
    d. Punho

105. Qual é o tipo de manifestação inicial mais comum da artrite reumatoide juvenil?
    a. Sistêmica
    b. Espondilite anquilosante juvenil
    c. Poliarticular
    d. Pauciarticular

106. Considerando uma lesão no ligamento colateral medial do joelho, quando começa a fase inflamatória de cicatrização?
    a. Nos primeiros dias subsequentes à lesão
    b. Em 2-3 semanas após a lesão
    c. Em 4-6 semanas após a lesão
    d. Em 6-8 semanas após a lesão

107. Ao visitar um paciente que acabou de receber uma injeção de esteroide intra articular, você deve:
    a. Tratar vigorosamente a articulação
    b. Tratar cuidadosamente a articulação

Doenças e Condições 73

    c. Não tocar na articulação
    d. Adiar a consulta por no mínimo uma semana

108. Um paciente com osteoporose poderia ser tratado com todos os fármacos a seguir, EXCETO:
    a. Bisfosfonatos
    b. Calcitonina
    c. Cálcio com vitamina D
    d. Hormônios da tireoide

109. Foi recomendado a um paciente o uso de Advil para tratar artrite reumatoide. Você nota que este paciente usa acetaminofeno porque um amigo dele também usa e por ser econômico. O que você poderia dizer sobre o acetaminofeno a este paciente?
    a. Pode ser usado porque é igual ao Advil
    b. É diferente do Advil, mas tem a mesma ação terapêutica
    c. Na verdade, é mais efetivo do que o Advil
    d. Não serve para artrite reumatoide

110. Uma característica dos relaxantes de músculo esquelético é:
    a. Poder interferir na caminhada de pacientes que usam a espasticidade para controlar o equilíbrio
    b. Paralisar seletivamente determinados grupos musculares
    c. A necessidade de interromper o curso rapidamente após o uso prolongado, uma vez que os problemas tenham sido resolvidos
    d. Não terem comprovação da efetividade

111. Uma mulher de 27 anos de idade diagnosticada com torcicolo é encaminhada a uma clínica de fisioterapia. Houve envolvimento do esternocleidomastoídeo direito. Qual é a posição mais provável da espinha cervical desta paciente?
    a. Flexão cervical lateral à direita e rotação cervical à esquerda
    b. Rotação cervical à direita e flexão cervical lateral à direita
    c. Rotação cervical à esquerda e flexão cervical lateral à esquerda
    d. Flexão cervical lateral à esquerda e rotação cervical à direita

112. O que é trismo dental?
    a. Capsulite da articulação temporomandibular (ATM)
    b. Osteoartrite da ATM
    c. Espasmo muscular da ATM
    d. Ponto deflagrador da ATM

113. Onde ocorre deslocamento de disco anterior temporomandibular sem redução?
    a. Entre o disco e o compartimento articular inferior
    b. Entre o disco e a eminência articular
    c. Entre o disco e o músculo pterigoide lateral
    d. Entre o disco e o compartimento articular superior

114. Qual é a artrocinemática para movimentos laterais da articulação temporomandibular normal?
    a. Translação bilateral
    b. Rotação bilateral
    c. Rotação contralateral e translação ipsolateral
    d. Rotação ipsolateral e translação contralateral

115. Qual é a artrocinemática para protrusão da articulação temporomandibular normal?
    a. Translação anterior bilateral
    b. Translação posterior bilateral
    c. Rotação ipsolateral e translação contralateral
    d. Rotação bilateral

116. Qual é a artrocinemática para abertura ampla da articulação temporomandibular normal?
    a. Translação bilateral
    b. Combinação de rotações nos primeiros 26 mm, seguida de translação anterior
    c. Combinação de translações anteriores nos primeiros 26 mm, seguida de rotação anterior
    d. Rotação bilateral

117. Um paciente sofre de lombalgia crônica resultante de um acidente de automóvel recente. Para aliviar a dor, este paciente toma medicação opiácea. Qual das seguintes medicações é um opiáceo?
    a. Ibuprofeno
    b. Aspirina
    c. Codeína
    d. Acetaminofeno

118. Uma atleta se queixa de espasmos musculares. O médico decidiu tratá-la com uma medicação chamada ciclobenzaprina, que é um relaxante muscular. Ela não está familiarizada com esta medicação e pergunta se você poderia dar alguma informação sobre o fármaco. A afirmação correta é:
    a. Não há nenhuma medicação deste tipo que seja relaxante muscular
    b. Os relaxantes musculares são o mesmo que medicações anti-inflamatórias
    c. Tontura, visão turva e boca seca são alguns dos efeitos colaterais produzidos pelos relaxantes musculares
    d. Você não pode tomar superdosagem de relaxantes musculares

119. Todos os fármacos anti-inflamatórios não esteroides, de uma forma ou de outra, inibem:
    a. Bradicinina
    b. Ciclo-oxigenase
    c. Prostaglandinas
    d. Lipoxigenase

120. Qual fármaco anti-inflamatório não esteroide (AINE) tem sido usado por estar associado a uma menor incidência de complicações gastrintestinais?
    a. Naproxeno
    b. Aspirina
    c. Cetoprofeno
    d. Celecoxibe

121. Um paciente que toma opiáceos como medicação para dor poderia apresentar todos os efeitos colaterais a seguir, EXCETO:
    a. Visão precária no escuro
    b. Depressão respiratória
    c. Falta de coordenação motora
    d. Diarreia grave

122. A lesão em chicotada durante uma colisão por trás romperia:
    a. O ligamento longitudinal posterior
    b. O ligamento longitudinal anterior
    c. O ligamento nucal
    d. O ligamento amarelo

123. Qual é o sítio de fratura mais comum na osteoporose?
    a. Metacarpo
    b. Crânio
    c. Porção proximal do rádio
    d. Corpos vertebrais

124. Qual das seguintes alternativas é descritiva de osteoartrite?
    a. Provoca sinovite vilonodular pigmentada de células gigantes
    b. Está associada à diminuição do colágeno tipo II, citocinas e condrólise
    c. Predominância de ancilose e inflamação folicular
    d. Está associada ao aumento da síntese e deposição de matriz cartilaginosa

125. Qual das seguintes alternativas é um sintoma definidor de fibromialgia?
    a. Fadiga
    b. Dor difusa
    c. Dor regional
    d. Perda de peso inexplicável

126. Na população geriátrica, qual condição geralmente sucede a presença de qual defeito?
    a. Espondilolistese; espondilose
    b. Espondilose; espondilolistese
    c. Espondilosquise; espondilose
    d. Espondilolistese; espondilosquise

127. Um paciente diagnosticado com artrite é encaminhado para a fisioterapia. Qual tipo de artrite o fisioterapeuta espera encontrar, se o paciente apresenta os seguintes sinais e sintomas: (1) envolvimento bilateral de punhos e joelhos; (2) dor

em repouso e durante o movimento; (3) rigidez matinal prolongada; e (4) estalos?
   a. Osteoartrite
   b. Artrite reumatoide
   c. Artropatia degenerativa
   d. É impossível determinar com base na informação dada

128. Os sinais e sintomas da artrite reumatoide juvenil NÃO incluem:
   a. Articulações inchadas
   b. Comprometimentos neurológicos
   c. Rigidez
   d. Enfraquecimento muscular

129. A doença de Osgood-Schlatter é primariamente:
   a. Um processo inflamatório
   b. Uma lesão na cartilagem apofisária
   c. Uma lesão de meninas adolescentes
   d. Uma doença causada pela tensão dos músculos da panturrilha

130. Qual complicação ortopédica é IMPROVÁVEL em uma criança com lesão medular espinal tetraplégica?
   a. Subluxação do ombro
   b. Escoliose
   c. Ossificação heterotópica
   d. Deslocamento do quadril

131. Um indivíduo com lesão cerebral no hemisfério direito mais provavelmente exibiria qual déficit cognitivo?
   a. Diminuição das funções executivas
   b. Capacidade de solucionar problemas complexos precária
   c. Processamento de informações lento
   d. Déficits de memória

132. O fisioterapeuta inicia o tratamento de uma paciente diagnosticada com doença de Parkinson (DP). A paciente comunica ao fisioterapeuta que usa um estimulador talâmico para ajudar a controlar a DP. Qual sintoma da DP será mais efetivamente controlado com auxílio do estimulador talâmico?
   a. Marcha festinante
   b. Discinesia
   c. Rigidez
   d. Tremor

133. O paciente sofreu um acidente vascular encefálico na artéria cerebral posterior, com envolvimento do lobo temporal medial. Qual dos seguintes achados o fisioterapeuta NÃO esperaria encontrar ao realizar intervenção neste paciente?
   a. Perda de memória
   b. Queda do pé
   c. Agnosia
   d. Anomia

134. Qual reação adversa seria esperada com o uso prolongado de fármacos neurolépticos em uma população de idosos?
    a. Cólicas abdominais
    b. Hipertensão
    c. Discinesia tardia
    d. Edema pulmonar

135. Qual das alternativas é uma complicação tardia de irradiação para o encéfalo?
    a. Fadiga debilitante
    b. Ressecamento da pele
    c. Sinal de Lhermitte
    d. Radionecrose

136. Qual estágio da infecção por HIV é caracterizado pelo envolvimento do sistema nervoso central (SNC)?
    a. Estágio assintomático
    b. Estágio sintomático inicial
    c. Infecção por HIV avançada
    d. Infecção por HIV terminal

137. O primeiro sinal da distrofia fascio escapulo umeral frequentemente é:
    a. Ombros projetados para frente e escápulas aladas
    b. Dificuldade para erguer os braços acima da cabeça
    c. Enfraquecimento tibial anterior
    d. Incapacidade de fechar os olhos

138. Qual tipo de atrofia muscular espinhal é mais grave?
    a. Tipo I
    b. Tipo II
    c. Tipo III
    d. Tipo IV

139. A paralisia de Erb-Duchenne afeta quais raízes nervosas?
    a. C3-C4
    b. C5-C6
    c. C5-T1
    d. C8-T1

140. O deslocamento posterior da cabeça do rádio usualmente é sinal de qual tipo de lesão do plexo braquial ao nascimento?
    a. Paralisia de Erb-Duchenne
    b. Paralisia de Klumpke
    c. Paralisia do plexo proximal
    d. Paralisia cerebral

141. Uma lesão medular espinhal unilateral tem como consequência:
    a. Diminuição da sensibilidade ao toque no mesmo lado da lesão e diminuição da sensibilidade à dor no mesmo lado da lesão
    b. Diminuição da sensibilidade ao toque contralateral à lesão e diminuição da sensibilidade à dor contralateral à lesão

c. Diminuição da sensibilidade ao toque no mesmo lado da lesão e diminuição da sensibilidade à dor contralateral à lesão
d. Diminuição da sensibilidade ao toque contralateral à lesão e diminuição da sensibilidade à dor no mesmo lado da lesão

142. O dano ao tálamo é indicado por:
    a. Alteração da personalidade
    b. Déficit de memória declarativa
    c. Mioclono
    d. Cegueira cortical

143. Uma resposta normal do sistema nervoso central ao envelhecimento é:
    a. Aumento da população glial reativa
    b. Aumento geral de tecido cerebral
    c. Aumento do tamanho das células nervosas
    d. Aumento da velocidade da condução nervosa

144. Qual das alternativas é a forma mais grave de meningite?
    a. Meningite viral
    b. Meningite bacteriana
    c. Meningite fúngica
    d. Meningite infecciosa

145. Qual é o sinal cardinal da meningite?
    a. Perturbações do equilíbrio
    b. Zumbido
    c. Cefaleia
    d. Confusão

146. A infecção cerebral pode causar:
    a. Aumento da concentração de anticorpos no líquido cerebrospinal (LCR)
    b. Maior concentração de leucócitos no LCR
    c. Infarto cerebral e diminuição do fluxo sanguíneo cerebral
    d. Aumento do nível de glicose no LCR

147. Uma potencial complicação da meningite bacteriana é:
    a. Hipernatremia, aumento da concentração de íons sódio no sangue
    b. Hipercalcemia, aumento da concentração de íons cálcio no sangue
    c. Hiponatremia, diminuição da concentração de íons sódio no sangue
    d. Hipocalcemia, diminuição da concentração de íons cálcio no sangue

148. Qual tipo de agente tipicamente causa encefalite?
    a. Bactérias
    b. Fungos
    c. Traumatismo
    d. Vírus

149. Como os sintomas de encefalite podem ser descritos?
    a. Sempre incluem coma
    b. Variam amplamente, dependendo do indivíduo e do grau de infecção
    c. Sempre incluem afasia
    d. Sempre incluem hemiparesia

150. Qual dos seguintes sintomas de esclerose lateral amiotrófica é considerado um sinal de envolvimento de motoneurônio inferior?
    a. Falta de destreza
    b. Espasticidade
    c. Diminuição do movimento da língua
    d. Resposta de Babinski positiva

151. Qual das seguintes funções permanecerá normal ao longo do curso da esclerose lateral amiotrófica?
    a. Função dos intestinos e da bexiga
    b. Fala
    c. Destreza
    d. Propriocepção

152. O tipo de demência mais comum é:
    a. Doença de Pick
    b. Demência por corpúsculo de Lewy
    c. Doença de Alzheimer
    d. Demência frontotemporal

153. A gravidade da doença de Alzheimer está correlacionada à perda de atividade de qual neurotransmissor no encéfalo?
    a. Glutamato
    b. Serotonina
    c. Noradrenalina
    d. Acetilcolina

154. Qual das alternativas a seguir é considerada um sinal de demência e não um sinal normal do envelhecimento?
    a. Pequenos lapsos de memória periódicos
    b. Alterações de humor imprevisíveis
    c. Comportamento progressivamente mais cauteloso
    d. Sentido de olfato normal

155. Qual tipo de esclerose múltipla (EM) está associado a um padrão inicial de recaída e remissão, que muda para um padrão progressivo estável com o passar do tempo?
    a. EM recidivante-remitente
    b. EM secundária progressiva
    c. EM primária progressiva
    d. EM progressiva recidivante

156. O sintoma mais comum e incapacitante da esclerose múltipla é:
    a. Perturbação visual
    b. Fadiga
    c. Alteração sensorial
    d. Rigidez muscular

157. A manifestação inicial mais comum da doença de Parkinson é:
    a. Rigidez
    b. Bradicinesia
    c. Tremor
    d. Marcha festinante

158. Qual das seguintes alternativas está associada a um prognóstico mais favorável de esclerose múltipla?
    a. Sintomas motores e cerebelares
    b. Incapacitação após a primeira crise
    c. Intervalo curto entre as crises
    d. Sintomas sensoriais inalterados

159. A principal causa de acidente vascular encefálico é:
    a. Hipertensão
    b. Traumatismo
    c. Doença vascular cerebral
    d. Hiperglicemia

160. A fonte mais comum de obstrução embólica causadora de acidente vascular encefálico isquêmico é:
    a. A pia-máter
    b. O coração, como resultado de doença aterotrombótica
    c. Trombose de veia profunda secundária à imobilidade
    d. Fibrilação ventricular

161. Com relação à lesão cerebral traumática, é verdadeiro afirmar que:
    a. Quando a lesão resulta de um ferimento à bala, o tamanho do projétil determinará a extensão do dano
    b. Uma lesão de contragolpe frequentemente é pior do que a lesão inicial
    c. Sempre há perda da consciência
    d. Para haver dano fatal, é preciso haver contusão cerebral

162. As contusões cerebrais tendem mais a ocorrer com qual tipo de golpe?
    a. Frontal
    b. Lateral
    c. Occipital
    d. Inferior

163. O dano em qual nervo craniano levaria à falha do olho em abduzir quando a cabeça é passivamente rotacionada para o lado oposto ao da lesão?
    a. Nervo abducente
    b. Nervo troclear

c. Nervo oculomotor
d. Nervo trigêmeo

164. Qual é o termo correto para a expressão de um pensamento após outro em sequências desconexas ou não relacionadas, empregando uma fala incoerente, observado após uma lesão cerebral traumática?
    a. Resposta verbal excessiva
    b. Seleção de assunto inadequada
    c. Seleção de palavra inadequada
    d. Resposta verbal tangencial

165. Qual tipo de lesão medular espinal ocorre quando há perda de substância branca e cinza central, criando uma cavidade circundada por bordas de substância branca intacta na periferia da medula espinhal?
    a. Concussão
    b. Contusão
    c. Laceração
    d. Maceração

166. Qual tipo de lesão na medula espinal é caracterizado por uma perda mais grave do movimento de membro superior *versus* membro inferior?
    a. Síndrome medular anterior
    b. Síndrome medular central
    c. Síndrome medular posterior
    d. Síndrome do cone medular

167. Qual das seguintes afirmativas sobre ossificação heterotópica e lesão medular espinal é verdadeira?
    a. Usualmente é encontrada acima do nível da lesão
    b. Começa a se desenvolver em 2-3 anos após a lesão
    c. Frequentemente se desenvolve perto de articulações grandes
    d. Geralmente é indolor

168. O tipo de paralisia cerebral mais comum é:
    a. Hemiplegia
    b. Ataxia
    c. Espástica
    d. Distonia

169. Qual tipo de paralisia cerebral espástica envolve o tronco e os membros inferiores, com menor envolvimento dos membros superiores?
    a. Monoplegia
    b. Diplegia
    c. Hemiplegia
    d. Quadriplegia

170. Qual das seguintes alternativas NÃO é um efeito normal do envelhecimento sobre o sistema nervoso periférico?
a. Espessamento do perineuro
b. Espessamento do epineuro
c. Diminuição do número e tamanho dos fascículos
d. Fibrose do endoneuro

171. Qual das seguintes afirmativas sobre neuropatia é VERDADEIRA?
a. Há hipertonia dos músculos envolvidos
b. Os sintomas motores tendem a ocorrer primeiro distalmente
c. Os reflexos tendinosos profundos estão aumentados
d. Os reflexos tendinosos profundos mais proximais serão afetados primeiro

172. Qual dos seguintes distúrbios NÃO é comum na doença de Charcot-Marie-Tooth?
a. Enfraquecimento muscular simétrico distal
b. Reflexos tendinosos profundos aumentados
c. Deformações em arco alto
d. Dedos em martelo

173. Qual das seguintes neuropatias diabéticas é considerada rapidamente reversível?
a. Neuropatia sensorial aguda
b. Sensoriomotora crônica
c. Autônoma
d. Neuropatia hiperglicêmica

174. Por que ocorre desmielinização na síndrome de Guillain-Barré?
a. As células de Schwann morrem rápido demais para serem repostas pelo corpo
b. Os macrófagos tiram mielina dos nervos
c. Falta acetilcolina na junção pré-sináptica
d. O fluxo sanguíneo para o revestimento mais externo dos nervos é insuficiente

175. Quando um reflexo de estiramento periférico é hiporreativo, o tipo de lesão de motoneurônio envolvido é:
a. Motoneurônio superior
b. Motoneurônio inferior
c. Ambos
d. Nenhum

176. A lesão cerebral não progressiva que ocorre durante o desenvolvimento causa:
a. Miastenia grave
b. Paralisia cerebral
c. Síndrome do túnel do carpo
d. Distrofia muscular

177. Qual dos seguintes achados comprovadamente está associado ao risco aumentado de quedas?
   a. Tomar menos de quatro medicações
   b. Uma história de quedas anteriores
   c. Programas de exercício em casa
   d. Uma alta pontuação de índice de marcha dinâmica

178. Um paciente se levanta rapidamente, após permanecer sentado por alguns momentos. Este paciente se queixa de tontura e você nota que ele apresenta movimentos oculares circulares rápidos. Qual é o termo que designa a condição deste paciente e qual deveria ser a conduta do terapeuta?
   a. Nistagmo; o fisioterapeuta deveria caminhar devagar com o paciente
   b. Sacada; o fisioterapeuta deveria caminhar devagar com o paciente
   c. Nistagmo; o fisioterapeuta deveria ajudar o paciente a sentar imediatamente
   d. Sacada; o fisioterapeuta deveria ajudar o paciente a sentar imediatamente

179. Uma criança é descrita como tendo paralisia cerebral atetoide. Qual das seguintes descrições mais provavelmente corresponde à manifestação exibida pela criança?
   a. Resistência aumentada ao movimento passivo dos membros
   b. Comprometimento da atividade volitiva, englobando movimentos lentos, irregulares e contorcidos de membros, face e pescoço que são percebidos como sendo descontrolados e sem propósito
   c. Marcha de base ampla e posicionamento precário do pé
   d. Resistência diminuída ao movimento passivo rápido dos membros; aparência geralmente "frouxa"

180. As injeções de toxina botulínica são usadas em crianças com paralisia cerebral para:
   a. Fortalecer os músculos
   b. Alterar anomalias ósseas
   c. Alongar os músculos
   d. Diminuir a espasticidade

181. As manifestações clínicas de paralisia cerebral podem ser descritas como:
   a. Frequentemente variáveis com o passar do tempo
   b. Progressivas, por causa do dano crescente ao sistema nervoso central
   c. Agudas e, em geral, se resolvem em 3-4 anos
   d. Permanecem estáticas (invariáveis)

182. Os achados neurológicos clínicos de consciência anormal, alteração do tônus e dos reflexos, dificuldades para respirar e se alimentar, e/ou convulsões observados no início da infância recebem a denominação de:
   a. Paralisia cerebral
   b. Mielomeningocele
   c. Hipóxia aguda
   d. Encefalopatia neonatal

183. Uma criança diagnosticada com paralisia cerebral diplégica provavelmente apresentará qual dos seguintes padrões de envolvimento?
    a. Envolvimento de um lado do corpo (direito ou esquerdo)
    b. Movimentos descontrolados de todos os membros
    c. Envolvimento do corpo todo, porém com maior envolvimento dos membros inferiores, em comparação aos membros superiores
    d. Envolvimento quase igual de todos os quatro membros

184. A rizotomia dorsal seletiva é usada em crianças com paralisia cerebral, com o propósito de:
    a. Fortalecer os músculos
    b. Modificar anormalidades ósseas
    c. Alongar os músculos
    d. Diminuir a espasticidade

185. As deformações congênitas da coluna espinal e da medula espinal, incluindo as anomalias da pele, músculos, vértebras, meninges e tecidos nervosos, constituem uma condição chamada:
    a. Disrafismo espinal
    b. Paralisia cerebral
    c. Encefalopatia neonatal
    d. Deformação de Chiari II

186. Os comprometimentos frequentemente associados à mielomeningocele somente NÃO incluem:
    a. Paralisia
    b. Deformidades musculoesqueléticas
    c. Paralisia cerebral com hemiplegia espástica
    d. Retardos cognitivos

187. Um paciente com visão intacta em todos os campos visuais, mas aparentemente irresponsiva a coisas ou pessoas no lado esquerdo, seria descrito como tendo:
    a. Hemianopsia homônima esquerda
    b. Negligência de lado esquerdo
    c. Hemiplegia esquerda
    d. Hemianestesia esquerda

188. Qual dos seguintes achados NÃO está associado à lesão cerebral traumática nem ao acidente vascular encefálico?
    a. Manifestação clínica de gravidade variável
    b. Dano cerebral possivelmente decorrente de hemorragia
    c. Área de lesão difusa
    d. Observação de padrões de sinergia anormais

189. Após um acidente vascular encefálico, um paciente parou de usar o membro inferior ou superior esquerdo para realizar quaisquer tipos de tarefas funcionais.

Quando solicitá-lo a fazê-lo, o paciente relata "Não são meu braço nem minha perna". Qual é o tipo de negligência apresentada por este indivíduo?
a. Negligência sensorial
b. Negligência motora
c. Negligência pessoal
d. Negligência espacial

190. Qual das seguintes alternativas NÃO é uma característica comum da doença de Huntington?
a. Espasticidade
b. Distonia
c. Coréia
d. Bradicinesia

191. Qual é a principal característica patológica da doença de Alzheimer?
a. Degeneração e perda de motoneurônios superiores no encéfalo
b. Degeneração de neurônios produtores de dopamina
c. Desmielinização no encéfalo
d. Desenvolvimento de emaranhados neurofibrilares junto aos neurônios do encéfalo

192. Qual é a condição secundária que mais comumente se desenvolve a partir de distúrbios progressivos do sistema nervoso central, levando à morte do paciente?
a. Infecções do trato urinário
b. Úlceras de decúbito
c. Insuficiência respiratória
d. Fraturas de quadril por quedas

193. Qual tipo de esclerose múltipla é caracterizado por episódios de crises agudas seguidas de recuperação e estabilidade entre os episódios de doença?
a. Recidivante-remitente
b. Primária progressiva
c. Secundária progressiva
d. Progressiva recidivante

194. Qual das seguintes doenças está associada à manifestação de sintomas primários de tremor e rigidez?
a. Doença de Alzheimer
b. Doença de Parkinson
c. Esclerose múltipla
d. Doença de Huntington

195. Qual das seguintes doenças estaria associada ao aparecimento de déficits cognitivos significativos no início do processo patológico?
a. Esclerose lateral amiotrófica
b. Doença de Parkinson
c. Doença de Alzheimer
d. Esclerose múltipla

196. O grau de lesão nervosa que necessita de reparo cirúrgico para unir os cotos proximal e distal do nervo transeccionado é:
    a. Axonotmese
    b. Neurapraxia
    c. Neurotmese
    d. Terceiro grau

197. Na lesão nervosa periférica, os reflexos tendinosos profundos podem ser descritos como estando:
    a. Hiporreativos
    b. Hiper-reativos
    c. Normorreativos
    d. Excessivamente reativos

198. Qual das seguintes alternativas NÃO é um mecanismo de lesão nervosa periférica?
    a. Radiação
    b. Alongamento
    c. Compressão
    d. Desuso

199. Pacientes com síndrome de Charcot-Marie-Tooth tipicamente apresentam:
    a. Enfraquecimento muscular proximal
    b. Anormalidades na estrutura do pé
    c. Aparecimento repentino de sinais e sintomas
    d. Reflexos tendinosos profundos hiperativos

200. Qual das seguintes alternativas NÃO está associada a uma velocidade de condução nervosa diminuída?
    a. Idade avançada
    b. Temperatura de membro diminuída
    c. Temperatura de membro aumentada
    d. Desmielinização

201. Qual das seguintes alternativas NÃO é uma característica da síndrome de Guillain-Barré?
    a. Afeta predominantemente os nervos sensoriais
    b. Afeta predominantemente os nervos motores
    c. Envolve degeneração axonal
    d. Desmielinização

202. Qual das seguintes afirmativas sobre polirradiculoneuropatia desmielinizante inflamatória crônica (PDIC) é VERDADEIRA?
    a. Os sintomas atingem o pico em menos de quatro semanas
    b. É possível minimizar os sintomas com corticosteroides
    c. Sempre há envolvimento dos músculos respiratórios
    d. O prognóstico de recuperação é favorável

203. O dano medular espinal acima da cauda equina é caracterizado por qual condição?
    a. Hiper-reflexia
    b. Paralisia flácida
    c. Perda de reflexos
    d. Fibrilações

204. Qual das alternativas descreve um movimento reflexo?
    a. Fechar os olhos em resposta a luzes brilhantes
    b. Virar-se na direção de um barulho
    c. Afastar a mão diante da aplicação de estímulo nocivo nos dedos
    d. Piscar em resposta ao toque da córnea

205. Um paciente com diminuição do estado de consciência é capaz de seguir comandos simples, realiza alguns movimentos propositais com os membros superiores, e fornece respostas verbais de sim/não confiáveis. O termo correto para o nível de excitação atual deste paciente é:
    a. Coma
    b. Estado vegetativo
    c. Estado minimamente consciente
    d. Síndrome do bloqueio

206. Um paciente com dano cerebral grave está deitado de costas, com os membros superiores flexionados e os membros inferiores estendidos. Este paciente exibe uma:
    a. Postura descorticada
    b. Postura descerebrada
    c. Postura reflexa
    d. Postura cerebelar

207. Um pé de Charcot consiste:
    a. No colapso do arco do pé, resultando em uma sola de pé em "cadeira de balanço"
    b. Numa condição causada pelo uso consistente de calçados apertados demais
    c. Numa condição de gravidade pouco significativa para pacientes diabéticos
    d. Numa condição causada por doença macrovascular

208. Qual das seguintes condições está associada ao maior fator de risco de úlceras neuropáticas?
    a. Neuropatia periférica com perda da sensibilidade
    b. Vasculopatia periférica
    c. Níveis altos de glicemia
    d. Deformações do pé

209. As úlceras neuropáticas geralmente NÃO ocorrem:
    a. Na porção distal dos dedos da mão
    b. Na área acima do tornozelo
    c. Nas superfícies de sustentação de peso do pé
    d. Nas articulações interfalângicas dorsais

210. Qual das seguintes estruturas NÃO está bem desenvolvida em bebês e os coloca em situação de grande risco de desenvolvimento de complicações no sistema nervoso central a partir de contaminantes ambientais?
    a. Surfactante nos pulmões
    b. Barreira hematoencefálica
    c. Placas epifisárias
    d. Tubo neural

211. Um tumor cerebral na área de Broca produzirá sinais ou sintomas de:
    a. Disfasia receptora
    b. Hidrocefalia
    c. Envolvimento do nervo craniano VI
    d. Disfasia motora

212. Em crianças, o primeiro sintoma de um astrocitoma frequentemente é:
    a. Disfasia expressiva
    b. Falta de concentração
    c. Ataxia unilateral
    d. Náusea e vômito

213. A ferramenta mais eficiente para obtenção de imagens encefálicas é:
    a. Ressonância magnética
    b. Tomografia computadorizada
    c. Radiografia simples
    d. Tomografia por emissão de pósitrons

214. O médico decide usar corticosteroides no tratamento emergencial de um caso de pressão intracraniana elevada. Os primeiros resultados desta medicação serão observados:
    a. Em segundos
    b. Em minutos
    c. Em horas
    d. Em dias

215. Qual é o sintoma mais comum de metástases de câncer para a coluna espinhal?
    a. Diminuição dos reflexos tendinosos profundos
    b. Dor
    c. Perda da sensibilidade abaixo do nível da lesão
    d. Perda da inervação motora abaixo do nível da lesão

216. Qual das seguintes alternativas NÃO é considerada uma causa de convulsões em bebês?
    a. Hipoglicemia
    b. Parto pélvico
    c. Agressão cerebral por hipóxia-isquemia
    d. Contusão cerebral

217. Qual fase de uma convulsão termina com o relaxamento de todos os músculos corporais?
    a. Fase tônica
    b. Fase clônica
    c. Fase aguda
    d. Fase crônica

218. Em indivíduos epiléticos, a atividade convulsiva NÃO é aumentada por:
    a. Aspirina
    b. Cafeína
    c. Anfetaminas
    d. Alguns fármacos para asma

219. Qual nervo craniano pode ser estimulado por um gerador de pulsos implantável para aliviar as convulsões?
    a. Abducente
    b. Espinal acessório
    c. Vago
    d. Oculomotor

220. Qual das seguintes alternativas NÃO é característica de uma convulsão parcial simples?
    a. Espasmos musculares
    b. Parestesias ou formigamento
    c. Ilusões/alucinações
    d. Perda da consciência

221. Qual tipo de convulsão é caracterizado pela perda súbita do tônus muscular, podendo resultar em quedas?
    a. Convulsões atônicas
    b. Convulsões mioclônicas
    c. Ausência de convulsões
    d. Convulsões tônico-clônicas

222. Qual das seguintes alternativas seria classificada como cefaleia primária?
    a. Cefaleia associada com febre
    b. Cefaleia associada com aumento da pressão arterial
    c. Enxaquecas
    d. Cefaleias associadas com traumatismo

223. Qual dos seguintes achados usualmente NÃO é relatado nas cefaleias tensionais?
    a. Anorexia
    b. Fotofobia leve
    c. Náusea
    d. Fonofobia

224. Qual das seguintes medicações (ou doses de medicação) é a menos propensa a intensificar os sintomas da cefaleia tensional?
   a. Uso excessivo de analgésicos
   b. Uso excessivo de fármacos anti-inflamatórios não esteroides
   c. Hormônios estrogênicos
   d. β-bloqueadores

225. Qual dos seguintes nervos cranianos frequentemente está associado à distribuição da dor durante a enxaqueca?
   a. Nervo craniano V
   b. Nervo craniano VI
   c. Nervo craniano VII
   d. Nervo craniano VIII

226. Por que a doença discal envolvendo a região cervical inferior contribui para as cefaleias cervicogênicas?
   a. Leva ao deslocamento do disco
   b. Leva ao aumento anormal do tônus muscular
   c. Há aumento compensatório da movimentação da parte superior da espinha cervical
   d. Há irritação de raiz nervosa junto à porção inferior da espinha cervical

227. A vertigem poderia ser uma manifestação da seguinte situação:
   a. Perda dos disparos tônicos por um nervo vestibular situado em um lado da cabeça
   b. Hiperatividade de um nervo vestibular situado em um lado da cabeça
   c. Perda dos disparos tônicos por nervos vestibulares de ambos os lados da cabeça
   d. Hiperatividade dos nervos vestibulares situados em ambos os lados da cabeça

228. As queixas de "cabeça flutuando" ou "cabeça nadando" poderiam representar:
   a. Hipotensão ortostática
   b. Rompimento do sistema vestibular/somatossensorial
   c. Distúrbio unilateral
   d. Resposta de otólito anormal

229. Qual das alternativas a seguir NÃO é uma queixa comum de vertigem posicional paroxística benigna?
   a. A sensação desaparece após 2-3 minutos de permanência em posição estática
   b. As mudanças da posição da cabeça produzem uma intensa sensação de vertigem
   c. Alterações autônomas, como sudorese
   d. Sensação de movimento do ambiente e visão turva

230. Qual das seguintes alternativas NÃO é sintoma de neuronite vestibular unilateral?
   a. Náusea e vômito
   b. Vertigem rotatória

c. Nistagmo horizontal espontâneo
d. Dor

231. O sintoma inicial usual da síndrome de Ménière é:
a. Vertigem rotacional
b. Sensação de repleção da orelha
c. Desequilíbrio postural
d. Nistagmo

232. A otite externa maligna pode causar dano permanente no:
a. Nervo craniano V
b. Nervo craniano VI
c. Nervo craniano VII
d. Nervo craniano VIII

233. Qual dos seguintes distúrbios mais provavelmente envolve um cliente com menos de 30 anos de idade?
a. Esclerose múltipla
b. Doença de Parkinson
c. Doença de Lou Gehrig
d. Lesão medular espinhal

234. A obstrução de um vaso sanguíneo por um coágulo resulta em acidente vascular encefálico do tipo:
a. Hemorrágico
b. Isquêmico
c. Traumático
d. Brando

235. Qual das seguintes medicações apresenta propriedades trombolíticas ao ser administrada após um acidente vascular encefálico?
a. Antagonistas do glutamato
b. Bloqueadores de canais de cálcio
c. β-bloqueadores
d. Ativador de plasminogênio tecidual

236. As medicações usadas em casos de lesão medular espinal NÃO promovem:
a. Melhora da força muscular
b. Prevenção da depressão
c. Prevenção de danos adicionais ao tecido neural
d. Melhora do reparo e recuperação do tecido neural

237. Qual das seguintes alternativas NÃO é um sintoma comum de distúrbio vestibular?
a. Vertigem
b. Tontura
c. Instabilidade
d. Dor

238. A desmielinização do sistema nervoso é característica de:
    a. Acidente vascular encefálico
    b. Lesão medular espinal
    c. Esclerose múltipla
    d. Doença de Alzheimer

239. Como pode ser descrito o curso da doença durante o estágio inicial da esclerose múltipla?
    a. Facilmente controlável com medicação
    b. Imprevisível
    c. Pode ser controlado com fisioterapia agressiva
    d. Ocorre sempre pela mesma via

240. Qual tipo de esclerose múltipla é o mais agressivo e causador de incapacitação grave?
    a. Recidivante-remitente
    b. Primária progressiva
    c. Progressiva recidivante
    d. Secundária progressiva

241. Qual tipo de esclerose múltipla usualmente não causa incapacitação funcional?
    a. Secundária progressiva
    b. Progressiva recidivante
    c. Primária progressiva
    d. Recidivante-remitente

242. Qual das alternativas NÃO é um sintoma clássico da doença de Parkinson?
    a. Tremor
    b. Dor
    c. Rigidez
    d. Bradicinesia

243. A doença de Parkinson ocorre diante do desenvolvimento de deficiência de qual neurotransmissor e em qual região do encéfalo?
    a. Dopamina; substância negra
    b. Dopamina; tálamo
    c. Serotonina; substância negra
    d. Serotonina; tálamo

244. Qual das seguintes alternativas NÃO é uma manifestação típica de um paciente com doença de Parkinson?
    a. Passos curtos e arrastados
    b. Perda dos movimentos de braço recíprocos
    c. Postura ereta
    d. Tremores

245. Qual das seguintes condições sempre resulta em morte?
    a. Acidente vascular encefálico
    b. Esclerose lateral amiotrófica

c. Lesão cerebral traumática
d. Esclerose múltipla

246. Qual dos seguintes exames eletrodiagnósticos é essencial para diagnosticar e tratar pacientes com distúrbios convulsivos?
    a. Eletromiografia
    b. Imagem de ressonância magnética
    c. Eletroencefalografia
    d. Velocidade de condução nervosa

247. Qual tipo de déficit de comunicação é referido como uma capacidade diminuída de receber ou interpretar a comunicação escrita?
    a. Afasia expressiva
    b. Afasia escrita
    c. Afasia receptora
    d. Afasia agnóstica

248. Uma criança com retardo de desenvolvimento é caracterizada por:
    a. Mãe alcoólatra
    b. Ausência de padrões de movimento previsíveis
    c. Paralisia cerebral
    d. Nascimento prematuro

249. Qual das seguintes condições geralmente está associada ao constrangimento *in utero*?
    a. Artrite reumatoide juvenil
    b. Pé torto
    c. Escoliose
    d. Torcicolo muscular congênito

250. Uma criança com torcicolo muscular congênito de lado direito exibe a seguinte manifestação clínica:
    a. Cabeça inclinada à direita e rotacionada à esquerda
    b. Cabeça inclinada à direita e rotacionada à direita
    c. Cabeça inclinada à esquerda e rotacionada à esquerda
    d. Cabeça inclinada à esquerda e rotacionada à direita

251. A causa da artrite reumatoide juvenil é:
    a. Desconhecida
    b. Mãe alcoólatra
    c. Nascimento prematuro
    d. Nutrição materna inadequada

252. Um bebê com pé torto exibe a seguinte manifestação clínica:
    a. O pé estaria virado para dentro e inclinado para cima
    b. O pé estaria virado para fora e inclinado para cima
    c. O pé estaria virado para fora e inclinado para baixo
    d. O pé estaria virado para dentro e inclinado para baixo

253. Quais transtornos da infância levam ao desenvolvimento de displasia do quadril?
    a. Miastenia grave e paralisia cerebral
    b. Espinha bífida e paralisia cerebral
    c. Espinha bífida e miastenia grave
    d. Paralisia cerebral e nascimento prematuro

254. Com quantos anos os meninos geralmente mostram sinais de distrofia muscular de Duchenne?
    a. Do nascimento até 6 meses
    b. 6-18 meses
    c. 2-4 anos
    d. 3-5 anos

255. O defeito de tubo neural mais grave é:
    a. Meningomielocele
    b. Meningocele
    c. Espinha bífida
    d. Espinha bífida oculta

256. Qual dos seguintes achados NÃO é característico de uma criança com síndrome de Down?
    a. Tônus muscular elevado
    b. Perfil facial achatado
    c. Olhos inclinados para cima
    d. Baixa estatura

257. Qual das seguintes afirmativas sobre uma criança diagnosticada com paralisia cerebral é FALSA?
    a. A criança apresentará marcos motores retardados
    b. Pode haver hipertonia
    c. Pode haver hipotonia
    d. As habilidades intelectuais da criança serão normais

258. Qual dos seguintes órgãos geralmente NÃO está envolvido na fibrose cística?
    a. Fígado
    b. Sistema respiratório
    c. Pâncreas
    d. Órgãos reprodutores

259. Ao comparar bebês com síndrome de Down e bebês sem anormalidades comprovadas, uma afirmação VERDADEIRA é:
    a. Os marcos motores são alcançados ao mesmo tempo em ambos os grupos
    b. As reações posturais são desenvolvidas dentro do mesmo prazo em ambos os grupos
    c. As reações motoras e marcos motores se desenvolvem mais devagar em pacientes com síndrome de Down, todavia com as mesmas associações observadas em bebês normais
    d. As reações posturais e marcos motores não são desenvolvidas com as mesmas associações em pacientes com síndrome de Down e em bebês normais

260. O tipo de paralisia cerebral espástica usualmente resulta do envolvimento de qual parte do encéfalo?
    a. Corpo caloso
    b. Gânglios basais
    c. Córtex motor
    d. Cerebelo

261. Sobre a mielodisplasia, é verdadeiro afirmar:
    a. A mielodisplasia é definida como um desenvolvimento defeituoso, limitado às células do corno anterior da medula espinal
    b. Do ponto de vista embriológico, as lesões mielodisplásicas podem estar relacionadas à canalização ou neurulação anômala do sistema nervoso
    c. A mielodisplasia frequentemente está associada a anormalidades genéticas, mas não possui associação com agentes teratogênicos
    d. A mielodisplasia refere-se apenas aos déficits associados à parte inferior da medula espinal

262. Sobre a disfunção neurológica progressiva, é correto afirmar que:
    a. A disfunção neurológica progressiva é comum durante os períodos de crescimento rápido, mas não ocorre depois que a maturidade esquelética é atingida
    b. A deterioração do padrão de marcha é um dos últimos sintomas a serem detectados
    c. Os sintomas incluem perda de sensibilidade e/ou força; dor ao longo de um dermátomo ou incisão; aparecimento ou piora da espasticidade; e alterações no controle intestinal ou do esfíncter da bexiga
    d. O desenvolvimento de escoliose sempre será rápido

263. Em crianças com paralisia cerebral, o desenvolvimento é caracterizado por:
    a. Falha em desenvolver padrões recíprocos de ativação muscular
    b. Aparecimento de movimentos inquietos, de acordo com a definição de Prechtl *et al.*, mais ou menos com nove semanas de idade
    c. Aparecimento de coréia ao redor do seis meses de idade
    d. Falha do desenvolvimento da característica binocular da visão

264. Os movimentos de braço circulares, espalhamento dos dedos da mão e um repertório precário de movimentos gerais são características de:
    a. Síndrome de Down
    b. Distrofia muscular
    c. Paralisia cerebral espástica
    d. Paralisia cerebral discinética

265. Um paciente com doença de Parkinson que toma levodopa/carbidopa poderia apresentar todos os achados a seguir, EXCETO:
    a. A fase "*off*"
    b. Tontura
    c. Movimentos involuntários
    d. Bradicardia acentuada

266. Seu paciente está sob terapia com fármacos antipsicóticos. Durante as sessões terapêuticas, você possivelmente notará algumas anormalidades de movimento, dentre as quais a mais grave é:
   a. Discinesia tardia
   b. Tremor
   c. Acatisia
   d. Distonia

267. Durante o tratamento com fármaco antiviral, qual das seguintes reações adversas poderia ser observada de forma mais frequente durante a terapia?
   a. Elevação da pressão arterial
   b. Comportamento agressivo e inapropriado
   c. Neuralgia e miopatias
   d. Sedação e falta de coordenação

268. Qual das seguintes reações adversas poderia ocorrer durante as sessões de terapia em um paciente tratado com fármacos ansiolíticos?
   a. Comprometimento psicomotor
   b. Frequências cardíacas erráticas
   c. Interrupções frequentes em decorrência de diarreia
   d. Sudorese excessiva

269. Um paciente que inicia uma terapia com agonista colinérgico para miastenia grave talvez tenha que interromper a sessão várias vezes por causa de:
   a. Cólicas abdominais e diarreia
   b. Taquicardia intermitente
   c. Rigidez articular e cãibras musculares
   d. Boca extremamente seca

270. Um paciente tem tumor no lobo parietal. O fisioterapeuta prevê problemas envolvendo:
   a. Força muscular
   b. Percepção das relações espaciais
   c. Sensibilidade e função motora
   d. Visão

271. Quais são os componentes da síndrome do motoneurônio superior?
   a. Fasciculações, espasticidade, hiper-reflexia
   b. Espasticidade, rigidez, hiporreflexia
   c. Espasticidade, sinal de Babinski positivo, rigidez
   d. Espasticidade, hiper-reflexia, sinal de Babinski positivo

272. Um fisioterapeuta, trabalhando em um programa de intervenção inicial, fornece intervenção a um bebê diagnosticado com paralisia de Erb. Esta condição mais frequentemente envolve as seguintes raízes nervosas:
   a. C2-3
   b. C3-4
   c. C5-6
   d. C8-T1

273. Um paciente com paralisia de Erb apresenta paralisia em todos os músculos listados a seguir, EXCETO:
    a. Flexor ulnar do carpo
    b. Romboide
    c. Braquial
    d. Redondo menor

274. Um paciente não consegue encontrar a dentadura em meio à bagunça do criado-mudo. Seu teste de acuidade visual resultou em 20/20 no gráfico ocular de Snellen. O fisioterapeuta suspeita de um problema de:
    a. Discriminação imagem-fundo
    b. Consciência do esquema corporal
    c. Agrafia
    d. Orientação vertical

275. O neuroma de Morton usualmente está localizado entre quais cabeças metatarsais?
    a. Primeira e segunda
    b. Segunda e terceira
    c. Terceira e quarta
    d. Quarta e quinta

276. O comprometimento que ocorre na síndrome do túnel do carpo é:
    a. Atrofia da eminência hipotênar
    b. Parestesias sobre o aspecto dorsal da mão
    c. Abdução do polegar com resistência diminuída
    d. Pronação do antebraço com resistência diminuída

277. Seu paciente apresenta queixa de dor cervical e sintomas periféricos. As radiografias mostram um estreitamento do forame intervertebral de C4-5. A raiz nervosa mais provavelmente envolvida é:
    a. Raiz nervosa de C5
    b. Raiz nervosa de C4
    c. Raiz nervosa de C6
    d. Ramo sensorial de C4

278. Um bebê com paralisia de Erb apresenta-se com o membro superior afetado em qual das seguintes posições?
    a. A mão supinada e o punho estendido
    b. A mão supinada e o punho flexionado
    c. A mão pronada e o punho estendido
    d. A mão pronada e o punho flexionado

279. Um fisioterapeuta tem horário marcado para tratar um paciente com paralisia cerebral, que foi classificado como quadriplégico espástico. Qual tipo de deformação ortopédica o fisioterapeuta deveria esperar encontrar nos pés deste paciente?
    a. Talipes equinovalgos
    b. Talipes equinovaros

c. Retropé valgo
d. Calcâneo anormalmente grande

280. A complicação de lesão medular espinal que tende mais a ocorrer em crianças e adolescentes do que em adultos é:
 a. Hipercalcemia
 b. Disreflexia autônoma
 c. Espasticidade
 d. Trombose em veia profunda

281. Os distúrbios de tecido conectivo usualmente estão associados a deficiências de:
 a. Vitamina A
 b. Vitamina B
 c. Vitamina C
 d. Vitamina D

282. Um tumor canceroso envolvendo a articulação do quadril mais frequentemente produz uma dor que é referida em qual parte do corpo?
 a. Região inferior e superior do dorso
 b. Articulação sacroilíaca e joelho
 c. Joelho e pé
 d. Área lombar e pé

283. Em pacientes hemofílicos, a articulação mais comumente afetada por hemartrose é:
 a. Ombro
 b. Quadril
 c. Punho
 d. Joelho

284. Um paciente hemofílico procura a fisioterapia após um episódio recente de envolvimento do quadríceps. Qual dos seguintes exercícios é mais apropriado para ser iniciado durante a primeira sessão de fisioterapia?
 a. Extensão de joelho terminal com resistência
 b. Séries para o quadríceps
 c. Bicicleta ergométrica
 d. Agachamentos completos

285. Qual das seguintes alternativas exercerá impacto mais profundo sobre a capacidade de trabalho físico?
 a. 1 semana de repouso no leito
 b. 2 semanas de repouso no leito
 c. 3 semanas de repouso no leito
 d. 3 décadas de envelhecimento

286. Em mulheres, a frequência de lesões musculoesqueléticas duplica na:
 a. Gravidez
 b. Menopausa

c. Adolescência
   d. Ovulação

287. Com relação às diferenças existentes entre adultos e crianças durante o exercício, a afirmativa VERDADEIRA é:
   a. O tamanho do coração é maior na criança do que no adulto
   b. O volume sistólico é maior na criança do que no adulto
   c. As crianças devem ser monitoradas atentamente quanto à forma e postura insatisfatórias durante o exercício
   d. A frequência cardíaca durante o exercício máximo é menor na criança do que no adulto

288. Com relação à perda de massa muscular, a afirmativa FALSA é:
   a. Nas mulheres, o maior declínio de massa muscular ocorre com a inatividade, doença aguda e após os 70 anos
   b. Nos homens, o maior declínio de massa muscular ocorre com a inatividade, doença aguda e após os 70 anos
   c. Os homens parecem ser mais vulneráveis à perda de tecido magro do que as mulheres
   d. Uma taxa de perda de massa muscular de 4-6% por década é observada nas mulheres aos 40 anos e nos homens aos 60 anos

289. A perda de função muscular que acompanha o envelhecimento somente NÃO pode ser atribuída à:
   a. Diminuição da captação de glicose
   b. Diminuição do total de fibras
   c. Diminuição do tamanho da fibra muscular
   d. Diminuição das unidades motoras de limiar alto

290. O tipo mais comum de escoliose é:
   a. Idiopática
   b. Osteopática
   c. Miopática
   d. Neuropática

291. A dor na perna que aumenta com a elevação do membro inferior está associada à:
   a. Insuficiência arterial
   b. Insuficiência venosa
   c. Doença neuropática
   d. Insuficiência cardíaca congestiva

292. A insuficiência venosa usualmente NÃO é causada por:
   a. Uma ocupação em que o indivíduo permanece sentado
   b. Incompetência valvular
   c. Obesidade
   d. Tabagismo

293. A causa mais comum de recorrência de úlcera venosa é:
    a. Ganho de peso
    b. Não aderência à terapia de compressão
    c. Traumatismo
    d. Técnicas cirúrgicas precárias

294. A queimadura de espessura parcial difere das queimaduras superficiais porque:
    a. As queimaduras de espessura parcial são menos dolorosas do que as queimaduras superficiais
    b. As queimaduras de espessura parcial não formam bolhas, enquanto as queimaduras superficiais comumente formam bolhas
    c. As queimaduras de espessura parcial afetam a derme, enquanto as queimaduras superficiais afetam a epiderme
    d. As queimaduras de espessura parcial dispensam curativos, mas as queimaduras superficiais requerem curativos

295. Você observa um paciente com queimaduras de espessura integral nos braços e mãos. O que você esperaria que acontecesse nas primeiras semanas subsequentes à queimadura?
    a. O paciente receberia líquidos intravenosos, cuidados para as feridas e fisioterapia. Uma cirurgia para colocação de enxertos de pele seria agendada
    b. O paciente receberia tratamento ambulatorial e passaria por um acompanhamento de 2-6 semanas para observar a cura das feridas
    c. A fisioterapia somente será convocada para examinar o paciente depois que os cirurgiões decidirem se um enxerto de pele será realizado
    d. As feridas de queimadura tornarão o tratamento fisioterápico do paciente inefetivo, em consequência da dor forte e do edema

296. Qual tipo de ferida de queimadura é curada em cerca de 21 dias, deixando pouca ou nenhuma cicatriz mediante supervisão médica adequada?
    a. Queimadura superficial
    b. Queimadura de espessura parcial superficial
    c. Queimadura de espessura parcial profunda
    d. Queimadura de espessura integral

297. Qual das alternativas NÃO é uma fase da cicatrização de feridas?
    a. Fase inflamatória
    b. Fase proliferativa
    c. Fase da cicatriz
    d. Fase de remodelamento

298. A resposta imediata dos vasos sanguíneos à lesão é:
    a. Vasoconstrição
    b. Vasodilatação
    c. Aumento da permeabilidade capilar
    d. Nenhuma ação imediatamente após a aquisição da ferida

299. A contração agressiva de uma ferida ocorre durante qual fase da cicatrização?
    a. Fase inflamatória
    b. Fase proliferativa
    c. Fase de maturação
    d. Fase de remodelamento

300. Qual das seguintes alternativas geralmente NÃO é causa de úlcera por estase venosa?
    a. Perda primária do fluxo vascular para a área
    b. Veias varicosas
    c. Hipertensão venosa
    d. Obstrução do sistema venoso

301. Qual das seguintes características geralmente NÃO está associada a uma ferida arterial?
    a. Ferida de formato irregular
    b. Ferida profunda com base pálida
    c. Dor
    d. Exsudação moderada

302. Qual tipo de úlcera geralmente está localizada na superfície plantar do pé?
    a. Ferida arterial
    b. Úlcera venosa
    c. Úlcera neuropática
    d. Úlcera de pressão

303. Qual estágio da úlcera de pressão é caracterizado por perda de pele de espessura integral e extensiva destruição tecidual?
    a. Estágio I
    b. Estágio II
    c. Estágio III
    d. Estágio IV

304. Um fisioterapeuta está tratando um paciente que apresenta queimaduras significativas sobre os membros e parte superior do tronco. Qual das seguintes afirmativas sobre algumas das alterações iniciais subsequentes à queimadura é falsa?
    a. Este paciente inicialmente apresentou aumento do número de leucócitos
    b. Este paciente inicialmente apresentou aumento do número de hemácias
    c. Este paciente inicialmente apresentou aumento de ácidos graxos livres
    d. Este paciente inicialmente apresentou diminuição de fibrinogênio

305. Quais são os quatro estágios da cicatrização de uma ferida, em ordem temporal, no pós-cirúrgico?
    a. Coagulação, fase inflamatória, fase de granulação, formação e maturação de escara.
    b. Fase inflamatória, coagulação, formação e maturação de escara, fase de granulação.

c. Formação e maturação de escara, fase de granulação, fase de coagulação e fase inflamatória
d. Fase inflamatória, fase de granulação, coagulação, formação e maturação de escara

306. Um paciente toma tetraciclinas para tratar uma infecção. O fisioterapeuta precisa ser mais cuidadoso no sentido de:
    a. Evitar a exposição excessiva do paciente à terapia com luz ou luz ultravioleta
    b. Exercitar o paciente apenas moderadamente
    c. Evitar o uso da piscina morna terapêutica
    d. Garantir que o paciente deitado se levante bem devagar

307. Os sinais e sintomas de uma cicatriz de queimadura hipertrófica NÃO incluem:
    a. Prurido crescente e vermelhidão em uma área de queimadura cicatrizada
    b. Dificuldade crescente para alongar totalmente a área atingida pela queimadura
    c. Febre e mal-estar
    d. Bordas elevadas ao redor de um enxerto recém-cicatrizado

308. O fisioterapeuta está avaliando uma ferida em um paciente que apresenta os seguintes sinais: dedo com gangrena no pé direito; aspecto brilhante da pele do dorso do pé; ausência de calos. Qual é o tipo de úlcera deste paciente?
    a. Úlcera por insuficiência venosa
    b. Úlcera por insuficiência arterial
    c. Úlcera de decúbito
    d. Úlcera trófica

309. Qual das seguintes atividades produziria efeito prejudicial sobre o sistema imune?
    a. Corrida de maratona
    b. Correr 5 km
    c. Praticar exercício na bicicleta ergométrica por 30 minutos
    d. Jogar beisebol

310. A doença apresentada por indivíduos que apresentam risco de ruptura esplênica é:
    a. Mononucleose infecciosa
    b. Infecção pelo vírus do herpes simples tipo 1
    c. Infecção pelo vírus do herpes simples tipo 2
    d. Infecção pelo vírus varicela-zóster

311. O risco de desenvolvimento de complicações relacionadas à gripe é menor em:
    a. Indivíduos com mais de 65 anos
    b. Pacientes diabéticos
    c. Pacientes com doença de Crohn
    d. Pacientes com doença pulmonar crônica ou doença cardiovascular

312. O efeito produzido no corpo pela liberação de adrenalina na circulação sanguínea resulta em:
    a. Dilatação de vasos periféricos
    b. Catabolismo de gordura
    c. Hipotensão
    d. Diminuição dos níveis de glicemia

313. Qual das seguintes alternativas é uma resposta normal do sistema endócrino ao envelhecimento?
    a. Aumento do suprimento sanguíneo para a hipófise
    b. Aumento do tamanho da tireoide
    c. Aumento do tecido fibroso nas glândulas suprarrenais
    d. Elevação da tireoide

314. A síndrome do túnel do carpo e os distúrbios endócrinos estão associados a:
    a. Sintomas unilaterais
    b. Adelgaçamento do retináculo dos músculos flexores
    c. Deficiência de vitamina B_6
    d. Diabetes

315. A manifestação típica do diabetes tipo 1 é:
    a. Aparecimento gradual
    b. Ocorrência principalmente em obesos
    c. Produção de insulina acima do normal
    d. Ocorre principalmente em indivíduos com menos de 20 anos

316. Qual das seguintes alternativas NÃO é uma complicação do diabetes tipo 1?
    a. Diminuição do uso de glicose pelo corpo
    b. Aumento da mobilização de gordura
    c. Distúrbios do tecido nervoso
    d. Comprometimento do uso de proteínas

317. O tremor agitante pode ser observado em várias condições. Qual das seguintes condições normalmente NÃO está associada a este tipo de tremor?
    a. Diabetes
    b. Insuficiência hepática
    c. Insuficiência respiratória
    d. Insuficiência cardíaca

318. O sítio da dor referida a partir dos sistemas hepático e biliar é:
    a. Quadril direito
    b. Quadril esquerdo
    c. Ombro direito
    d. Ombro esquerdo

319. Com relação ao envelhecimento e ao sistema hepático, é correto afirmar que:
    a. O tamanho e o peso do fígado aumentam com o avanço da idade
    b. Conforme envelhecemos, o fluxo de sangue para o fígado aumenta

c. O envelhecimento exerce pouco efeito sobre o tamanho ou função da vesícula biliar
d. O tamanho do pâncreas aumenta com o avanço da idade

320. Qual condição/disfunção NÃO está associada à icterícia?
    a. Transfusão sanguínea
    b. Uso excessivo de fármacos
    c. Hepatite associada ao consumo de álcool
    d. Artrite reumatoide

321. Um dos primeiros sintomas da cirrose hepática poderia ser:
    a. Neuropatia com distribuição do tipo luva-e-meia
    b. Inchaço bilateral de pés e tornozelos
    c. Inchaço bilateral de ambas as mãos
    d. Queixas de dor no ombro esquerdo

322. Qual das seguintes afirmativas sobre neuropatias diabéticas é VERDADEIRA?
    a. Em geral, não seguem um padrão de distribuição dependente da extensão
    b. Geralmente são mononeuropatias
    c. São consideradas mononeuropatias desmielinizantes adquiridas
    d. Em geral, estão associadas a manifestações de sinais e sintomas sensoriais e motores

323. Qual das seguintes alternativas NÃO é um fator de risco associado a úlceras neuropáticas em pacientes diabéticos?
    a. História de amputação
    b. Sexo feminino
    c. História de diabetes de longa duração
    d. Deformações no pé

324. Sobre o diabetes tipo 1, é VERDADEIRO afirmar que:
    a. É a forma mais comum de diabetes em adultos de idade avançada
    b. Está associado ao declínio progressivo da produção de insulina pela célula β
    c. Sua antiga denominação era diabetes juvenil
    d. Está associado à diminuição gradual da responsividade de todas as células à insulina

325. Qual das seguintes deformidades de pé comumente associadas ao diabetes é definida como sendo uma extensão da articulação metatarsofalângica do dedo combinada à articulação interfalângica proximal?
    a. Pé equino
    b. Hálux limitado
    c. Hálux valgo
    d. Dedos em martelo

326. Em pacientes com neuropatia diabética, qual é o padrão de envolvimento reflexo usual?
    a. Os membros inferiores são mais envolvidos do que os membros superiores, e os reflexos distais são mais envolvidos do que os reflexos proximais
    b. Os membros superiores são mais envolvidos do que os membros inferiores, e os reflexos proximais são mais envolvidos do que os reflexos distais
    c. O lado direito do corpo apresenta maior envolvimento do que o lado esquerdo
    d. O lado esquerdo do corpo apresenta maior envolvimento do que o lado direito

327. Um paciente está usando medicação para tratar uma condição tireoidiana. Qual das seguintes alternativas poderia ser o resultado de uma superdosagem de fármaco e deve ser relatada ao médico?
    a. Taquicardia e inquietação associadas ao uso de propiltiouracil
    b. Taquicardia associada ao uso de medicação T4
    c. Perda de peso associada ao uso de propiltiouracil
    d. Bradicardia associada ao uso de medicação T4

328. Qual das seguintes afirmativas sobre distúrbios imunológicos é verdadeira?
    a. A progressão da doença não modificará a manifestação clínica dos sinais e sintomas
    b. É improvável que o diagnóstico antecipado altere o curso da doença
    c. O acesso direto aumentará a probabilidade de que um fisioterapeuta venha a ser o primeiro prestador de atendimento a identificar potenciais distúrbios autoimunes
    d. Os fatores de risco de distúrbios autoimunes são claramente conhecidos e serão úteis no diagnóstico diferencial

329. Qual das seguintes características descreve os receptores adrenérgicos?
    a. Estão subdivididos em quatro categorias principais
    b. Incluem os receptores muscarínicos e nicotínicos
    c. Incluem receptores α e β
    d. Ao serem bloqueados, podem causar ressecamento da boca, diminuição da salivação, visão turva e constipação

330. Uma cliente com diabetes está se exercitando vigorosamente em uma clínica ambulatorial. Ela informa ao fisioterapeuta que recebeu insulina imediatamente antes da sessão de exercícios. Se esta paciente entrar em coma hipoglicêmico, qual dos seguintes sinais é IMPROVÁVEL?
    a. Palidez
    b. Respiração superficial
    c. Pulso saltante e forte que logo desaparece
    d. Pele seca

331. Após chegar na casa de um paciente que recebe cuidados médicos em casa, o enfermeiro primário comunica ao fisioterapeuta que acionou o serviço de emergência médica. O enfermeiro encontrou o paciente em um estado parecido

com coma diabético. Qual dos seguintes sinais mais provavelmente NÃO é observado neste indivíduo?
a. Rubor da pele
b. Pulso rápido
c. Pulso fraco
d. Hipertensão arterial

332. Um fisioterapeuta está tratando um paciente no ambulatório. Este paciente foi recentemente diagnosticado com diabetes melito insulina-dependente de tipo 1. Ele perguntou ao fisioterapeuta quais são as diferenças existentes entre diabetes insulina-dependente de tipo 1 e diabetes não insulina-dependente de tipo 2. A afirmativa verdadeira é:
a. Um pouco de insulina usualmente está presente no sangue de indivíduos com o tipo 1, mas nenhuma insulina é encontrada no sangue no diabetes tipo 2
b. A cetoacidose é um sintoma do tipo 2
c. A idade do paciente ao ser diagnosticado com doença de tipo 1 costuma ser inferior do que a idade daqueles diagnosticados com doença de tipo 2
d. Ambas as condições podem ser controladas com um dieta rigorosa, somente se não tomarem insulina

333. Qual das seguintes alternativas é um efeito imediato da radiação ionizante sobre os sintomas cardiovascular e pulmonar?
a. Pneumonite por radiação
b. Fibrose por radiação
c. Linfedema
d. Arteriopatia coronariana

334. Durante a função venosa normal, qual das seguintes atividades promoveria a maior pressão venosa nos membros inferiores?
a. Ficar em pé
b. Caminhar por superfícies planas
c. Subir escadas
d. Correr

335. Um paciente chega ao ambulatório de fisioterapia apresentando queixa de dor em membro inferior. O paciente se queixa de uma dor difusa na perna que aumenta com a deambulação e melhora após alguns minutos de repouso. A causa mais provável da dor deste paciente é:
a. Insuficiência venosa
b. Insuficiência arterial
c. Insuficiência renal
d. Insuficiência cardíaca

336. O vírus sincicial respiratório é a causa mais comum de internação por doença respiratória em qual população de pacientes?
a. Idosos fragilizados
b. Homens de meia-idade

c. Mulheres de meia-idade
   d. Pacientes muito jovens

337. Quando é possível aliviar a dispneia inclinando-se para frente e sobre os braços para travar o cíngulo do membro superior, então a disfunção envolve primariamente qual sistema corporal?
   a. Cardíaco
   b. Pulmonar
   c. Muscular
   d. Sistema nervoso central

338. Um fisioterapeuta está tratando um paciente que toma medicação cardíaca no cenário de assistência médica domiciliar. Quais são os efeitos de um inibidor de enzima conversora de angiotensina sobre o coração e sistema cardiovascular?
   a. Impede a vasoconstrição, bem como a retenção de sódio e líquidos
   b. Causa vasoconstrição de arteríolas e aumenta a retenção de sódio e líquidos
   c. Altera os padrões de condução no coração
   d. Previne a formação de coágulo sanguíneo

339. Qual dos seguintes sintomas clínicos está associado à hipotensão ortostática na população geriátrica?
   a. Taquipneia
   b. Alteração visual
   c. Hipervigilância
   d. Dispneia

340. Qual tipo de miocardiopatia é a causa mais comum de morte súbita entre atletas de competição jovens?
   a. Miocardiopatia de manifestação tardia
   b. Miocardiopatia dilatada
   c. Miocardiopatia hipertrófica
   d. Miocardiopatia restritiva

341. Qual tipo de tosse indica irritação de vias aéreas?
   a. Tosse não produtiva
   b. Tosse seca
   c. Tosse produtiva com escarro purulento
   d. Tosse produtiva com escarro não purulento

342. A inspiração ofegante acompanhada de expiração curta descreve a alteração de qual dos seguintes padrões/sons respiratórios?
   a. Estalos/estertores
   b. Apneurístico
   c. Estridor
   d. Sibilos

343. Com relação ao envelhecimento e o sistema renal, é correto afirmar que:
   a. Há aumento gradual de fluxo sanguíneo para os rins
   b. Há diminuição de néfrons

c. Há diminuição do volume de urina
d. Existe uma tendência a uma menor vasoconstrição renal

344. Qual população de pacientes apresenta risco de infecção urinária em consequência de dilatação da parte superior do sistema urinário?
a. Mulheres jovens
b. Mulheres no contexto de tratamento prolongado
c. Mulheres de meia-idade
d. Gestantes

345. Qual população de pacientes é mais propensa a exibir alterações do estado mental com uma infecção do trato urinário?
a. Mulheres jovens
b. Homens jovens
c. Mulheres de meia-idade
d. Idosas

346. Qual dos seguintes tipos de cálculos renais é causado por infecções bacterianas recorrentes no trato urinário?
a. Cálculos renais
b. Cálculos de estruvita
c. Cálculos de ácido úrico
d. Cálculos de cistina

347. Qual das seguintes alternativas seria um sítio incomum de calcificação extraesquelética associada a uma doença renal terminal?
a. Artérias coronárias
b. Intestino grosso
c. Pulmões
d. Pele

348. Qual dos seguintes tipos de incontinência urinária é marcado por uma súbita urgência inesperada de urinar, seguida de perda de urina descontrolada?
a. Incontinência funcional
b. Incontinência por estresse
c. Bexiga hiper-reflexa
d. Incontinência por fluxo excessivo

349. Qual das seguintes alternativas NÃO é uma alteração degenerativa normal do sistema reprodutor masculino?
a. Aumento dos testículos
b. Espessamento dos túbulos seminíferos
c. Aumento da próstata
d. Alterações escleróticas na vasculatura local

350. Qual das seguintes intervenções cirúrgicas para hiperplasia benigna da próstata requer que o cliente use cateter por 1-3 semanas após o procedimento?
a. Prostatectomia transuretral
b. Incisão transuretral da próstata

c. Ablação transuretral da próstata com etanol
d. Terapia térmica induzida com água

351. Qual das seguintes alternativas NÃO é um efeito colateral da prescrição de estrógeno após a menopausa?
a. Câncer de mama
b. Fraturas
c. Cardiopatia
d. Acidente vascular encefálico

352. Uma idosa de 80 anos se queixa de acidentes urinários diários. Ela relata que, quando surge a necessidade urgente de urinar, simplesmente não consegue chegar a tempo no banheiro. Há seis meses, ela passou por um procedimento de substituição total do quadril. Qual "tipo" de incontinência mais se aproximaria da condição apresentada por esta paciente?
a. Incontinência por urgência
b. Incontinência por estresse
c. Incontinência funcional
d. Incontinência mista

353. Em uma paciente com prolapso de útero ou bexiga, você esperaria encontrar:
a. Diminuição da força e do tônus do assoalho pélvico, músculos do assoalho pélvico alongados
b. Aumento do tônus do assoalho pélvico e bom nível de força do assoalho pélvico
c. Diminuição do tônus do assoalho pélvico e bom nível de força do assoalho pélvico
d. Aumento do tônus do assoalho pélvico e nível de força do assoalho pélvico precário

354. Qual estrutura tipicamente NÃO é comprimida por um útero aumentado (gestação)?
a. Bexiga
b. Veias vulvares
c. Mamas
d. Veia cava inferior

355. Qual das seguintes alternativas NÃO é um forte fator preditivo de lombalgia persistente após a gestação?
a. Índice de massa corporal baixo
b. Índice de massa corporal alto
c. Aparecimento precoce de dor durante a gestação
d. Hipermobilidade espinal

356. Sua paciente se queixa de perda de urina assim que surge a necessidade urgente de urinar. Ela também se queixa de uma compressão profunda (SEM DOR) na área pélvica inferior, após permanecer em pé por tempo prolongado. Qual é o tipo de incontinência mais provavelmente mimetizado por estes sintomas?
a. Incontinência por estresse
b. Incontinência por urgência

c. Incontinência mista
d. Incontinência funcional

357. Os efeitos colaterais graves produzidos pelos fármacos anti-inflamatórios não esteroides usualmente NÃO são observados:
a. No trato gastrintestinal
b. Nos rins
c. No sistema cardiovascular
d. Na pele

358. Um homem de 27 anos de idade chega à fisioterapia apresentando diagnóstico de tendinite patelar. Ele explica que esteve "trabalhando fora" por 5-6 horas diárias nas últimas 2-3 semanas. O fisioterapeuta observa uma quantidade anormal de acne facial e pelos corporais. O fisioterapeuta suspeita de uso abusivo de substância. O tipo de substância mais provavelmente usado de forma abusiva por este paciente é:
a. Glicocorticoides
b. Anti-inflamatórios não esteroides
c. Esteroides anabolizantes
d. Maconha

359. Um paciente recebe fisioterapia, ao mesmo tempo em que se submete à quimioterapia após receber um diagnóstico de câncer. Este paciente tem se queixado de fadiga ao longo do curso de terapia. Qual das seguintes alternativas seria um conselho errado para este paciente?
a. O paciente deve ser incentivado a aumentar a atividade física
b. O paciente deve ser orientado a praticar exercício aeróbico em nível baixo a moderado
c. O paciente deve ser incentivado a dormir dez horas por dia
d. O paciente deve ser estimulado a manter a aderência a um programa de exercícios domiciliar

360. Pacientes com febre alta apresentam:
a. Consumo de oxigênio aumentado
b. Aumento da resistência vascular sistêmica
c. Usualmente, hipertensão
d. Diminuição do débito cardíaco

361. Com relação ao desenvolvimento de força em crianças e adolescentes, a única afirmativa FALSA é:
a. Múltiplos fatores contribuem para o desenvolvimento de força, incluindo gênero, idade, tamanho e tipo corporais, área de secção transversal muscular e proporção de tipo de fibra
b. Em meninas, a força aumenta de modo linear até a puberdade, quando então passa a aumentar de modo agudo no decorrer da adolescência, devido às influências hormonais

c. As alterações funcionais musculares acompanham as alterações do tamanho dos músculos, porém, as alterações qualitativas também decorrem de influências neurais
d. As diferenças de força entre os sexos se tornam evidentes a partir dos três anos de idade, com os meninos apresentando mais força do que as meninas

362. Uma combinação de contraturas em qual dos seguintes movimentos de quadril acarretaria uma possível subluxação ou deslocamento do quadril em pacientes com mielomeningocele?
    a. Flexão, abdução, rotação interna
    b. Extensão, adução, rotação interna
    c. Flexão, adução, rotação interna
    d. Flexão, adução, rotação externa

363. Uma paciente de 23 anos com paraplegia completa ao nível de L1 está terminando a reabilitação ambulatorial. Ela perguntou ao fisioterapeuta se poderá ter filhos. A resposta correta do terapeuta seria:
    a. A gravidez se torna impossível após uma lesão medular espinal
    b. A gravidez deve ser incentivada após uma lesão medular espinal, porque não há risco aumentado de complicações
    c. A gravidez após uma lesão medular espinal está associada a complicações, e a paciente precisa do acompanhamento de um obstetra
    d. A gravidez após uma lesão medular espinal é desaconselhável por causa dos riscos associados

364. Qual das seguintes afirmativas sobre cicatrização de feridas e estado nutricional é VERDADEIRA?
    a. O requerimento de proteína aumenta 2-2,5 vezes o nível basal
    b. As necessidades calóricas do tecido da ferida são as mesmas do tecido sadio
    c. Perdas de peso equivalentes a mais de 10% do peso corporal aumentam discretamente o risco de úlceras de pressão
    d. Pouquíssimos relatos sugerem que pacientes com úlceras de pressão requerem nutrição adequada

365. Qual parte do ciclo da marcha deveria ser enfatizada durante o treino de marcha de um indivíduo com insuficiência venosa?
    a. Contrações do quadríceps na fase de médio-apoio
    b. Contrações do gastrocnêmio durante a fase de desprendimento dos dedos do pé
    c. Contrações de dorsiflexão na fase de contato inicial
    d. Contrações do glúteo médio durante a fase de balanço inicial

366. As úlceras neuropáticas NÃO estão associadas:
    a. A neuropatias sensoriais e autônomas
    b. Ao uso de calçados mal ajustados, com distribuição inadequada da pressão durante o ciclo da marcha
    c. Ao diabetes
    d. À insuficiência cardíaca congestiva

367. A complicação neurológica mais comum após um lesão de queimadura é:
    a. Diminuição dos reflexos tendinosos profundos
    b. Neuropatia periférica
    c. Enfraquecimento relacionado à diminuição da velocidade de condução nervosa
    d. Distúrbios de equilíbrio relacionados à disfunção vestibular

368. Há evidências de que a atividade física exerce vários efeitos sobre o corpo. Qual das seguintes alternativas NÃO é um efeito da atividade física sobre o corpo?
    a. Diminuição da pressão arterial
    b. Inibição da função endotelial
    c. Diminuição dos triglicerídeos
    d. Aumento de lipoproteínas de alta densidade

369. Quais músculos comumente são afetados na miopatia alcoólica aguda?
    a. Gastrocnêmio
    b. Flexores do antebraço
    c. Cíngulo do membro superior
    d. Intrínsecos dos dedos da mão

370. O fisioterapeuta está começando uma intervenção de exercício para um paciente em processo de recuperação de anorexia nervosa. A partir de qual índice de massa corporal é possível iniciar a intervenção de exercício para este paciente?
    a. 12
    b. 15
    c. 17
    d. 19

371. A polineuropatia tóxica afeta primeiro:
    a. O coração e os pulmões
    b. O sistema nervoso central
    c. Os nervos cranianos
    d. Os membros distais

372. Se uma mulher sofre de enxaqueca, os episódios de enxaqueca durante a gestação diminuirão:
    a. No primeiro trimestre
    b. No segundo trimestre
    c. No terceiro trimestre
    d. No parto

373. Com o início da menopausa, o risco de qual dos seguintes sintomas musculoesqueléticos NÃO tende a aumentar?
    a. Fratura de quadril
    b. Síndrome do túnel do carpo
    c. Osteoartrite na articulação basilar do polegar
    d. Capsulite adesiva

374. Quais são os dois sistemas corporais principais reguladores do pH?
a. Cardiovascular e respiratório
b. Respiratório e renal
c. Renal e cardiovascular
d. Cardiovascular e neurológico

375. Uma paciente que usa medicação anticoncepcional combinada e também é fumante deve ser alertada quanto ao fato de o tabagismo aumentar o risco de:
a. Tromboembolia
b. Câncer hepático
c. Hemorragias internas
d. Câncer de ovário

376. Uma paciente que usa medicação anticoncepcional combinada somente NÃO apresentaria:
a. Episódios de depressão
b. Ganho de peso
c. Pés inchados
d. Dor articular ou muscular

377. Qual dos seguintes sinais e sintomas é comumente observado por um paciente que usa difenidramina sem prescrição médica?
a. Falta de coordenação e fadiga
b. Aumento da pressão arterial e batimentos cardíacos irregulares
c. Sudorese excessiva e membros frios
d. Ganho de peso e tornozelo edemaciado

378. Um paciente que toma quimioterápicos poderia desenvolver todos os efeitos colaterais a seguir, EXCETO:
a. Maior suscetibilidade a contusões e hemorragia
b. Fadiga e anemia
c. Constipação com impacção fecal
d. Icterícia e hepatotoxicidade

379. O paciente apresenta disfunção da 10ª costela, mas se queixa de náusea e sensação de repleção. Trata-se de um exemplo de:
a. Reflexo viscerovisceral
b. Reflexo viscerossomático
c. Reflexo somatovisceral
d. Reflexo somatossomático

380. Uma paciente que está no terceiro mês de gestação pede conselhos sobre atividades. As atividades que ela praticava antes de engravidar incluíam escalar rochas, jogar futebol e caminhar. Quais atividades você recomendaria?
a. Escalar rochas
b. Futebol
c. Nenhuma destas atividades – ela está grávida
d. Caminhar

381. Qual das seguintes alternativas é a causa mais provável da mudança de postura associada à gravidez?
   a. Afrouxamento de ligamento
   b. Mudança do centro de gravidade
   c. Ampliação do útero
   d. Aumento do tamanho das mamas

382. Os testes de Waddell são usados para identificar:
   a. Dor de origem não orgânica
   b. Lesões espaçosas
   c. Funções de equilíbrio e coordenação
   d. História de abuso de álcool ou substância

383. Qual das seguintes alternativas é a menos provável em uma mulher no oitavo mês de gestação?
   a. Deslocamento anterior do centro de gravidade
   b. Diminuição da frequência cardíaca em repouso, e aumento durante a atividade (em comparação à frequência cardíaca antes da gravidez)
   c. Edema em ambos os membros inferiores
   d. Aumento de 5% na pressão arterial (em comparação à pressão arterial antes da gravidez)

384. Qual das seguintes circunstâncias normalmente diminuiria a temperatura corporal em um indivíduo saudável?
   a. Praticar exercício na esteira ergométrica
   b. Gravidez
   c. Ovulação normal
   d. Idade a partir dos 65 anos

385. Um fisioterapeuta está dando uma palestra a um grupo de gestantes, sobre a manutenção do nível de condicionamento durante a gestação. Qual das seguintes afirmativas está incorreta?
   a. Adotar uma rotina de exercícios regular de pelo menos três vezes por semana
   b. Praticar exercícios abdominais em supinação durante pelo menos 15 minutos por dia, no segundo e terceiro trimestres de gestação
   c. Aumentar a ingestão calórica em 300 calorias por dia
   d. O exercício diminui a constipação durante a gestação

Respostas

1. **a.** A doença de Crohn afeta os intestinos e, portanto, é considerada um distúrbio autoimune órgão-específico. As outras opções são distúrbios autoimunes sistêmicos.

2. **d.** O quadrante superior direito é um sítio comum de dor referida por câncer hepático. As outras alternativas poderiam ser agravamento do câncer ou ainda outros sintomas. Qualquer um dos outros sintomas exigiria que o estagiário entrasse em contato com o fisioterapeuta supervisor ou médico encaminhante.

3. **b.** Arrotos, diarreia, cólicas abdominais, náusea, vômito e pirose são sinais e sintomas gastrintestinais associados ao exercício extenuante.

4. **d.** Outra causa de hemorragia no trato gastrintestinal superior poderia ser o uso de fármacos anti-inflamatórios não esteroides, como aspirina ou ibuprofeno.

5. **b.** As outras alternativas listadas podem levar ao aumento da pressão gástrica, que também causa doença por refluxo gastresofágico.

6. **d.** Prilosec, Aciphex, Prevacid e Nexium são medicações que param a bomba bioquímica transportadora de ácido para o estômago. Isto em geral proporciona alívio mais rápido e cura de queimaduras e erosões no esôfago.

7. **a.** A perfuração da parede duodenal posterior causa dor estável junto à linha média na espinha torácica, de T6-T1, com irradiação para o quadrante superior direito.

8. **c.** As outras alternativas listadas são caracterizadas por áreas adoecidas do intestino intercaladas por áreas intestinais normais (áreas saltadas).

9. **b.** As hérnias esportivas consistem no enfraquecimento da parede posterior do canal inguinal, que resulta em dor na virilha associada à atividade crônica, todavia na ausência de uma hérnia clinicamente detectável. Uma hérnia femoral é a protrusão de uma alça intestinal para dentro do canal femoral, que consiste em uma passagem tubular para dentro da coxa conduzindo nervos e vasos sanguíneos. A hérnia umbilical é produzida por defeito congênito envolvendo o músculo abdominal no anel umbilical.

10. **c.** O fígado está localizado no quadrante superior direito e isto faz com que a dor seja referida mais comumente no ombro direito. A êmese cor-de-café ou melena geralmente está associada a distúrbios gastrintestinais, pois a doença hepática tende a gerar fezes cinza e urina escura.

11. **b.** Os pacientes com ansiedade usualmente apresentam hiperventilação, enquanto o exercício extenuante provoca a respiração de Kussmaul. Os pacientes com síndrome de fadiga crônica apresentam hipoventilação. A respiração de Cheyne-Stokes é definida como sendo um ciclo repetitivo de respiração seguido de respirações superficiais ou cessação da respiração.

12. **b.** A bronquite aguda é uma inflamação da traqueia e brônquios que tem curta duração e é autolimitada, com poucos sinais pulmonares. A bronquite crônica é considerada uma doença pulmonar obstrutiva crônica.

13. **a.** Outros sinais incluem uma tosse persistente, diaforese e intolerância ao exercício. A frequência das respirações também aumenta, em vez de diminuir.

14. **d.** A lesão da cabeça acarreta aumento da pressão intracraniana e isto afeta os centros respiratórios cerebrais. A bradipneia é comum após uma lesão na cabeça. Todas as outras alternativas são causas de taquipneia e possivelmente levariam à hiperventilação.

15. **d.** O descondicionamento do sistema cardiopulmonar compromete o transporte de sangue e oxigênio para os tecidos corporais. Isto, por sua vez, leva à diminuição do oxigênio destinado aos tecidos musculares esqueléticos. O sistema muscular esquelético é secundariamente afetado pelo sistema cardiopulmonar.

16. **d.** Embora qualquer paciente sem condicionamento apresente enfraquecimento muscular, o principal comprometimento é o da resistência com atividades funcionais. O descondicionamento do sistema cardiopulmonar resulta em limitação significativa das atividades funcionais do paciente.

17. **d.** Os períodos de atividade diminuída resultam rapidamente no declínio da taxa de consumo máximo de oxigênio e do volume sistólico. As outras alternativas mostram declínio após cerca de 30 dias de inatividade.

18. **c.** Na doença pulmonar obstrutiva crônica, a expiração é prolongada, produzindo taxas de 1:4 ou 1:5.

19. **d.** Os pacientes com hiperinflação crônica dos pulmões apresentam tórax em barril. Este distúrbio usualmente está associado à cifose torácica, excursão torácica diminuída e flexibilidade espinal reduzida.

20. **c.** Os estalos e sibilos são sempre considerados anormais. As outras alternativas são normais quando ouvidas sobre regiões torácicas específicas e se tornam anormais quando ouvidas em outras regiões do tórax.

21. **c.** A insuficiência cardíaca diastólica é mais comum em mulheres e é mais difícil de diagnosticar. A insuficiência cardíaca sistólica é definida por uma fração de ejeção menor que 40%.

22. **c.** A insuficiência cardíaca é caracterizada pela incapacidade do coração de atender às demandas corporais. Desta forma, o paciente apresenta tolerância diminuída ao exercício ou às atividades do dia a dia.

23. **a.** Durante o estágio 0, a quantidade de líquido presente no interstício é aproximadamente 30% acima do normal. O paciente poderia se queixar de sensação de membros pesados e dolorosos, porém não há aumento mensurável da circunferência do membro.

24. **d.** O linfedema em estágio III é caracterizado pelo enrijecimento dos tecidos sob a pele. Isto é acompanhado por alterações cutâneas graves e hiperceratose, que consiste no espessamento da camada externa da pele.

25. **b.** Enfisema e bronquite crônica são duas condições de doença pulmonar obstrutiva crônica, que frequentemente são encontradas juntas no mesmo paciente.

26. **c.** Quando a contração ventricular direita é ineficiente, o volume de sangue retorna para dentro do sistema venoso e há acúmulo de líquido no fígado, cavidade abdominal e pernas. Se a função ventricular esquerda é inadequada, uma quantidade anormal de volume sanguíneo permanece nos pulmões e isto resulta em acúmulo de líquido.

27. **c.** Os outros três procedimentos listados são procedimentos não invasivos. Um cateterismo cardíaco envolve a passagem de um cateter (tubo flexível) por dentro de uma artéria da perna até alcançar o coração. Este cateter então pode ser inserido nas câmaras esquerdas do coração ou nas artérias coronárias, ou ainda nas veias pulmonares.

28. **c.** A ortopneia, que é a dispneia na posição inclinada, é um sintoma típico de insuficiência cardíaca esquerda crônica. Todos os outros sinais e sintomas são devidos à insuficiência cardíaca direita.

29. **a.** O verapamil diminui a contratilidade cardíaca e aumenta a dilatação arterial coronariana, resultando em diminuição da carga de trabalho cardíaco e aumento do fluxo sanguíneo para o miocárdio.

30. **c.** O volume residual, a quantidade de ar que sobra nos pulmões após uma expiração forçada, aumenta com o avanço da idade.

31. **c.** Os β-bloqueadores bloqueiam os β-receptores existentes no coração, bloqueiam os impulsos nervosos simpáticos, e diminuem a frequência cardíaca e a contratilidade do coração. Os demais fármacos não produzem efeito ou podem aumentar a frequência cardíaca.

32. **a.** Um β-agonista estimula os β-receptores cardíacos, levando ao aumento da frequência cardíaca e da pressão arterial.

33. **c.** Os fármacos de estatina inibem a HMG-CoA redutase e abaixam os níveis de colesterol de maneira mais efetiva (cerca de 30% ou mais), enquanto os outros fármacos interferem na absorção e na atividade da lipase.

34. **d.** Todas as reações listadas podem ser observadas, com exceção das dores articular e muscular.

35. **b.** Embora o uso de inalador seja usuário-específico, geralmente é recomendável que o paciente ça uma inalação de mais ou menos 20 minutos antes de se exercitar, em particular nos ambientes frios que aparentemente agravam a asma.

36. **b.** Todas as reações podem ser esperadas, sendo parcialmente causadas pelo bloqueio de β-receptores nos pulmões e no coração, acompanhados de sonolência mediada talvez por uma ação central. Cãibras e dores musculares não devem ser esperadas.

37. **d.** O bloqueio de β-receptor, ao nível periférico e talvez central, produz efeitos que diminuem a pressão arterial, a resistência periférica não diminui, podendo até aumentar discretamente (o paciente pode se queixar de membros frios).

38. **c.** Os bloqueadores de canal de cálcio produzirão todas as reações listadas, com exceção dos tremores, ao interferirem nos fluxos de cálcio nos vasos sanguíneos e miocárdio.

39. **a.** Cardiovascular. Todos os sintomas poderiam estar potencialmente relacionados a problemas musculoesqueléticos no ombro, porém vários tores zem com que o sistema cardiovascular seja a melhor resposta. Os sintomas surgem de modo insidioso, sendo que muitos aspectos musculoesqueléticos envolvendo o ombro podem ser traçados originariamente a um incidente isolado ou movimento repetitivo que resultou em dano ao tecido musculoesquelético. O paciente não lembra de um incidente que tenha deflagrado os sintomas. A maioria dos sintomas relatados pelo paciente pode ser atribuída ao sistema cardiovascular. Erguer objetos pesados, varrer a sujeira, andar rápido, hipertensão arterial e lta de ar são todos sintomas indicativos de envolvimento do sistema cardiovascular. Portanto, a melhor resposta é o sistema cardiovascular.

40. **b.** Pulmonar. Embora alguns dos sintomas possam resultar de envolvimento do sistema musculoesquelético (i. e., fratura de quadril) ou do sistema cardiovascular (dor do lado esquerdo), a melhor resposta é o sistema pulmonar. O sangue presente no escarro indica que as costelas podem ter perfurado os pulmões. Isto, aliado aos problemas respiratórios, deve priorizar o sistema pulmonar como sua hipótese principal.

41. **b.** A aspirina e o clopidogrel atuam como medicações antiformação de coágulo/anticoagulantes, ao impedirem a agregação plaquetária e, assim, dificultarem a formação de coágulos.

42. **d.** A nitroglicerina sublingual atua de forma bastante rápida para aliviar a dor anginal, ao promover o relaxamento dos vasos sanguíneos e assim permitir o fluxo de um volume maior de sangue para o coração. Os adesivos de nitroglicerina são usados para prevenir a crise de angina, porém a nitroglicerina sublingual é mais efetiva durante as crises.

43. **a.** A angina é causada pela diminuição do fluxo sanguíneo para o coração, resultando em dor. O nitrato relaxa os vasos sanguíneos e permite que mais sangue flua para o coração, diminuindo assim a dor.

44. **a.** Os β-bloqueadores bloqueiam os receptores β-1 e β-2, resultando em diminuição da frequência cardíaca e vasodilatação. Isto ajuda a diminuir a hipertensão. Infelizmente, os β-bloqueadores também podem deflagrar uma crise

asmática em indivíduos suscetíveis, ao bloquearem os receptores β-2 nos pulmões.

45. **d.** Os β-agonistas de ação breve, também conhecidos como "medicações de resgate", atuam com bastante rapidez ligando-se aos receptores β-2 presentes nos bronquíolos e causando relaxamento das vias aéreas. São indicados para crises de asma, mas são inúteis para o controle a longo prazo dos sintomas da asma.

46. **c.** O linfedema primário é um distúrbio hereditário resultante da formação anormal de vasos linfáticos antes do nascimento. Estas más formações mais comumente causam um inchaço que afeta os pés e as pernas.

47. **a.** A suscetibilidade aumentada a contusões não seria esperada, porém a desidratação com alterações eletrolíticas, cãimbra muscular e dispneia são esperadas.

48. **c.** A PaO_2 normal varia de 80-100 mmHg e é importante para determinar quando é seguro para um paciente praticar exercícios com ou sem suplementação de oxigênio. A PaO_2 é determinada examinando a concentração de oxigênio presente no sangue arterial. É importante conhecer os parâmetros sob os quais o paciente pode se exercitar com segurança.

49. **b.** A formação de trombo-êmbolos é uma complicação comum da tromboflebite venosa na parte inferior da perna. Os trombos podem passar pelo coração e obstruir artérias pulmonares importantes.

50. **d.** A apneuse pode ser descrita como uma cãimbra inspiratória. A ortopneia consiste na dificuldade para respirar em posição de decúbito. A eupneia é a respiração normal. A apneia é a ausência de respiração.

51. **c.** O escarro mucoide é límpido ou branco e não costuma estar associado à infecção. O escarro espesso é referido como persistente. O escarro com odor desagradável é chamado fétido e costuma estar associado à infecção.

52. **b.** O escarro espumoso é fino e branco ou levemente rosado. Este tipo de escarro comumente está presente quando há edema pulmonar. O escarro purulento é semelhante ao pus, com cor amarelada ou esverdeada. A cor do escarro mucopurulento varia de amarelo a verde-claro. O escarro ferruginoso tem cor de ferrugem e frequentemente está associado à pneumonia.

53. **c.** A artrite reumatoide é uma doença autoimune do tecido sinovial e das articulações. O lúpus eritematoso sistêmico também é uma doença autoimune, mas pode afetar múltiplos órgãos. A sarcoidose é caracterizada por granulomas que se desenvolvem nos órgãos.

54. **c.** O vírus do herpes simples de tipo 2 é encontrado com mais frequência nos genitais, onde o vírus varicela-zóster se manifesta junto à distribuição nervosa sensorial distal.

55. **d.** Clientes com risco aumentado de celulite são adultos de idade avançada e indivíduos com resistência imunológica diminuída em decorrência de diabetes, desnutrição, terapia com esteroide e presença de feridas ou úlceras.

56. **c.** A erupção cutânea em forma de borboleta sobre o nariz, bochechas e testa comumente é causada pela exposição à luz solar. A erupção é comum sobre o nariz e bochechas, mas pode ocorrer sobre o couro cabeludo, pescoço, parte superior do tórax, ombros, superfície extensora dos braços e dorso da mão.

57. **b.** A queimadura de sol é uma queimadura superficial, enquanto uma queimadura de espessura parcial será úmida. As queimaduras superficiais e queimaduras de espessura parcial são dolorosas, enquanto as queimaduras de espessura integral são indolores. Usualmente, uma queimadura de espessura integral está associada a terminações nervosas destruídas. Entretanto, a maioria das queimaduras de espessura integral ocorre com queimaduras superficiais e de espessura parcial, nas quais as terminações nervosas permanecem intactas e expostas.

58. **a.** Como a úlcera diabética usualmente resulta da lta de sensibilidade no pé, surge tipicamente em áreas de compressão anormal. A superfície plantar das cabeças metatarsais, dedos dos pés e área plantar do hálux são áreas comuns de úlceras diabéticas.

59. **b.** As alternativas a e b descrevem uma úlcera por insuficiência venosa, enquanto a alternativa c descreve uma úlcera diabética.

60. **d.** A ruptura da pele comumente ocorre sobre as proeminências ósseas, como o trocânter maior, tuberosidades isquiáticas, sacro, calcanhares e, possivelmente, crânio.

61. **a.** Devido à diminuição do fluxo sanguíneo que ocorre em presença de uma ferida arterial, a infecção pode não ser tão evidente quanto num indivíduo sadio. O corpo não consegue produzir uma resposta inflamatória apropriada à infecção, por causa do comprometimento arterial.

62. **b.** O leito da ferida de uma úlcera venosa é vermelho e, em geral, raso. Uma úlcera arterial muitas vezes parece necrótica devido à lta de sangue para a área. As margens de uma ferida arterial costumam ser regulares e distintas, conferindo um aspecto "socado".

63. **b.** A cifoescoliose é uma deformidade estrutural classicamente caracterizada pelo encunhamento anterior de pelo menos 5 graus de três corpúsculos torácicos adjacentes, bem como por afetar indivíduos com 12-16 anos de idade.

64. **c.** As alternativas a, b e c são defeitos de tubo neural comuns. A espinha bífida oculta consiste na fusão incompleta do arco vertebral posterior, enquanto a mielomeningocele é uma protrusão de meninges e da medula espinal.

65. **d.** Em adultos, o periósteo está firmemente preso ao córtex e resiste ao deslocamento. A infecção rompe e enfraquece o córtex, predispondo o osso a fraturas

Doenças e Condições **121**

patológicas. Como as terminações nervosas sensoriais estão ausentes no osso esponjoso, este processo pode evoluir sem dor.

66. **d.** A lombalgia pode ser agravada pelo movimento, mas está presente independentemente do nível de atividade em alguns indivíduos e é latejante durante o repouso. Pode irradiar seguindo uma distribuição radicular e comumente é acompanhada de rigidez e sensibilidade espinal. Com frequência, é difícil realizar movimentos auxiliares espinais.

67. **c.** As outras alternativas são indicativas de infecção. A dor articular constante é indicativa de infecção, enquanto o afrouxamento mecânico comumente causa dor apenas com a movimentação ou sustentação de peso. Quando ambos os componentes distal e proximal de uma prótese articular apresentam patologia à radiografia, é mais provável que haja infecção e não afrouxamento mecânico.

68. **b.** As outras opções listadas são, todas, tumores benignos de origem fibrosa, cartilagem ou osso.

69. **a.** Os ossos longos (p. ex., fêmur distal, úmero proximal e tíbia proximal) apresentam um período de crescimento relativamente mais ativo, em comparação aos outros ossos, e isto os torna mais vulneráveis à formação de osteossarcoma.

70. **b.** Um cisto de Baker é um subtipo de gânglio que muitas vezes apresenta comunicação junto a um espaço articular. Um cisto de Baker é mais frequentemente apalpado atrás do joelho em adultos de idade avançada que sofrem de osteoartrite.

71. **a.** As fraturas por compressão vertebral são as fraturas espinais relacionadas à osteoporose mais comuns. Manifestam-se com sintomas clínicos de lombalgia, alteração postural, perda de altura, comprometimento funcional, incapacitação e diminuição da qualidade de vida.

72. **d.** Poderia haver absorção de cálcio insuficiente devido à lta de cálcio ou em consequência da resistência à ação da vitamina D. As perdas renais de fósforo aumentadas podem estar associadas à insuficiência renal e insuficiência tubular renal.

73. **c.** O sintoma mais comum é a dor, que pode ser uma celeia ou dor radicular, dor osteoartrítica, dor muscular ou outra dor de origem esquelética. A dor direta oriunda da irritação perióstea dos ossos envolvidos é profunda e incomoda, piora à noite e é aliviada (mas não diminui) com a atividade.

74. **b.** Uma fratura por estresse é causada pela incapacidade do osso de resistir ao estresse aplicado de forma rítmica, repetitiva e microtraumática. Estes tipos de fraturas por estresse são encontrados em praticantes de atletismo, maratonistas e soldados em treinamento.

75. **b.** A osteocondrite dissecante é um distúrbio de um ou mais sítios de ossificação com necrose subcondral localizada seguida de recalcificação. Esta condição afeta o osso subcondral e a camada ou cartilagem articular imediatamente sobrejacente. O sítio de envolvimento mais comum é o côndilo femoral medial.

76. **c.** A síndrome de Osgood-Schlatter resulta da ação do tendão patelar puxando pequenos fragmentos de osso imaturo da tuberosidade tibial. É observada com mais frequência em garotos adolescentes, com idade de 10-15 anos, mas também pode afetar as meninas com 8-13 anos de idade.

77. **b.** Na osteoartrite de grau II, há formação de osteófito definido com possível estreitamento do espaço articular. A condição de grau IV é a artrite mais grave, com osteófitos amplos, acentuado estreitamento do espaço articular, esclerose grave e deformação definida das extremidades ósseas.

78. **c.** As alternativas a, b e d são indicativas de artrite reumatoide. A artrite reumatoide é uma condição sistêmica que afeta todas as articulações. A osteoartrite afeta principalmente as articulações que sustentam peso. A inflamação está presente apenas em 10% dos casos.

79. **d.** A deformidade em botoeira está definida na alternativa b. Tanto a deformação em pescoço de cisne como a deformação em botoeira são comuns na osteoartrite.

80. **c.** Uma complicação associada à lesão cerebral é a formação de OH ou crescimento ósseo anômalo em torno de uma articulação.

81. **c.** A massa óssea aumenta mais ou menos até os 25 anos de idade, quando ocorre o fechamento das epífises. O pico de massa então é mantido até aproximadamente 45-50 anos de idade e, a partir deste ponto, a massa começa a declinar.

82. **c.** As mulheres de baixa estatura de descendência asiática e europeia apresentam maior risco de desenvolvimento de osteoporose.

83. **d.** Todas as alternativas são manifestações da osteoporose, mas as fraturas por compressão vertebral são as mais comuns.

84. **c.** A perda de músculo geralmente é mais rápida nos membros inferiores do que nos membros superiores, com a velocidade da perda dependendo do grupo muscular. As alterações da força muscular subsequentes ao desgaste por desuso são chamadas de atrofia por desuso.

85. **b.** A seleção das intervenções deve ser baseada em uma história acurada. É possível que, no passado, os pacientes tenham alcançado maior sucesso com um determinado tratamento do que com outro. Esta informação poderia ser útil para o fisioterapeuta como indício de como proceder em relação ao tratamento.

86. **d.** Os nodos de Heberden são áreas ósseas rígidas de inchaço, localizadas sobre as articulações interlângicas distais comumente observadas na osteoartrite e não na artrite reumatoide.

87. **c.** A artrite reumatoide é uma doença sistêmica de origem desconhecida, enquanto a osteoartrite consiste no desgaste crônico das superfícies articulares das articulações. A espondilite anquilosante é um distúrbio inflamatório sistêmico crônico.

88. **a.** A deformidade em botoeira está associada à artrite reumatoide, mas nem sempre está presente em indivíduos com esta condição. A inflamação crônica da AIP com avulsão do capuz extensor acarreta deformação em botoeira.

89. **a.** A polimiosite e a dermatomiosite causam enfraquecimento muscular proximal. Todas as condições listadas poderiam causar enfraquecimento proximal. Contudo, entre as alternativas, a polimiosite é a mais propensa a ter esta área como alvo.

90. **c.** A gota está relacionada a níveis sanguíneos de ácido úrico elevados (hiperuricemia). Os níveis de ácido úrico são influenciados por tores genéticos e ambientais, de modo que nem todas as pessoas com hiperuricemia desenvolvem gota.

91. **d.** Após o dano à cartilagem articular e consequente formação de edema na articulação, as demais alternativas são os próximos eventos a ocorrer.

92. **a.** Idade, obesidade, lesão no quadril, distúrbios de desenvolvimento no quadril e predisposição genética constituem tores de risco de desenvolvimento de osteoartrite. De modo isolado, o sexo masculino ou o sexo feminino não são considerados tores de risco primários.

93. **d.** Existem vários tipos de herniação do disco intervertebral. A alternativa a descreve um disco herniado; a alternativa b é uma herniação vertical; a alternativa c é uma herniação expulsa; por fim, a alternativa d é uma herniação de disco sequestrada.

94. **c.** Uma fratura transversal ocorre horizontalmente ao longo do osso, enquanto uma fratura espiral ocorre em movimentos circulares ao longo do eixo do osso. A fratura por compressão usualmente é observada na espinha lombar e ocorre quando o osso é comprimido além do seu limite de tolerância.

95. **a.** Uma fratura em galho verde tende mais a ocorrer em crianças do que em adultos, porque envolve o osso mais elástico. As alternativas b, c e d podem ocorrer em adultos e crianças.

96. **d.** As alternativas a, b e c afetariam o processo de cicatrização de uma fratura.

97. **d.** A velocidade de cicatrização da fratura declina com o avanço da idade. Muitas condições médicas também podem interromper a cicatrização de fraturas em adultos de idade avançada.

98. **c.** As fraturas por estresse são mais comuns em mulheres do que em homens, independentemente da atividade. São mais comuns em mulheres que praticam esportes com sustentação de peso, como atletismo, basquete e futebol.

99. **a.** Esta perda de força tênsil resulta da perda de substância de base e subsequente desidratação. Tais alterações contribuem para a formação de aderências fibrosas e aumento do atrito entre as fibras. Estes tores levam à diminuição da força tecidual no ligamento.

100. **a.** Com o envelhecimento, os músculos esqueléticos apresentam diminuição do número de fibras musculares acompanhada de aumento do conteúdo de tecidos conectivo e adiposo junto à musculatura.

101. **b.** As tendinopatias usualmente resultam em movimentos dolorosos que são observados com frequência no tendão patelar do joelho de indivíduos que executam saltos repetidos, como dançarinos, jogadores de basquete e jogadores de vôlei.

102. **a.** O tempo de cicatrização permanece inalterado nesta população de pacientes.

103. **c.** O côndilo femoral medial é a área mais comum, embora a condição também possa ocorrer na epífise da cabeça femoral.

104. **c.** O joelho é mais comumente envolvido com este diagnóstico, seguido dos tornozelos e cotovelos.

105. **d.** A artrite reumatoide juvenil pauciarticular ocorre em 50-60% dos casos, seguida da forma poliarticular e, por último, da forma sistêmica.

106. **a.** A se de cicatrização dos ligamentos está dividida nas seguintes categorias: se inflamatória (a partir dos primeiros dias subsequentes à lesão), se proliferativa (1-6 semanas após a lesão) e fase de remodelamento (começa em 7 semanas após a lesão).

107. **b.** Uma injeção de esteroide pode enfraquecer os tendões e ligamentos, por isso a articulação deve ser movida com cuidado.

108. **d.** O hormônio tireoidiano não é usado, mas o paratormônio é usado em determinados casos de desequilíbrio de cálcio. Todos os agentes listados são usados com bisfosfonatos, que o paciente deve tomar com o estômago vazio e, em seguida, permanecer sentado ou em pé por no mínimo 30 minutos.

109. **d.** O acetaminofeno tem propriedades analgésicas e antipiréticas, mas não tem propriedades anti-inflamatórias. Não é indicado para a artrite reumatoide, que é uma condição inflamatória, mas pode ser usado na osteoartrite, que não é um problema inflamatório.

110. **a.** Alguns pacientes usam certos aspectos da espasticidade para manter o equilíbrio, de modo que o enfraquecimento dessa espasticidade poderia interferir em seu equilíbrio. Os relaxantes musculares esqueléticos (com exceção da toxina botulínica) enfraquecem os músculos sem paralisá-los, sendo que alguns podem causar uma dependência física proibitiva à cessação abrupta de seu uso prolongado. Numerosos estudos confirmaram a efetividade dos relaxantes musculares esqueléticos.

111. **a.** O torcicolo envolvendo o esternocleidomastoídeo direito causaria flexão cervical lateral à direita e rotação cervical esquerda.

112. **c.** Esta condição pode ser devida ao espasmo ou a músculos mandibulares anormalmente curtos. Existe uma incapacidade de abrir totalmente a mandíbula.

113. **d.** O côndilo desliza em translação anterior até a eminência (26-50 mm de abertura) com o disco no compartimento articular superior. Ocasionalmente, o disco é deslocado anteriormente e podem ocorrer aderências que produzem deslocamento anterior do disco sem redução (articulação travada).

114. **d.** A rotação ipsolateral e translação contralateral descrevem o movimento lateral da mandíbula.

115. **a.** A translação anterior bilateral descreve a protrusão mandibular.

116. **b.** Uma combinação de rotações ocorre durante os primeiros 26 mm, seguida de translação anterior, descrevendo uma ampla abertura mandibular.

117. **c.** Os opiáceos são uma classe de fármacos que promovem alívio da dor ao se ligarem aos receptores de opiáceos. O ibuprofeno e a aspirina são medicações anti-inflamatórias não esteroides, enquanto o acetaminofeno pertence a uma classe à parte. Entretanto, nenhuma destas medicações se liga a receptores de opiáceo.

118. **c.** Sonolência, visão turva e boca seca são causadas pelos efeitos colaterais anticolinérgicos produzidos pelos relaxantes musculares. Estes efeitos colaterais também são as queixas mais frequentes dos pacientes.

119. **b.** Todos os fármacos anti-inflamatórios não esteroides inibem a enzima ciclo-oxigenase, diminuindo assim a reação inflamatória.

120. **d.** O celecoxibe se distingue dos demais AINEs por inibir especificamente a ciclo-oxigenase-2 (COX-2). Um dos efeitos mais preocupantes dos AINEs é o potencial de causar úlceras, pois os AINEs inibidores não seletivos de COX bloqueiam a produção de prostaglandinas que conferem proteção contra os ácidos no estômago. Os AINEs específicos para COX-2 não inibem a produção destas prostaglandinas protetoras.

121. **d.** Os opiáceos analgésicos estimulam receptores de opiáceos e produzem analgesia, sedação, miose (problemas visuais no escuro decorrentes da impossibilidade de dilatação pupilar), depressão respiratória e, às vezes, náusea (exceto em supinação) e constipação.

122. **b.** A lesão em chicotada inclui uma hiperextensão das vértebras cervicais que pode romper o ligamento longitudinal anterior responsável pela limitação da extensão da espinha cervical. Todos os outros ligamentos limitam a flexão da espinha cervical; consequentemente, podem romper em lesões por hiperflexão.

Capítulo 2

123. **d.** A osteoporose afeta todos os ossos do corpo, porém mais frequentemente produz sintomas envolvendo os principais ossos sustentadores de peso.

124. **b.** A osteoartrite é induzida pelo envelhecimento, traumatismo e fatores genéticos. Deste modo, a fibrilação, osteófitos e síntese diminuída de colágeno II são seus principais aspectos. Em contraste, a sinovite e inflamação ocorrem em outras formas, como na artrite reumatoide e artrite vilonodular gigante.

125. **b.** A dor difusa é um critério definidor de fibromialgia. Segundo os critérios de 1990 do American College of Rheumatologists para classificação da fibromialgia, a dor amplamente disseminada deve estar presente no mínimo há três meses. A dor é considerada amplamente disseminada quando todos os seguintes achados estão presentes: dor no lado esquerdo do corpo; dor no lado direito do corpo; dor acima da cintura; dor abaixo da cintura; e dor esquelética axial. A presença de dor em 11 dos 18 sítios de pontos de sensibilidade à apalpação digital também é requisito para estabelecer o diagnóstico de fibromialgia.

126. **a.** Um defeito na lâmina de uma vértebra usualmente ocorre primeiro. Este defeito é chamado espondilólise. A vértebra pode deslizar em decorrência das forças de cisalhamento, e esta derrapagem é chamada espondilolistese.

127. **b.** A artrite reumatoide é uma condição sistêmica que comumente está associada ao envolvimento bilateral das articulações. Os estalos podem estar associados à osteoartrite ou à artrite reumatoide, porém neste caso, esta última é a alternativa mais provável.

128. **b.** Como a artrite reumatoide juvenil ataca a articulação do mesmo modo como na artrite reumatoide, não há sinais nem sintomas neurológicos.

129. **b.** A doença de Osgood-Schlatter consiste numa lesão à cartilagem apofisária. Não se trata de uma condição inflamatória e ocorre principalmente em meninos.

130. **a.** As outras alternativas são mais prováveis em crianças tetraplégicas.

131. **a.** O dano ao hemisfério direito ou lobo frontal muitas vezes causa diminuição das funções executoras. O dano cortical global e/ou difuso resulta numa capacidade precária de resolução de problemas complexos, enquanto um dano subcortical/cortical difuso resulta no processamento lento das informações. Os déficits de memória usualmente surgem a partir de danos no lobo temporal.

132. **d.** A estimulação cerebral profunda emprega um dispositivo análogo a um marca-passo, que é cirurgicamente implantado com eletrodos nos núcleos de escolha, além de um gerador de pulso implantado no tórax. Quando o tremor começa, o cliente ativa o gerador de alta frequência e baixa voltagem passando um ímã sobre o gerador implantado no tórax. A estimulação através dos eletrodos pode ser aplicada ao globo pálido interno e núcleo subtalâmico ou tálamo. A estimulação talâmica é mais efetiva para tremores e menos efetiva para discinesia e rigidez.

133. **b.** O envolvimento do lobo temporal medial pode causar perturbação aguda da memória, particularmente quando ocorre no hemisfério dominante. O indivíduo também pode demonstrar agnosia, que consiste na dificuldade para identificar ou reconhecer faces, objetos, símbolos matemáticos ou cores. A anomia consiste na habilidade comprometida de identificar objetos pelo nome.

134. **c.** A discinesia tardia é caracterizada por movimentos repetitivos, involuntários e sem propósito. O paciente pode apresentar movimentos rápidos de qualquer membro, inclusive da língua.

135. **d.** As alternativas a e b são ambas sintomas agudos de irradiação para o encéfalo. O sinal de Lhermitte geralmente é descrito como uma sensação de formigamento ou choque que atravessa o braço ou o tronco com a flexão do pescoço. A radionecrose é uma grave complicação a longo prazo da irradiação para o encéfalo. Os sintomas incluem cefaleia, alterações cognitivas e de personalidade, déficits neurológicos focais e convulsões.

136. **c.** As manifestações neurológicas da infecção por HIV em estágio avançado são numerosas e usualmente envolvem o SNC. Este é mais comumente atacado do que o sistema nervoso periférico.

137. **d.** A distrofia fascioscapuloumeral é uma forma branda de distrofia muscular, que começa com enfraquecimento e atrofia dos músculos faciais e cíngulo do membro superior, e usualmente se manifesta na segunda década da vida. A inabilidade de fechar os olhos pode ser o primeiro sinal. A face se torna inexpressiva, mesmo quando o indivíduo ri ou chora; os ombros são deslocados para frente e há desenvolvimento de escápulas aladas, com o indivíduo tendo dificuldade para erguer os braços acima da cabeça. A progressão é descendente, com envolvimento subsequente da parte distal anterior da perna ou dos músculos do cíngulo do membro inferior (quadril).

138. **a.** A atrofia muscular espinal de tipo I (Werdnig-Hoffmann) causa insuficiência respiratória e morte precoce ainda nos primeiros anos de vida, se o indivíduo não receber suporte respiratório.

139. **b.** A paralisia de Erb-Duchenne é responsável pela maioria dos casos de paralisia de Erb. A paralisia total do braço afeta C5-T1, enquanto a paralisia de Klumpke afeta as raízes nervosas inferiores de C8-T1.

140. **b.** Secundariamente às perdas de força nos flexores do punho, flexores longos do dedo e intrínsecos da mão, existe a possibilidade de deslocamento posterior da cabeça radial com a paralisia de Klumpke.

141. **c.** Uma lesão medula espinal causaria diminuição da sensibilidade no mesmo lado da lesão e diminuição da sensibilidade à dor no lado contralateral. Uma lesão acima da medula causaria diminuição da sensibilidade ao toque e à dor no lado oposto ao da lesão.

142. **b.** O lobo frontal é o sítio do dano que acarretará alterações de personalidade, enquanto o mioclono e a cegueira cortical são indicativos de dano no hipocampo.

143. **a.** A diminuição do peso do encéfalo de um adulto associada à idade representa uma perda de tecido cerebral. O encolhimento da célula nervosa e a diminuição da velocidade de condução nervosa que ocorrem com o avanço da idade são normais nos sistemas motor e sensorial.

144. **b.** Existem muitos tipos de meningite. A forma mais comum é a meningite viral, porém a forma mais grave é a meningite bacteriana.

145. **c.** O estiramento ou pressão sobre as meninges causados pela meningite se manifestarão com o sinal cardinal de cefaleia.

146. **c.** O LCR contém cerca de 1/200 da concentração de anticorpos do sangue, com um número de leucócitos bem baixo em comparação ao número de leucócitos encontrado no sangue. A vasculite pode acarretar infarto e diminuir o fluxo sanguíneo cerebral, que causa a diminuição dos níveis de glicose no LCR.

147. **c.** A hiponatremia (níveis baixos de íon sódio no sangue) está presente em cerca de 30% dos casos, com duração média de três dias, e pode ser controlada com restrição de líquidos.

148. **d.** A encefalite é uma doença inflamatória aguda do parênquima ou tecido cerebral, causada por invasão viral direta ou hipersensibilidade iniciada por um vírus.

149. **b.** Na encefalite, os sinais e sintomas dependem do agente etiológico, mas em geral a cefaleia, náusea e vômito são seguidos de alteração da consciência. Todas as alternativas são possíveis, mas não estarão presentes em todos os casos.

150. **c.** As outras alternativas listadas indicam lesões de motoneurônio superior associadas à esclerose lateral amiotrófica.

151. **a.** Ao longo do curso da doença, os movimentos oculares e as funções sensorial, intestinal e da bexiga são preservados.

152. **c.** A doença de Alzheimer é a causa mais comum de demência global. É uma das principais causas de incapacitação e diminuição da qualidade de vida entre adultos de idade mais avançada.

153. **d.** A acetilcolina é um neurotransmissor importante nas áreas encefálicas envolvidas na formação da memória. A perda da atividade de acetilcolina está correlacionada com a gravidade da doença de Alzheimer.

154. **b.** As alternativas a, c e d são considerados sinais normais do envelhecimento. A demência está associada ao comprometimento do sentido do olfato.

155. **b.** A EM progressiva secundária descreve um padrão inicial de recidiva e remissão que muda para um padrão estavelmente progressivo com o passar do tempo, em mais de 50% dos casos de recidiva. Às vezes, ocorrem recidivas contínuas durante esta fase. Esta conversão geralmente ocorre em 5-10 anos após a manifestação inicial dos sintomas recidivantes.

156. **b.** A fadiga tipicamente ocorre no meio da tarde e pode assumir a forma de enfraquecimento motor aumentado com o esforço, fadiga mental e sonolência. A fadiga relacionada à esclerose múltipla se manifesta como uma sensação esmagadora de cansaço em indivíduos que fizeram pouco esforço e que não estão deprimidos.

157. **c.** O tremor associado à doença de Parkinson muitas vezes surge unilateralmente e pode permanecer confinado a um membro superior durante meses a anos. É a manifestação inicial mais comum da doença de Parkinson. É observado primeiramente como um movimento rítmico do polegar e dedos da mão para frente e para trás, referido como tremor de "rolar pílulas".

158. **d.** As alternativas a, b e c são indicativas de um possível curso grave de esclerose múltipla. Os sintomas sensoriais, crises infrequentes, recuperação neurológica completa após uma recaída, e níveis baixos de incapacitação após 5-7 anos podem estar associados a um prognóstico mais favorável.

159. **c.** A doença vascular encefálica, causa primária do acidente vascular encefálico, resulta de um dentre vários processos patológicos envolvendo os vasos sanguíneos cerebrais. A hipertensão constitui um fator de risco de acidente vascular encefálico e não é uma causa primária.

160. **b.** A fonte mais comum de obstrução embólica é o coração, como resultado de doença aterotrombótica. A fibrilação atrial aparentemente causa formação de trombo no átrio fibrilante.

161. **b.** Não é o tamanho e sim a velocidade do projétil que geralmente determina a extensão do dano a lesão cerebral traumática. Nem sempre há perda da consciência, embora esta geralmente seja um estado de consciência alterado. Embora a contusão seja a principal característica da lesão cerebral traumática, o dano encefálico grave e até fatal pode ocorrer na ausência de contusão.

162. **c.** As contusões tipicamente ocorrem nos polos e superfícies inferiores dos lobos frontal e temporal. Os golpes no lobo occipital são mais propensos a produzirem contusões do que os golpes frontais ou laterais.

163. **a.** Embora o nervo oculomotor atue em conjunto com os nervos troclear e abducente para mover o globo ocular e manter a varredura e estabilidade do olhar fixo, o dano ao próprio nervo abducente em si resultará na falha do olho em abduzir quando a cabeça é passivamente rotacionada em afastamento em relação ao lado da lesão.

164. **d.** Com a resposta verbal excessiva, o paciente fornece informação excessiva com um conteúdo que pode ser exageradamente detalhado ou redundante. A dis-

criminação precária de assuntos apropriados em termos de conteúdo social descreve uma seleção de tópicos inadequada, enquanto o uso de palavras profanas ou emocionalmente carregadas que são inapropriadas em termos de conteúdo social é descrito como escolha de palavras inapropriada.

165. **b.** Uma concussão é uma lesão causada por um golpe ou sacudida violenta que resulta na perda temporária da função. Uma laceração ou maceração da medula ocorre com lesões mais sérias, em que a glia é rompida e pode haver ruptura de tecido medula espinal.

166. **b.** A síndrome medular central resulta do dano ao aspecto central da medula espinal, muitas vezes causado por lesões de hiperextensão na região cerebral. Há um envolvimento neurológico caracteristicamente mais grave nos membros superiores, do que nos membros inferiores.

167. **c.** A ossificação heterotópica é a formação excessiva de osso no tecido mole, que pode limitar a amplitude de movimento e causar dor, além de comprometer o ato de sentar e a postura. Desenvolve-se frequentemente próximo às grandes articulações. É encontrada sempre abaixo do nível da lesão e começa a se desenvolver no primeiro ano subsequente à lesão.

168. **c.** A paralisia cerebral espástica, em particular a quadriplegia e diplegia espástica, é responsável pela maioria dos casos.

169. **b.** Na monoplegia espástica, apenas um membro é afetado. A hemiplegia espástica se refere primariamente a um lado totalmente afetado de forma mais significativa no membro superior, do que no membro inferior. A quadriplegia espástica diz respeito ao envolvimento de todos os quatro membros, além da cabeça e do tronco.

170. **c.** A idade não afeta o tamanho nem o número de fascículos, contudo o períneo e epineuro sofrem espessamento com o avanço da idade, enquanto o endoneuro frequentemente se torna fibrosado com aumento de colágeno.

171. **b.** Os sintomas mais comuns de envolvimento nervoso motor incluem o enfraquecimento distal e a hipotonicidade. Os reflexos tendinosos profundos estão diminuídos ou ausentes, com os reflexos tendinosos profundos mais distais sendo os primeiros a serem afetados. Na neuropatia, os sintomas motores tendem a ocorrer primeiro distalmente, enquanto o enfraquecimento associado à miopatia tende a ser proximal.

172. **b.** Os sinais clínicos da doença de Charcot-Marie-Tooth incluem distalmente o enfraquecimento muscular simétrico, atrofia e diminuição dos reflexos tendinosos profundos. Os indivíduos afetados apresentam deformações em arco alto e dedos em martelo.

173. **d.** A neuropatia hiperglicêmica ocorre em indivíduos com diabetes precariamente controlado e, em indivíduos recém-diagnosticados, foram descritas anormalidades de condução nervosa rapidamente reversíveis. Os sintomas desaparecem quando a glicemia do indivíduo é controlada, embora algumas

anormalidades de condução nervosa possam persistir. As outras alternativas são consideradas polineuropatias simétricas generalizadas.

174. **b.** A desmielinização, iniciada no conhecido nodo de Ranvier, ocorre porque os macrófagos retiram a mielina dos nervos ao responderem aos sinais inflamatórios. Após a desmielinização inicial, o corpo inicia um processo de reparo.

175. **b.** As lesões de motoneurônio superior causam hiper-reatividade dos reflexos de alongamento periféricos.

176. **b.** A miastenia grave é uma doença que envolve transmissões inadequadas de sinal nervoso para os músculos, enquanto a distrofia muscular é uma doença hereditária. A síndrome do túnel do carpo envolve o nervo medial do punho.

177. **b.** Os pacientes que tomam mais de quatro medicações apresentam risco aumentado de quedas, sendo que uma pontuação baixa de índice de marcha dinâmica corresponde a um risco aumentado de quedas. Uma história anterior de queda mostra um padrão de comportamento que requer a atenção do terapeuta.

178. **c.** O paciente apresenta nistagmo do olho. Embora isto às vezes seja normal nos extremos de amplitude dos movimentos oculares, na presente situação é anormal. O fisioterapeuta deve permitir que o paciente se sente, pois o nistagmo está associado ao risco aumentado de quedas. Na sacada, os olhos do paciente não conseguem seguir um objeto sem que a cabeça seja movida.

179. **b.** A alternativa a se refere a uma paralisia cerebral espástica; a alternativa c, a uma paralisia cerebral atáxica; e a alternativa d, à paralisia cerebral hipertônica. A atetose pode comprometer o controle postural, aumentar a latência do aparecimento do movimento e causar disfunção oral-motora levando ao desenvolvimento de disfasia ou disartria.

180. **d.** A toxina botulínica paralisa os músculos inibindo a liberação de acetilcolina na junção neuromuscular. Quando a espasticidade diminui, muitas vezes há aumento da amplitude movimento e função em crianças com paralisia cerebral.

181. **a.** Embora as manifestações clínicas da paralisia cerebral mudem frequentemente com o passar do tempo, estas alterações não são causadas por danos cerebrais adicionais. As manifestações clínicas da paralisia cerebral tendem a mudar com o tempo, por causa das intervenções médicas ou de aumentos de função cerebral.

182. **d.** A encefalopatia neonatal consiste em uma perturbação da função neurológica que está presente no primeiro estágio da vida de um bebê nascido de gestação completa. Estes bebês apresentam problemas para iniciar e manter a respiração, reflexos e tônus muscular diminuídos, e muitas vezes convulsões. Na hipóxia aguda, falta oxigênio para o encéfalo. A mielomeningocele é um distúrbio da região inferior da medula espinal.

183. **c.** A hemiplegia espástica afeta o lado direito ou esquerdo do corpo. A quadriplegia espástica envolveria o corpo inteiro, assim como nas alternativas b e d.

184. **d.** Neste procedimento cirúrgico, algumas raízes nervosas sensoriais seletivas situadas nas regiões lombar e sacral são transeccionadas. Esta intervenção leva à diminuição da espasticidade, mas também causa um enfraquecimento muscular que pode ser temporário ou permanente. Este procedimento cirúrgico ganhou menos popularidade ao longo dos anos, devido a uma maior seleção de intervenções farmacológicas reversíveis.

185. **a.** A paralisia cerebral é um distúrbio do encéfalo caracterizado pelo tônus anormal da musculatura. A encefalopatia neonatal é uma condição de reflexos diminuídos e diminuição do tônus muscular ao nascimento. Os bebês afetados também exibem dificuldade para respirar. Uma deformação de Chiari II consiste em uma anomalia rombencefálica que resulta em disfunção tronco encefálica por vezes prejudicial à vida.

186. **c.** A paralisia cerebral é um distúrbio encefálico e não está associada à má formação medula espinal, como ocorre na mielomeningocele. As alternativas a, b e d são todas possíveis com a mielomeningocele. Os retardos cognitivos resultam de hidrocefalia, que ocorre em 70-90% das crianças com mielomeningocele.

187. **b.** Uma hemianopsia homônima esquerda consiste em um déficit de campo visual, enquanto a hemiplegia esquerda é uma diminuição da força no lado esquerdo. A hemianestesia esquerda seria definida como uma sensibilidade diminuída no lado esquerdo.

188. **c.** Uma área difusa de energia poderia estar associada a uma lesão cerebral traumática, diferentemente de um acidente vascular encefálico. Como uma lesão cerebral traumática usualmente envolve um traumatismo por força fechado, o encéfalo poderia ser lesado pelo ponto de contato inicial ou, a partir do lado oposto do encéfalo, por um contato de alta velocidade com o crânio. Um acidente vascular encefálico usualmente possui um ponto de lesão focal em um determinado ponto particular do encéfalo.

189. **c.** Na negligência sensorial, o paciente apresenta consciência diminuída da estimulação sensorial em um lado do corpo. A negligência motora diminuída é uma incapacidade de gerar movimento no lado negligenciado do corpo. O paciente exibe negligência pessoal e não reconhece o lado do corpo envolvido pela lesão. Na negligência espacial, o paciente não reconhece o espaço situado no lado negligenciado do corpo.

190. **a.** Com a evolução da doença de Huntington, há desenvolvimento de atetose, acinesia e bradicinesia. Embora os reflexos do paciente possam estar hipertônicos, a espasticidade usualmente não é um sintoma de doença de Huntington.

191. **d.** A alternativa a se refere à esclerose lateral amiotrófica. A alternativa b é a doença de Parkinson. A alternativa c se refere à esclerose múltipla.

192. **c.** Como a maioria dos distúrbios progressivos do sistema nervoso central causa déficits funcionais significativos, o sistema respiratório eventualmente falha. O paciente então se torna progressivamente menos ambulante e não estressa adequadamente o sistema respiratório.

193. **a.** A maioria dos pacientes tem este tipo de esclerose múltipla no início do curso da doença. Com o passar do tempo, a doença permanece neste estágio ou segue para um das outras categorias.

194. **b.** Aliado ao tremor e rigidez, os pacientes com doença de Parkinson apresentam bradicinesia, comprometimento do equilíbrio e controle postural precário. Em adição, exibem uma expressão facial mascarada.

195. **c.** A doença de Alzheimer e a doença de Huntington estão associadas a comprometimentos cognitivos significativos no início do processo patológico. Nos estágios finais da doença de Parkinson e da esclerose múltipla, também há déficits cognitivos.

196. **c.** Uma neurotmese é a laceração completa de um nervo. A possível regeneração do nervo exige reparo cirúrgico.

197. **a.** Devido à ruptura do nervo periférico, haverá menos reação a um reflexo tendinoso profundo. Este teste é realizado golpeando de leve os tendões com auxílio de um martelo reflexo.

198. **d.** A atrofia por desuso é comum no tecido muscular. O tecido nervoso não é suscetível ao desuso.

199. **b.** Os pacientes com síndrome de Charcot-Marie-Tooth apresentam enfraquecimento muscular distal, anormalidades podais estruturais, complicações de calos ou úlceras envolvendo o tecido mole, e anormalidades eletromiográficas. A ausência ou diminuição dos reflexos tendinosos profundos também é comum. Em pacientes que recebem este diagnóstico, os sintomas tipicamente surgem na adolescência ou ao redor dos 20 anos de idade e progridem gradualmente ao longo da vida.

200. **c.** As temperaturas de membro aumentadas aumentam a velocidade de condução nervosa. As alternativas a, b e d estão associadas a velocidades de condução nervosa diminuídas.

201. **a.** Embora exista certo grau de dano sensorial na síndrome de Guillain-Barré, os nervos motores são primariamente afetados.

202. **b.** A PDIC se desenvolve lentamente, com o pico dos sintomas ocorrendo em cerca de oito semanas. Na síndrome de Guillain-Barré, tipicamente há envolvimento respiratório. Por outro lado, frequentemente não há envolvimento respiratório na PDIC. O prognóstico é ruim na PDIC e a maioria dos pacientes não se recupera totalmente.

203. **a.** As lesões acima da causa equina, que está aproximadamente no espaço intervertebral de L1-2 em adultos, resulta em enfraquecimento e paralisia muscu-

lar, hipertonia, co-contração e hiper-reflexia abaixo do nível da lesão. O dano abaixo do espaço intervertebral de L1-2 resulta em dano apenas aos motoneurônios inferiores e em atrofia muscular, paralisia flácida e fibrilações abaixo do nível da lesão.

204. **d.** Outros movimentos reflexos envolvem a mordida ao colocar alguma coisa na boca do paciente, ou o fechamento da mão em resposta à estimulação da palma da mão. As outras alternativas são respostas aprendidas.

205. **c.** Considera-se que este paciente está em estado minimamente consciente, porque consegue seguir comandos e apresenta algumas respostas verbais coerentes. No estado vegetativo, haveria apenas a abertura espontânea dos olhos. No coma, os olhos não abririam em resposta a nenhum estímulo.

206. **a.** A extensão dos membros superiores e inferiores é descrita como uma postura descerebrada. Ambas as lesões são indicativas de dano cerebral grave. Considera-se que a postura descerebrada seja causada por lesões cerebrais bilaterais profundas ou pela compressão do tronco encefálico.

207. **a.** O pé de Charcot é um exemplo extremo de neuroartropatia, caracterizado por um arco caído com a base em formato de "cadeira de balanço" e comprimento do pé curto. O ápice da base em forma de cadeira de balanço na superfície plantar do pé é o sítio mais comum de ulceração.

208. **a.** A perda de sensibilidade é o fator de maior risco de desenvolvimento de úlceras neuropáticas. Desprovidos de sensibilidade, os pacientes não conseguem sentir a isquemia causada por calçados mal ajustados ou anormalidades ósseas.

209. **b.** As úlceras neuropáticas ocorrem em superfícies que sustentam peso ou onde os calçados causam rupturas da pele no pé. As alternativas a, c e d são condizentes com este cenário. As úlceras arteriais e venosas às vezes ocorrem acima do tornozelo.

210. **b.** A exposição a agentes químicos é um aspecto preocupante, com relação aos bebês, porque nestes a barreira hematoencefálica (que impede os contaminantes de atingirem o sistema nervoso central) ainda não está desenvolvida e isto expõe os bebês a um risco aumentado de comprometimentos neurológicos.

211. **d.** Quando existe um tumor no giro temporal superior, o paciente costuma apresentar disfasia receptora. A hidrocefalia em estágio inicial é um sinal comum de tumor mesencefálico. O envolvimento do nervo craniano VI é indicativo da existência de um tumor na ponte.

212. **c.** Como os astrocitomas em crianças são mais comuns no cerebelo, os sintomas se manifestam como uma ataxia cerebelar unilateral envolvendo os membros e o tronco, seguida de sinais de pressão intracraniana aumentada.

213. **a.** A imagem de ressonância magnética evoluiu e se transformou no exame de imagem encefálica mais informativo, devido as suas propriedades de imagem superiores e também à ausência de artefato produzido pelos ossos temporais.

Com a adição do contraste de gadolínio, que permite distinguir o tumor do edema circundante, a imagem de ressonância magnética passou a detectar tumores medindo apenas alguns milímetros.

214. **c.** Existem vários métodos de tratamento de emergência para a pressão intracraniana aumentada. A hiperventilação requer intubação e ventilação mecânica, contudo o médico poderá ver os resultados da hiperventilação em questão de segundos. A ação da osmoterapia tem início em alguns minutos após a administração da dose inicial.

215. **b.** A lombalgia é o sintoma mais comum e proeminente de metástases para a coluna e medula espinais, estando presente em 95% dos casos. Embora as outras alternativas usualmente estejam presentes de uma forma ou de outra, a lombalgia é o sintoma mais comum.

216. **b.** A agressão hipóxico-isquêmica é a causa mais comum de convulsões neonatais, resultando da falta de oxigênio para o encéfalo antes ou durante o parto. As convulsões resultantes de contusão cerebral frequentemente resultam de partos prolongados ou traumáticos. A outra causa importante de convulsões no início do período neonatal é a hipoglicemia, observada com mais frequência em bebês que são pequenos para a idade gestacional.

217. **b.** Na fase tônica de uma convulsão tônico-clônica, o corpo enrijece e a pessoa apresenta risco de queda. A fase clônica começa com contrações rítmicas desajeitadas, sobretudo nos membros, e termina com o relaxamento de todos os músculos do corpo.

218. **a.** Muitas pessoas com epilepsia apresentam uma frequência aumentada de convulsões com o uso de grandes doses de cafeína. As anfetaminas e outros estimulantes devem ser evitados, assim como alguns fármacos para asma que podem aumentar a incidência de atividade convulsiva.

219. **c.** A estimulação do nervo vago pode ser fornecida através de um gerador de pulso implantável. Ao estimular o núcleo vagal esquerdo, uma projeção inibitória influencia todo o córtex cerebral. Há relatos de redução de 50% na incidência de convulsões com a estimulação vagal.

220. **d.** As convulsões parciais simples estão associadas à preservação da consciência e ao envolvimento hemisférico unilateral. Podem se manifestar como sintomas motores ou sintomas somatossensoriais. As respostas psicóticas à atividade convulsiva incluem alucinações ou ilusões, além de uma sensação súbita de medo.

221. **a.** As convulsões atônicas, também conhecidas como crises de queda, são breves perdas de consciência e tônus postural não associadas a contrações musculares tônicas. As convulsões atônicas são mais frequentes em crianças com encefalopatias difusas e são caracterizadas por uma súbita perda do tônus muscular, que pode resultar em quedas com autolesões.

222. **c.** Os exemplos de cefaleias primárias são as enxaquecas, cefaleias tensionais e cefaleias em salvas. As cefaleias secundárias são causadas por doenças associadas.

223. **c.** A náusea não está associada à cefaleia tensional, mas os relatos de anorexia, fotofobia leve e fonofobia são comuns.

224. **d.** Embora os analgésicos e fármacos anti-inflamatórios não esteroides possam diminuir a dor da cefaleia tensional, o uso excessivo destas medicações causará cefaleias tensionais de rebote. Os hormônios estrogênicos podem piorar as cefaleias do tipo tensional. Os β-bloqueadores são usados para tratar as enxaquecas.

225. **a.** O nervo craniano V, ou nervo trigêmeo, está associado a funções sensoriais e motoras na face. Os nervos durais que inervam os vasos cranianos consistem em fibras que são praticamente nociceptoras em termos de função, por isso a estimulação dos vasos cranianos causa dor.

226. **c.** Se houver doença discal na região cervical inferior, o movimento compensatório das articulações dos processos articulares da espinha cervical superior fará a dor percorrer o nervo C1-4 até a interface do complexo do trigêmeo.

227. **a.** Quando uma ruptura do nervo vestibular em um lado causa perda dos disparos tônicos, o resultado é a liberação para o encéfalo de uma informação anormal sobre a posição ou movimento da cabeça. O encéfalo, que comparável de ambos os lados, interpreta então o estímulo anômalo como sendo movimento, quando a cabeça na verdade está em repouso.

228. **d.** Uma sensação de rotação pode representar a má adaptação do estímulo, refletindo um distúrbio unilateral. A hipotensão ortostática ou ruptura do sistema vestibular/somatossensorial usualmente se manifesta como sensação de "cabeça leve".

229. **a.** A sensação de vertigem para após 20-30 segundos de permanência na posição estática com vertigem posicional paroxísmica benigna.

230. **d.** A neuronite vestibular unilateral causa aparecimento súbito de vertigem rotatória, nistagmo horizontal espontâneo, náusea e vômito. Imediatamente após o aparecimento da hipofunção vestibular unilateral, há um intenso desequilíbrio.

231. **b.** A típica crise de hidropsia relacionada à síndrome de Ménière é vivenciada como uma sensação inicial de repleção da orelha, diminuição da audição e zumbido. A esta sensação, usualmente se segue vertigem rotatória, desequilíbrio postural, nistagmo e náusea.

232. **d.** A otite maligna externa, uma infecção que afeta idosos com diabetes ou imunossupressão, começa no canal auditivo externo e se dissemina para o osso temporal. Existe a possibilidade de dano permanente quando a infecção danifica as estruturas do labirinto ou o nervo craniano VIII.

233. **d.** Os distúrbios traumáticos, como a lesão medular espinal ou lesão cerebral, são mais frequentemente causados por colisões de veículos motorizados e costumam envolver desde adolescentes até indivíduos com idade em torno de 30 anos. Os outros distúrbios se manifestam com maior frequência entre 30 e 60 anos de idade, aproximadamente.

234. **b.** O acidente vascular encefálico se refere aos problemas neurológicos decorrentes da interrupção do fluxo sanguíneo para o encéfalo. Esta interrupção pode ser causada por hemorragia (sangramento) ou bloqueio produzido por um coágulo, resultando em isquemia (diminuição do oxigênio).

235. **d.** O fator ativador de plasminogênio tecidual possui propriedades trombolíticas, enquanto os antagonistas de glutamato têm propriedades neuroprotetoras. Os bloqueadores de canais de cálcio têm a habilidade de parar e reverter a cascata de eventos no pós-isquemia.

236. **a.** As medicações usadas após a lesão medular espinal previnem danos adicionais ao tecido neural e melhoram o reparo e a recuperação. A depressão é comum após a lesão cerebral traumática e lesão medular espinal.

237. **d.** Os sintomas mais comuns de distúrbios vestibulares são tontura, instabilidade, vertigem e náusea.

238. **c.** A esclerose múltipla é a doença em que placas de desmielinização no sistema nervoso produzem distúrbios de condução de mensagem ao longo dos nervos.

239. **b.** Os sintomas comuns incluem problemas visuais, problemas sensoriais (p. ex., formigamento e entorpecimento), enfraquecimento, fadiga, problemas de equilíbrio e perturbações da fala. O curso dos estágios iniciais é imprevisível.

240. **d.** Na esclerose múltipla progressiva secundária, a doença progride sem remissão e causa incapacitação grave.

241. **d.** Na esclerose múltipla recidivante-remitente, a doença parece entrar em remissão e o paciente se mostra relativamente assintomático, sem incapacitações funcionais. Este tipo de esclerose múltipla também é referido como benigno.

242. **b.** A clássica tríade de sintomas inclui tremor, rigidez e bradicinesia. A bradicinesia poderia ser substituída por acinesia.

243. **a.** A doença de Parkinson resulta de uma deficiência de dopamina, produzida em uma região encefálica chamada substância negra. A causa específica desta depleção é desconhecida.

244. **c.** O tremor, rigidez e bradicinesia exercem impacto significativo sobre a capacidade do paciente de manter o equilíbrio e realizar atividades como caminhar, subir escadas e alcançar. Os pacientes tendem a assumir uma postura curvada, caminhar com passos curtos e embaralhados, e perder os movimentos recíprocos.

245. **b.** Atualmente, não há cura disponível para esta doença e o tempo de sobrevida é de cerca de quatro anos (a partir do diagnóstico até a morte).

246. **c.** A eletroencefalografia envolve o registro do potencial ou atividade elétrica cerebral, por meio da colocação de eletrodos no couro cabeludo. Este exame é essencial ao diagnóstico e tratamento dos distúrbios convulsivos. A eletromiografia envolve o registro da atividade elétrica em um músculo durante o estado de repouso e durante a contração voluntária. Um estudo de velocidade de condução nervosa envolve o registro da velocidade com que os sinais elétricos são transmitidos ao longo dos nervos periféricos.

247. **c.** Quando o paciente exibe capacidade diminuída de receber e interpretar comunicações verbais ou escritas (afasia receptora), ou se o paciente apresenta comprometimento da capacidade de comunicação através da fala (afasia expressiva), o terapeuta precisa usar estratégias específicas para obter êxito ao trabalhar com o paciente.

248. **b.** Uma criança com retardo do desenvolvimento não atingiu os padrões de movimento previsíveis nem o comportamento associado às crianças da mesma faixa etária.

249. **d.** Os bebês recém-nascidos podem nascer com deformações posturais que estão relacionadas à posição em que permaneceram no ambiente intrauterino. O torcicolo muscular congênito é uma condição que pode estar associada a estes constrangimentos *in utero*.

250. **a.** O torcicolo muscular congênito se refere à postura da cabeça e do pescoço do bebê resultante do encurtamento de um músculo esternocleidomastoideo, que faz a cabeça se inclinar na direção desse músculo e ao mesmo tempo girar na direção oposta.

251. **a.** A causa da artrite reumatoide juvenil é desconhecida, embora tenham sido identificados genes associados a várias formas da doença. Similar a outros distúrbios autoimunes, a artrite reumatoide juvenil parece resultar de uma genética complexa e, possivelmente, de exposições ambientais.

252. **a.** O termo "pé torto" deriva da posição do pé afetado, que fica voltado para dentro e apontando para cima.

253. **b.** As crianças com espinha bífida e certas formas de paralisia cerebral são mais propensas a terem displasia do desenvolvimento no quadril, sendo monitoradas por meio de exames físicos regulares.

254. **d.** Na distrofia muscular de Duchenne, as mulheres não manifestam sintomas, mas são portadoras da doença, enquanto os homens manifestam sintomas. Meninos com distrofia muscular de Duchenne usualmente apresentam desenvolvimento normal até 3-5 anos de idade, quando então passam a evidenciar desgaste e enfraquecimento progressivo da musculatura dos membros inferiores, combinados a uma musculatura de panturrilha aumentada, ainda que fraca, e cordões calcâneos tensionados.

255. **a.** A meningomielocele é uma lesão aberta, com uma camada de pele protetora mínima ou nula cobrindo as raízes nervosas mais profundas. Esta condição é a mais grave dentre todos os defeitos de fechamento espinal, com potencial de vazamento do líquido espinal e infecção antes da intervenção cirúrgica e cicatrização.

256. **a.** Uma criança com síndrome de Down é caracterizada pelo baixo tônus muscular, perfil facial achatado, olhos voltados pata cima, baixa estatura, níveis variáveis de incapacitação intelectual, retardo do crescimento e desenvolvimento, nariz pequeno e narinas baixas, e cardiopatia congênita.

257. **d.** Cerca de metade a 2/3 das crianças com paralisia cerebral apresentam incapacitação intelectual. Os sinais iniciais da paralisia cerebral incluem sucção fraca, irritabilidade, hipertonia, hipotonia ou qualidade do movimento diminuída.

258. **a.** A fibrose cística é um distúrbio da função glandular exócrina e envolve o sistema respiratório, pâncreas, órgãos reprodutores e glândulas sudoríparas.

259. **c.** O desenvolvimento de reações posturais e marcos motores ocorre na mesma sequência que nos bebês normais, contudo a evolução de um bebê com síndrome de Down é mais lenta.

260. **c.** O envolvimento dos gânglios basais resulta em discinesia ou atetose. As lesões cerebelares produzem ataxia ou movimento instável. Não há envolvimento do corpo caloso.

261. **b.** A mielodisplasia pode envolver a coluna espinal inteira e não só a medula anterior. Os teratógenos são qualquer agente causador de anormalidade estrutural durante a gestação. O consumo excessivo de bebidas alcoólicas e o uso de drogas comprovadamente causam mielodisplasia. Embora a região espinal inferior seja mais propensa a ser afetada pela mielodisplasia, a condição pode estar relacionada a defeitos em qualquer parte da coluna espinal.

262. **c.** A exteriorização da função neurálgica pode ocorrer ao longo de toda a vida e as anormalidades da marcha frequentemente são a primeira queixa. O desenvolvimento da escoliose pode ser lento e deve ser monitorado pelo fisioterapeuta.

263. **a.** As contrações dos grupos musculares antagonistas produzem padrões recíprocos. Isto não é observado em crianças com paralisia cerebral.

264. **d.** Estes movimentos permanecem até os cinco meses de idade, quando se tornam associados à falta de movimento dos membros até a linha média.

265. **d.** A levodopa/carbidopa pode causar todos os efeitos listados, com exceção da bradicardia. Devido ao efeito de fase *"off"*, pode ser necessário definir horários que coincidam com o momento em que o paciente está em fase *"on"*.

266. **a.** Todos estes distúrbios do movimento são possíveis, contudo a discinesia tardia é irreversível e pode requerer alguma alteração imediata do fármaco prescrito.

Capítulo 2

267. **c.** A neuralgia e as miopatias são encontradas durante os tratamentos antivirais, enquanto todas as outras reações são raras. Para alguns fármacos, é importante orientar o paciente a beber bastante água durante a prática de exercícios extenuantes, a fim de evitar desidratação e precipitações de fármaco nos rins.

268. **a.** As reações adversas mais comuns são a sedação, confusão e comprometimento psicomotor.

269. **a.** Os agonistas colinérgicos estimulam os receptores muscarínicos e causam diarreia, sudorese, salivação, bradicardia, diminuição da pressão arterial e miose.

270. **b.** Percepção das relações espaciais. Os lobos parietais atuam integrando a informação sensorial para percepção das relações espaciais.

271. **d.** Espasticidade, hiper-reflexia, sinal de Babinski positivo. A fasciculação também é um sinal de distúrbios de motoneurônio inferior, porque representa a hipersensibilidade por desnervação do motoneurônio inferior. A síndrome do motoneurônio superior não produz rigidez. A rigidez é sinal de doença de gânglios basais. A hiporreflexia é sinal de lesões de motoneurônio inferior.

272. **c.** Uma lesão nas raízes nervosas de C5-6 resulta em paralisia de Erb. O flexor do ulnar do carpo é inervado pelas raízes nervosas de C8-T1.

273. **c.** A lesão mais comum do plexo braquial é nas raízes superiores, C5-6, resultando em paralisia de Erb.

274. **a.** O paciente tem dificuldade para encontrar um item em meio a um campo visual lotado; trata-se da discriminação imagem-fundo. A agrafia é a incapacidade de escrever. A orientação vertical e a consciência do esquema corporal estão relacionadas à autoconsciência do paciente.

275. **c.** Um neuroma doloroso no espaço entre a terceira e quarta cabeças metatarsais é chamado neuroma de Morton.

276. **c.** A atrofia da eminência hipotênar é sinal de lesão nervosa ulnar, enquanto as parestesias sobre o aspecto dorsal da mão são sintomas de lesão nervosa radial. A abdução do polegar e a pronação do antebraço com resistência diminuída são sinais de lesão no nervo mediano, porém os ramos motores do redondo pronador e do quadrado pronador surgem antes de o nervo mediano entrar no túnel do carpo.

277. **a.** Está comprovado que a raiz nervosa de C5 sai do espaço intervertebral de C4-5. As outras alternativas saem acima e abaixo deste nível.

278. **d.** O membro superior envolvido está nesta posição por causa do dano às raízes espinais de C5 e C6.

279. **b.** Um indivíduo com quadriplegia espástica apresenta talipes equinovaros. Este termo é sinônimo de "pé torto". O retropé estará em varo, enquanto o calcâneo será anormalmente pequeno.

280. **a.** Embora todas as alternativas ocorram em crianças com lesão medular espinal, a alternativa a é a mais correta. Durante o primeiro ano após a lesão da medula espinal, ocorre uma perda de 40% da densidade mineral óssea através da excreção de cálcio na urina.

281. **c.** A deficiência de vitamina C muitas vezes está associada a numerosos distúrbios do tecido conectivo, incluindo lesões na pele e gengivas, comprometimento da cicatrização de feridas e da pele, enfraquecimento muscular e dor articular.

282. **b.** Os tumores cancerosos muitas vezes produzem uma dor que é referida em sítios distantes da localização tumoral. A dor produzida no quadril é referida como dor na articulação sacroilíaca e no joelho.

283. **d.** O sangramento nas articulações, ou hemartrose, é uma das manifestações clínicas mais comuns de hemofilia, afetando significativamente as articulações sinoviais. O joelho é o mais frequentemente afetado, seguido do tornozelo, cotovelo, quadril, ombro e punho.

284. **b.** Quando o sangramento ativo cessa, o exercício muscular isométrico deve ser iniciado para prevenir a atrofia muscular. As séries de quadríceps são o único exercício listado com natureza isométrica.

285. **c.** O repouso no leito por três semanas produz um impacto mais profundo sobre a capacidade de trabalho físico, em comparação a três décadas de envelhecimento, por sua relevância na atrofia muscular e descondicionamento dos sistemas cardiovascular e pulmonar.

286. **d.** Treinar e praticar condicionamento de diversas maneiras e em momentos diferentes do mês pode ajudar as mulheres na prevenção contra lesões. Foi comprovada a efetividade do treino neuromuscular e proprioceptivo na prevenção de lesões do ligamento cruzado anterior em mulheres atletas.

287. **c.** O tamanho do coração da criança é menor do que o tamanho do coração de um adulto e, portanto, o volume sistólico da criança também é menor. Na criança, a frequência cardíaca durante o exercício submáximo e máximo é maior. As crianças devem ser monitoradas atentamente quanto à forma e postura corretas em todos os aspectos de um programa de treino.

288. **c.** Em todas as idades, as mulheres parecem ser mais vulneráveis do que os homens à perda de tecido magro.

289. **a.** A perda da função muscular parece ser devida à diminuição do conteúdo total de fibras, diminuição do tamanho da fibra muscular, comprometimento do mecanismo de acoplamento excitação-contração, ou diminuição das unidades motoras de limiar alto.

290. **a.** A causa da escoliose idiopática é indeterminada. A condição corresponde a 80% de todos os casos de escoliose.

291. **a.** A elevação do membro envolvido com insuficiência arterial leva a uma falta de fluxo sanguíneo ainda maior para a área. A hipóxia causa dor nos tecidos da perna.

292. **d.** O tabagismo é o mais evitável dos fatores de risco de doença arterial. As outras alternativas são consistentes com doença vascular. O tabagismo contribui para a aterosclerose ao promover acúmulo de lipídios nos vasos e ampliação da placa. O tabagismo também causa vasoconstrição e diminui a capacidade de transporte de oxigênio das hemácias ao carregá-las com monóxido de carbono.

293. **b.** A maioria dos pacientes desconhece o fato de que, mesmo quando suas feridas cicatrizam, a aderência à terapia de compressão ajuda a aliviar a recorrência destas feridas. Um total de 79% dos indivíduos que não aderem à terapia de compressão apresentam recorrência da ferida, em comparação à incidência de 4% de recorrência observada entre aqueles que seguem a terapia de compressão.

294. **c.** As queimaduras de espessura parcial podem ser subclassificadas em superficiais ou profundas. As queimaduras de espessura parcial superficiais exibem destruição da epiderme e dano mínimo às camadas superficiais da derme. Nas queimaduras de espessura parcial profundas, a epiderme e quase toda a derme estão destruídas.

295. **a.** As queimaduras de espessura integral são consideradas lesões graves. Este paciente não sobreviveria sem receber líquidos intravenosos, assim como o processo de cicatrização não ocorreria da forma correta sem um tratamento cirúrgico apropriado.

296. **b.** As queimaduras superficiais cicatrizam em 3-5 dias, sendo que as queimaduras de espessura parcial superficiais demoram em media 21 dias para cicatrizar. As queimaduras de espessura parcial profundas demoram mais de 21 dias para cicatrizar, enquanto as queimaduras de espessura total requerem tratamento cirúrgico e, portanto, implicam num tempo de cicatrização significativamente maior.

297. **c.** A cicatrização de feridas comumente é descrita em três fases: fase inflamatória, fase proliferativa e fase de remodelamento. É importante que todas as fases do tratamento de uma ferida ocorram simultaneamente, até certo ponto. Exemplificando, a inflamação poderia ocorrer durante a evolução do processo de proliferação.

298. **a.** Quando uma lesão qualquer é adquirida, ocorre uma fase inflamatória em que o reparo tecidual é iniciado. A perda de sangue inicial é minimizada por uma vasoconstrição imediata. Esta resposta vasoconstritora pode durar 5-10 minutos.

299. **b.** As feridas começam a se contrair discretamente durante a inflamação. Entretanto, a contração agressiva da ferida tem início durante a fase proliferativa. Os fibroblastos, em particular os miofibroblastos, possuem capacidade contrátil.

300. **a.** As feridas por insuficiência arterial são causadas pela perda primária de fluxo vascular para um sítio anatômico, com consequente morte tecidual. As outras alternativas são causas de insuficiência venosa.

301. **d.** As feridas causadas por insuficiência arterial comumente são encontradas na parte inferior da perna, incluindo os pés e dedos do pé. Devido à má circulação para a ferida, um exsudato mínimo (quando existente) pode ser observado.

302. **c.** As úlceras neuropáticas usualmente estão localizadas na superfície plantar do pé, nos pontos de pressão ou proeminências ósseas.

303. **d.** As úlceras de pressão são graduadas, de forma progressiva, em estágios I a IV. Uma ferida começará no estágio I, exibindo eritema não branqueável na pele intacta, e evoluirá para o estágio IV, em que exibirá perda de pele de espessura integral com extensiva destruição tecidual.

304. **b.** É provável que este paciente apresente diminuição do número de hemácias. Todas as outras alternativas são corretas. Inicialmente, a concentração de fibrinogênio cai, mas volta a aumentar no decorrer do processo de recuperação.

305. **a.** Esta é a ordem correta de incisão ou cicatrização da ferida após a cirurgia.

306. **a.** As tetraciclinas causam principalmente uma fotossensibilização tóxica, de modo que a luz solar ou a luz ultravioleta devem ser evitadas. As tetraciclinas também não devem ser administradas em crianças, por causa de problemas ósseos e dentais, e não devem ser tomadas com antiácidos que inibem sua absorção.

307. **c.** A febre e mal-estar poderiam ser sinais de infecção ou outras complicações médicas. Não são sinais de formação de cicatrização hipertrófica.

308. **b.** Estes sinais são característicos de uma úlcera por insuficiência arterial. Uma úlcera venosa muitas vezes está associada aos seguintes sintomas: ausência de dor em torno da ferida; ausência de gangrena; localização tipicamente na região medial do tornozelo; pele pigmentada ao redor da úlcera; e edema significativo. Uma úlcera trófica (também conhecida como úlcera de pressão ou de decúbito) é acompanhada de sensibilidade diminuída, calos na pele e ausência de dor, além de estar localizada sobre proeminências ósseas.

309. **a.** O exercício extenuante/intenso ou o exercício de longa duração, como a maratona, é seguido de comprometimento do sistema imune. O sistema imune é beneficiado pelo exercício moderado.

310. **a.** A mononucleose infecciosa é uma doença infecciosa aguda causada pelo vírus Epstein-Barr. O baço pode sofrer um aumento de 2-3 vezes o tamanho normal, causando uma dor no quadrante superior esquerdo que possivelmente é referida no ombro esquerdo e na região superior esquerda do trapézio. Os indivíduos afetados apresentam risco de ruptura esplênica e é necessário ter cuidado para evitar traumatismos.

311. **c.** Indivíduos debilitados apresentam risco aumentado de desenvolvimento de complicações relacionadas à gripe. Entre estes indivíduos, estão os adultos com mais de 65 anos, residentes de casas de repouso, pacientes com doença cardiovascular ou pulmonar crônica, e diabéticos.

312. **b.** A liberação de adrenalina nas terminações simpáticas aumenta a velocidade e a força das contrações musculares cardíacas, promove vasoconstrição periférica, e eleva a glicemia induzindo quebra da gordura. A adrenalina é liberada na resposta corporal ao estresse emocional ou físico agudo. O débito cardíaco e os níveis de glicemia sofrem elevação para preparar o corpo para a ação imediata.

313. **c.** O suprimento sanguíneo para a hipófise diminui com o avanço da idade, enquanto a tireoide se torna relativamente menor e mais inferiormente situada.

314. **c.** O espessamento do ligamento carpal transversal pode ocorrer em casos de distúrbios sistêmicos, como a acromegalia ou o mixedema. As condições endócrinas e metabólicas, como a acromegalia, diabetes, gravidez e hipotireoidismo podem aumentar as chances de desenvolvimento de túnel do carpo.

315. **d.** As outras alternativas são típicas de um paciente com diabetes tipo 2.

316. **c.** O tecido nervoso, eritrócitos, células intestinais, fígado e túbulos renais não requerem insulina para transportar glicose, além de serem os menos afetados pela deficiência de insulina.

317. **a.** O tremor agitante é deflagrado por tentativas de realizar movimento com o punho estendido e o antebraço fixo. Ocorre uma rápida flexão e extensão do punho para indicar um resultado de teste positivo. Esta anormalidade neurológica está associada à uremia, insuficiência respiratória, insuficiência cardíaca grave e insuficiência hepática.

318. **c.** A dor referida a partir dos sistemas hepático e biliar pode se manifestar em várias áreas, incluindo a área situada entre as escápulas, ombro direito, região superior direita do trapézio, área interescapular direita e área subescapular direita.

319. **c.** O fígado sofrerá diminuição de tamanho e peso com o avanço da idade, bem como diminuição do fluxo sanguíneo. O pâncreas sofre alterações estruturais, como fibrose, deposição de ácidos graxos e atrofia.

320. **d.** A icterícia é clinicamente caracterizada pela descoloração amarelada da pele, esclera e membranas mucosas. É resultante da hiperprodução de bilirrubina, déficits do metabolismo da bilirrubina e presença de doença hepática, ou ainda da obstrução do fluxo de bile.

321. **b.** Um dos sintomas mais comuns associados à cirrose é a ascite, que consiste no acúmulo de líquido na cavidade peritoneal ao redor dos intestinos. Esta distinção muitas vezes é um processo bastante demorado, feito ao longo de semanas a meses, que pode estar associado ao edema bilateral dos pés e tornozelos.

322. **d.** As neuropatias diabéticas, independentemente de estarem em estágio avançado, costumam estar associadas à manifestação de sinais e sintomas motores e sensoriais. Seguem um padrão de distribuição dependente da duração. Os dedos dos pés são afetados primeiro, seguidos dos pés e subsequente disseminação até as pernas. Como afetam vários nervos, as neuropatias diabéticas são polineuropatias.

323. **b.** O sexo masculino apresenta maior predisposição ao desenvolvimento de úlceras neuropáticas secundárias ao diabetes. As outras alternativas constituem fatores de alto risco.

324. **c.** No diabetes tipo 1, há destruição autoimune das células β secretoras de insulina, no pâncreas. O aparecimento do diabetes tipo 1 geralmente ocorre na puberdade, mas pode surgir a partir dos nove meses de idade ou, mais tardiamente, até a quinta década da vida. As outras alternativas são indicativas de diabetes tipo 2.

325. **d.** O pé equino é definido pelo encurtamento do tendão de Aquiles, enquanto o hálux limitado consiste na amplitude de movimento limitada da articulação metatarsofalângica do hálux. O hálux valgo é o desvio lateral do hálux em relação à diáfise do primeiro metatarso.

326. **a.** Devido ao amplo envolvimento do nervo motor, os membros inferiores geralmente são mais envolvidos do que os membros superiores. Os reflexos distais apresentam maior envolvimento do que os reflexos proximais. Os reflexos costumam ser bilateralmente iguais.

327. **b.** A taquicardia poderia ser resultante do excesso de hormônio da tireoide e, neste caso, o paciente pode precisar de um ajuste de dose. A superdosagem de propiltiouracil pode causar letargia e ganho de peso.

328. **c.** O acesso direto aumentará a probabilidade de os terapeutas serem os primeiros prestadores de assistência em numerosas condições. A avaliação de fatores de risco é útil para identificar problemas imunológicos, mas a causa e o risco de desenvolvimento de muitas condições permanecem indeterminados. A progressão da doença é comum com diferentes sinais e sintomas, enquanto o reconhecimento antecipado da imunodisfunção pode melhorar o curso da doença.

329. **c.** Todas as outras características são de receptores colinérgicos, com exceção da alternativa a, que não é característica de nenhum grupo de receptores.

330. **d.** A pele seca é sinal de coma diabético.

331. **d.** Um indivíduo em coma diabético apresenta hipotensão arterial.

332. **c.** Um indivíduo usualmente é diagnosticado com diabetes tipo 1 até os 25 anos de idade. O diabetes tipo 2 em geral é diagnosticado a partir dos 40 anos ou mais. A cetoacidose é um sintoma do tipo 1. O metabolismo de ácidos graxos no fígado causa esta condição, que consiste no excesso de cetonas. O diabetes

tipo 2 pode ser controlado apenas por meio da dieta (dependendo da gravidade da doença), mas um paciente com diabetes tipo 1 precisa de insulina.

333. **a.** A pneumonite por radiação é resultante de uma inflamação intersticial significativa, que cria diminuição das trocas gasosas. Ocorre usualmente em dois dias a três meses após a conclusão da radioterapia e é tipicamente resolvida em 6-12 meses. Todas as outras alternativas são efeitos tardios da radiação ionizante.

334. **a.** Na posição vertical, a pressão arterial nas veias dos membros inferiores é de aproximadamente 100 mmHg. A contração do músculo gastrocnêmio comprime e esvazia as veias profundas, promovendo o retorno venoso e diminuindo a pressão venosa. A pressão ambulatória junto aos sistemas venoso e capilar é inferior a 20 mmHg.

335. **b.** O paciente apresenta claudicação intermitente. Esta condição é causada por isquemia a partir do envolvimento arterial dos membros inferiores. A dor resulta da falta de oxigênio para os tecidos do membro inferior. A dor da insuficiência venosa surge mais tardiamente no curso da progressão desta doença, e geralmente piora quando membro está sujeito à dependência da gravidade.

336. **d.** O vírus sincicial respiratório causa surtos anuais de pneumonia e outras doenças respiratórias. A infecção por este vírus é a principal causa de internação de pacientes muitos jovens.

337. **b.** A dispneia aliviada por padrões respiratórios específicos ou posicionamento do corpo é mais propensa a ter origem pulmonar e não cardíaca.

338. **a.** A alternativa c descreve as medicações de angiotensina II, enquanto os antiarrítmicos alteram os padrões de condução no coração. Os anticoagulantes previnem a formação de coágulos sanguíneos.

339. **a.** A hipotensão ortostática costuma ser acompanhada de tontura, visão turva ou perda da visão, e síncope/desmaio.

340. **c.** A miocardiopatia dilatada é caracterizada por fadiga, enfraquecimento e angina análoga à dor torácica. A miocardiopatia restritiva está associada a manifestações clínicas relacionadas a uma diminuição do débito cardíaco, como fadiga, falta de ar e edema periférico.

341. **d.** Uma tosse produtiva com escarro purulento pode indicar infecção, enquanto uma tosse produtiva com escarro não purulento é inespecífica como indicação de irritação das vias aéreas.

342. **b.** Os sons baixos ouvidos predominantemente durante a inspiração são indicativos de estalos ou estertores. Um som agudo e áspero ouvido durante a inspiração é definido como sendo um estridor, enquanto um sibilo é um som de assobio contínuo e alto ouvido durante a expiração.

343. **b.** O envelhecimento é acompanhado de redução gradual do fluxo sanguíneo para os rins, acoplada a uma diminuição de néfrons. Como resultado, os rins

se tornam menos eficientes na remoção dos resíduos presentes no sangue e há certo aumento do volume de urina com o envelhecimento. Uma tendência a uma maior vasoconstrição renal se torna evidente no adulto de idade avançada.

344. **d.** O aumento da incidência de infecções no trato urinário em gestantes resulta da dilatação do sistema urinário superior, diminuição da atividade peristáltica dos ureteres e deslocamento da bexiga urinária.

345. **d.** Entre os aspectos clássicos das infecções do trato urinário em crianças maiores e adultos, estão a frequência, urgência, disúria, notúria, febre, calafrios e mal-estar. As alterações do estado mental, em especial a confusão ou aumento da confusão, são aspectos proeminentes das infecções do trato urinário na população idosa.

346. **b.** Os cálculos de cálcio são o tipo mais comum de cálculo. Os cálculos de estruvita estão relacionados a infecções recorrentes do trato urinário por organismos produtores de urease. Os cálculos úricos resultam do nível aumentado de urato no sangue e cristais de ácido úrico na urina. Os cálculos de cistina são incomuns e têm como causa um distúrbio hereditário chamado cistinúria.

347. **b.** Os sítios mais comuns de calcificação extraesquelética incluem as artérias coronárias, pulmões, pele, artérias periféricas, articulações e córnea.

348. **c.** A incontinência funcional ocorre em indivíduos com controle urinário normal, porém com dificuldade para chegar ao banheiro a tempo em decorrência de uma disfunção muscular ou articular. A incontinência por estresse consiste na perda de urina durante a realização de atividades que aumentam a pressão intrabdominal. A incontinência por fluxo excessivo é o vazamento constante de urina a partir de uma bexiga que, apesar de cheia, está impossibilitada de ser esvaziada.

349. **a.** Nas alterações degenerativas normais que ocorrem no sistema reprodutivo, os testículos se tornam menores do que o normal.

350. **d.** A água aquecida é injetada dentro de um balão e não na uretra. O calor destrói o excesso de tecido da próstata. Este procedimento é realizado no contexto ambulatorial, mas o paciente subsequentemente deve usar um cateter por 1-3 semanas.

351. **b.** Recentemente, foi demonstrado que o estrógeno e a progestina aumentam o risco de câncer de mama, cardiopatia, acidente vascular encefálico e coágulos sanguíneos em mulheres que tomaram medicações após a menopausa. Embora a reposição de estrógeno tenha produzido alguns benefícios, estes não superaram os riscos.

352. **c.** Embora esta paciente possa apresentar alguns sintomas que também correspondem à incontinência por urgência, a definição de incontinência funcional é a seguinte: a incontinência funcional ocorre quando um indivíduo reconhece a necessidade de urinar, mas apresenta uma mobilidade limitada que o impede de

chegar ao banheiro a tempo para eliminar a urina. As causas da incontinência funcional incluem confusão; demência; visão precária; mobilidade precária; destreza precária; indisposição para ir ao banheiro consequente à depressão, ansiedade ou raiva; ou estar em uma situação que impossibilite ir ao banheiro.

353. **a.** O prolapso uterino ocorre quando os ligamentos e músculos do assoalho pélvico são estirados e enfraquecem, fornecendo sustentação inadequada ao útero. Em consequência, o útero desce para dentro do canal vaginal.

354. **c.** Devido à localização do bebê, todas as estruturas (com exceção das mamas) podem ser comprimidas em algum ponto durante a gestação.

355. **a.** Os fatores preditivos da lombalgia após a gestação incluem o aparecimento significativamente precoce da dor durante a gestação; a idade materna adiantada; índice de massa corporal maior; níveis mais altos de dor lombar e pélvica durante a gestação, além de hipermobilidade articular.

356. **b.** Embora esta paciente também possa apresentar certo declínio de órgão pélvico, seus sintomas mais provavelmente correspondem à incontinência por urgência, que é definida como sendo a "perda involuntária de urina que ocorre sem motivo evidente, diante da sensação repentina de necessidade ou urgência de urinar; tem como causa mais comum as contrações involuntárias e inadequadas do músculo detrusor".

357. **d.** O uso de fármacos anti-inflamatórios não esteroides está associado a um amplo espectro de efeitos colaterais. Entretanto, os efeitos colaterais mais sérios são observados com frequência no trato gastrintestinal, rins e sistema cardiovascular.

358. **c.** Os efeitos colaterais dos esteroides anabólicos frequentemente são a acne vulgar e a intensificação do impulso sexual, crescimento de pelos no corpo e comportamento agressivo. Há também suscetibilidade à distensão do bíceps e tendão patelar. Os terapeutas devem sempre obter uma história abrangente, buscando a possibilidade de uso abusivo de esteroide anabolizante.

359. **c.** Pesquisas mostraram que os indivíduos em processo de recuperação da quimioterapia não devem ser orientados a permanecer em repouso e sim a aumentar os níveis de atividade física sem exceder o limite de tolerância de cada um. O repouso prolongado e o nível de atividade diminuído, aliados a perturbações do sono ou excesso de sono, podem contribuir para a fadiga aumentada.

360. **a.** A febre eleva o metabolismo sistêmico e aumenta o consumo de oxigênio. Como resultado, há diminuição da resistência vascular e consequente produção de hipotensão, além de aumento do débito cardíaco para elevação do fluxo sanguíneo e fornecimento de oxigênio aos órgãos.

361. **b.** A alternativa b é verdadeira para os meninos, mas não é válida para as meninas. A curva de força das meninas se mantém linear durante a puberdade e não apresenta elevação aguda.

362. **c.** Devido à força aumentada destes grupos musculares, em comparação a suas contrapartes, as contraturas nestes planos são comuns em pacientes com mielomeningocele. As contraturas prolongadas resultariam possivelmente em subluxação ou deslocamento.

363. **c.** Embora existam numerosos fatores de risco associados à gravidez, as mulheres com lesão medular espinal são capazes de dar à luz a filhos com segurança. Elas devem ser estreitamente acompanhadas pelo obstetra, que está familiarizado com as necessidades especiais de mulheres com lesão de medula espinal.

364. **a.** A perda do equivalente a mais de 10% do peso corporal aumenta o risco de formação de úlceras de pressão em 74%. Há relatos confiáveis de que os pacientes precisam manter um estado nutricional ótimo para o corpo curar as úlceras de pressão. As necessidades calóricas do tecido da ferida aumentam para 50% acima do nível basal.

365. **b.** As contrações consistentes e forçadas do gastrocnêmio auxiliam o mecanismo de bomba a movimentar o sangue venoso de volta para o coração. Embora as outras alternativas sejam importantes, a alternativa b é a única com implicações para insuficiência venosa.

366. **d.** As úlceras neuropáticas estão associadas ao estresse mecânico e perda sensorial. Isto poderia ocorrer a partir de uma doença vascular periférica, diabetes melito ou outros distúrbios do sistema nervoso central. As úlceras neuropáticas em geral não estão associadas à insuficiência cardíaca congestiva.

367. **b.** A neuropatia é comum em adultos de idade avançada que foram vítimas de queimaduras elétricas e queimaduras graves. O posicionamento ou aplicação de curativos de compressa de forma inadequada pode contribuir para o desenvolvimento de neuropatia no decorrer da cura do paciente.

368. **b.** Há evidências de que a atividade física diminui a pressão arterial; melhora o perfil lipídico diminuindo os níveis de triglicerídeos e colesterol total ao mesmo tempo em que aumenta os níveis de lipoproteína de alta densidade; melhora a sensibilidade à insulina; e melhora a função endotelial – com todas estas ações contribuindo para diminuir o risco cardiovascular.

369. **c.** A miopatia alcoólica aguda é uma síndrome de dor, sensibilidade e edema muscular que ocorre após a ingesta aguda e excessiva de bebida alcoólica. Os músculos proximais dos membros, os cíngulos dos membros inferior e superior, e os músculos da caixa torácica são os mais comumente afetados.

370. **d.** O exercício não é recomendado para indivíduos com índice de massa corporal inferior a 18. Os programas de exercício extenuante, como os exercícios aeróbicos, somente são introduzidos depois que o indivíduo entra na faixa de peso de manutenção, desde que a condição seja considerada estável do ponto de vista médico.

371. **d.** A polineuropatia tóxica afeta primeiro a parte distal dos membros, refletindo a maior vulnerabilidade dos axônios dos nervos mais longos. As perturbações

sensoriais usualmente são relatadas como sensação de formigamento ou queimação distribuída segundo um padrão de "luva-e-meia".

372. **b.** No primeiro trimestre de gestação, o número e gravidade de episódios de enxaqueca aumentam. As cefaleias diminuem no segundo trimestre e voltam a aumentar no terceiro trimestre da gestação. A enxaqueca pode ser deflagrada durante o parto e pode ser mais prevalente nas semanas e meses subsequentes ao nascimento do bebê.

373. **a.** A síndrome do túnel do carpo, osteoartrite da articulação basilar do polegar, e capsulite adesiva são condições que provavelmente aumentam de incidência após a menopausa, de forma primariamente relacionada aos níveis diminuídos de estrógeno.

374. **b.** Alterando a taxa de ventilação, o sistema respiratório compensa as anormalidades de pH. O sistema renal contribui para a regulação do pH alterando a quantidade de hidrogênio que passa através da urina e sintetizando íons bicarbonato.

375. **a.** As medicações anticoncepcionais combinadas aumentam o risco de tromboembolia que, por sua vez, é drasticamente aumentado pelo tabagismo. Todas as outras alternativas não devem ocorrer ou não devem ser afetadas.

376. **d.** Todas as outras reações listadas podem ocorrer, exceto a dor articular ou muscular.

377. **a.** A difenidramina é um anti-histamínico que bloqueia a histamina ou os receptores de histamina-1, e está sendo usada no tratamento de condições alérgicas (apenas de tipo 1). Pode causar sedação, visão turva, ressecamento da boca e da pele, intolerância a lentes de contato, constipação e hesitação urinária (principalmente por suas ações anticolinérgicas, que são mais pronunciadas em idosos).

378. **c.** Todas as reações adversas listadas podem resultar da supressão de plaquetas e formação de hemácias, bem como do dano hepático (apenas no caso de alguns fármacos), porém os problemas gastrintestinais incluem uma diarreia que frequentemente pode ser grave.

379. **c.** É possível alcançar estes reflexos, porque os aferentes somáticos e viscerais entram na medula espinal no mesmo nível. As fontes somáticas que geram os sintomas viscerais são conhecidas como reflexos somatoviscerais.

380. **d.** Uma revisão das atuais diretrizes para exercícios seguros recomendaria evitar os exercícios que impõem risco direto de traumatismo à região abdominal. Entretanto, a continuidade de um programa de exercícios, de forma moderada, é altamente recomendada para a saúde da mãe e do bebê durante a gestação.

381. **b.** Embora as outras alternativas contribuam para as alterações posturais associadas à gravidez, o amplo desvio do centro de gravidade que ocorre anteriormente produz o efeito mais significativo.

382. **a.** O teste de Waddell é usado para identificar pacientes que sofrem dores de origem não orgânica.

383. **b.** Durante a gestação, uma mulher normalmente apresenta aumento da frequência cardíaca em repouso e diminuição da frequência cardíaca durante o exercício. Esta alteração é comparada à frequência cardíaca dessa mulher em particular antes da gravidez. As outras respostas sobre gestação são verdadeiras.

384. **d.** A população geriátrica usualmente apresenta temperatura corporal diminuída em decorrência de uma dieta pobre, estado cardiovascular deprimido e taxas metabólicas diminuídas.

385. **b.** O posicionamento em supinação após o primeiro trimestre de gestação está associado a um débito cardíaco diminuído.

CAPÍTULO 3

Intervenções

Perguntas

1. Em que estágio do HIV é aconselhável que um paciente individual realize exercícios moderados ou intensos?
    a. Estágio inicial do HIV
    b. HIV avançado
    c. HIV crônico
    d. Doença que progrediu para AIDS

2. Qual é o conselho correto a ser dado a um paciente que está infectado com HIV?
    a. Exercício é uma atividade segura e benéfica para a pessoa infectada com HIV
    b. Excesso de treinamento deve ser encorajado
    c. Competição atlética é aconselhável para indivíduos com sintomas de leve a moderados
    d. Pacientes sintomáticos devem continuar exercícios agressivos

3. Um paciente com diagnóstico de síndrome de fadiga crônica começa fisioterapia ambulatorial. Qual dos seguintes seria uma prescrição de exercício adequada para esse paciente?
    a. Caminhada em esteira inclinada × 20 minutos
    b. Ergométricos para a parte superior do corpo × 5 minutos
    c. Hidroginástica de baixo impacto
    d. Esteira inclinada × 10 minutos

4. Um paciente nos estágios agudos de fibromialgia começa intervenção de fisioterapia. Qual das seguintes seria uma prescrição de exercícios adequada para esse paciente?
    a. Exercícios de carga baixa de 30 minutos ou mais
    b. Sessões de exercícios curtas e intensas
    c. 5 a 10 minutos de exercícios de carga baixa
    d. 30 minutos de exercícios ergométricos para a parte superior do corpo

5. Um indivíduo com hipertiroidismo está começando fisioterapia ambulatorial. O que você esperaria observar clinicamente nesse paciente?
    a. Fadiga
    b. Taxa cardíaca de menos de 80 batidas/minuto
    c. Convulsividade muscular proximal
    d. Débito cardíaco normal ou aumentado durante exercícios

6. Qual das seguintes é VERDADEIRA em relação à reabilitação de um paciente após paratireidectomia?
   a. O paciente deve deitar com a cabeça para baixo e os pés elevados
   b. Exercícios nas extremidades superiores devem começar imediatamente
   c. Deambulação inicial é contraindicada
   d. Exercício resistido leve é contraindicado

7. Qual dos seguintes irá ocorrer com capsulite adesiva associada a diebetes?
   a. Perda de rotação externa e adução
   b. Limitação igual na rotação externa e rotação interna
   c. Limitação na hiperextensão e rotação interna principalmente
   d. Limitação na flexão e abdução somente

8. Qual dos seguintes é um conselho correto para um paciente com diabetes tipo 2 submetido a um programa de exercícios?
   a. Exercícios são uma modalidade de tratamento valiosa para diabetes tipo 2
   b. Hipoglicemia é um problema comum para o indivíduo com diabetes tipo 2 iniciando um programa de exercícios
   c. Exercícios podem ser iniciados se os níveis de glicose no sangue forem 60 mg/dL ou menos
   d. É aconselhável começar exercícios vigorosos uma hora antes de tentar dormir à noite

9. O fisioterapeuta de cuidados domésticos está atualmente tratando de um paciente com diagnóstico de encefalopatia hepática. O paciente relata que no dia anterior ele teve fezes incomuns pretas/escuras. O que o fisioterapeuta deve fazer após receber essa informação?
   a. Prosseguir com o tratamento
   b. Diminuir a intensidade do tratamento
   c. Contatar o médico que encaminhou/o fisioterapeuta supervisor
   d. Aumentar a intensidade do tratamento

10. O fisioterapeuta está fornecendo intervenção para um paciente no hospital diagnosticado com pancreatite aguda. O paciente pergunta ao fisioterapeuta que posições podem aliviar a dor abdominal. Qual dos seguintes é um conselho incorreto para dar a esse paciente?
    a. Inclinar-se para frente enquanto estiver sentado
    b. Sentar ereto
    c. Usar a posição supina com as pernas estendidas
    d. Deitar sobre o lado esquerdo em posição flexionada fetal

11. Um paciente com diabetes está recebendo intervenção de fisioterapia, qual dos seguintes NÃO seria um foco de tratamento?
    a. Reforço das extremidades inferiores
    b. Reforço nas extremidades superiores
    c. Alterar o processo da doença
    d. Treinamento de resistência

12. Qual das afirmações seguintes é VERDADEIRA em relação à amplitude de movimentos (ADM) do pé diabético?
    a. Limitações são a menor preocupação na formação de uma ferida neuropática
    b. Limitações de ADM podem causar picos de pressão anormais durante a marcha e assim contribuir para formação de úlceras
    c. Mensuração da ADM durante um exame de pé é importante somente se houver úlcera presente
    d. Somente limitações de dorsiflexão do tornozelo afetam o risco de ulceração

13. Um jogador de beisebol de 14 anos de idade tem diabetes tipo 1 e usa uma bomba de insulina. Seus colegas de equipe querem saber mais sobre sua condição. Você informa a eles que todas as afirmações seguintes sobre insulina estão corretas, EXCETO qual?
    a. Facilita o transporte de glicose para fora da célula e dentro da corrente sanguínea
    b. É secretada das células beta do pâncreas
    c. Diminui os níveis de glicose no sangue
    d. Pode estar presente em níveis diminuídos naqueles com diabetes melito tipo 2

14. Para diminuir o risco de hipoglicemia em um paciente com diabetes tipo 1 insulino-dependente, qual dos seguintes é inadequado?
    a. Comer ou beber uma porção alta em carboidratos 30 minutos antes dos exercícios
    b. Exercitar músculos que não tiveram injeção de insulina recentemente
    c. Comer uma porção de carboidratos para cada 30 ou 45 minutos de exercícios
    d. Exercitar-se no momento de pico de efeito da insulina

15. Um fisioterapeuta está discutindo parâmetros adequados de exercícios para um paciente com diabetes tipo 2. Que afirmação reflete conselho inadequado para o paciente?
    a. Não comece a exercitar-se se o nível de açúcar no sangue estiver mais alto do que 100 mg/dL
    b. Esteja certo de estar adequadamente hidratado
    c. Evitar injeções de insulina nas extremidades ativas pelo menos uma hora antes de exercitar-se
    d. Exercitar-se com intensidade moderada e usar a Escala de Borg de Esforço Percebido para ajudar a determinar a resposta ao exercício

16. Qual é o componente mais importante de um programa de exercícios para melhorar a resistência de um paciente após um período de descondicionamento?
    a. Educação
    b. Um programa de caminhadas
    c. Exercícios diários de alongamento
    d. Monitoramento constante pelo fisioterapeuta

17. Um paciente acabou de começar exercícios após uma longa crise com pneumonia. O fisioterapeuta começa a fazer com que o paciente caminhe pelo hall de uma instalação de internação. O coração do paciente em descanso estava a 86

batidas/minuto, e 2 minutos após início da deambulação o fisioterapeuta observa que a taxa cardíaca é agora 74 batidas/minuto. Qual é o curso de ação adequado a ser adotado pelo fisioterapeuta?
   a. Continuar a deambulação
   b. Parar a deambulação imediatamente e fazer com que o paciente sente
   c. Aumentar a intensidade da deambulação
   d. Contatar o fisioterapeuta supervisor

18. Um paciente está iniciando um programa de exercícios em fisioterapia ambulatorial após um período significativo de descondicionamento. Das escolhas que seguem, qual é a mais importante a ser incluída no programa de descondicionamento desse paciente?
   a. Um programa de caminhadas
   b. Exercícios na bicicleta ergométrica
   c. Períodos de aquecimento e esfriamento
   d. Um teste de exercícios graduados antes de iniciar o programa

19. Um paciente está iniciando um programa de exercícios. Assumindo que o paciente não se exercita há vários anos, qual seria sua taxa cardíaca alvo?
   a. 30% a 40% da taxa cardíaca máxima estimada
   b. 40% a 50% da taxa cardíaca máxima estimada
   c. 55% a 65% da taxa cardíaca máxima estimada
   d. 65% a 75% da taxa cardíaca máxima estimada

20. Qual deve ser a frequência de exercícios para um paciente gravemente descondicionado no início da terapia de intervenção?
   a. 1 vez por semana
   b. 3 vezes por semana
   c. 5 vezes por semana
   d. 7 vezes por semana

21. Qual é a posição correta para drenagem bronquial de segmentos anteriores de ambos os lóbulos superiores?
   a. Deitado sobre o lado esquerdo
   b. Sentado ereto
   c. Deitado supino
   d. Deitado sobre o lado direito

22. Qual é o principal benefício da respiração diafragmática?
   a. Expansão melhorada e ventilação dos lóbulos superiores
   b. Limpeza melhorada das vias aéreas
   c. Melhora nos déficits posturais do tórax
   d. Dispneia reduzida

23. Quais mudanças a respiração com os lábios franzidos obtém?
   a. Aumenta a limpeza das vias aéreas
   b. Ajuda a expandir os alvéolos
   c. Reduz o trabalho físico de expiração
   d. Reduz a taxa respiratória

Intervenções 157

24. Qual das seguintes intervenções de fisioterapia tem mais probabilidade de ajudar um paciente com dispneia?
    a. Um programa de exercícios aeróbicos
    b. Drenagem postural
    c. Um programa de treino de força
    d. Treinamento com dispositivo de assistência

25. Força em quais grupos musculares é mais necessária para tosse eficaz?
    a. Músculos expiratórios do tórax, e extensores lombares
    b. Músculos inspiratórios do tórax, e músculos abdominais
    c. Músculos expiratórios do tórax, e músculos abdominais
    d. Músculos inspiratórios do tórax, e extensores lombares

26. Qual é geralmente o primeiro sinal de desconforto respiratório com oxigenação inadequada durante os exercícios?
    a. Cianose nos lábios
    b. Dilatação das narinas
    c. Leitos ungueais brancos
    d. Taxa respiratória aumentada

27. Quais dos seguintes são considerados músculos acessórios primários da inspiração?
    a. Abdominais e extensores das costas
    b. Esternocleidomastoideo e músculos escalenos
    c. Esternocleidomastoideo e extensores lombares
    d. Músculos escalenos e trapézio superior

28. Que estratégia para limpeza das vias aéreas é descrita pelo seguinte: O paciente é instruído a inspirar uma respiração média então comprimir os músculos abdominais firmemente enquanto expira com força com a glote aberta. O paciente deve retornar à respiração normal delicada por aproximadamente 30 segundos e então expirar com força com a glote aberta?
    a. Técnica expiratória forçada
    b. Ciclo ativo de técnica respiratória
    c. Drenagem autogênica
    d. Tosse

29. Uma paciente com fibrose cística recentemente esteve envolvida em uma colisão de veículo automotivo. A paciente tem pressão intracraniana crescente. Por causa do estágio avançado da fibrose cística, a paciente requer drenagem postural e fisioterapia de tórax para o lóbulo médio direito dos pulmões. Qual é o posicionamento correto para essa intervenção?
    a. Paciente na posição deitada sobre o lado esquerdo com o pé da cama elevado 35 centímetros
    b. Paciente sentada
    c. Paciente na posição deitada sobre o lado esquerdo em um leito plano
    d. Paciente na posição deitada sobre o lado esquerdo com o pé da cama elevado 50 cm

30. Quando o fisioterapeuta deve usar vibração para liberar secreções dos pulmões de um paciente com doença pulmonar obstrutiva?
    a. Antes da inspiração
    b. Durante a fase de inspiração
    c. Durante a fase de expiração
    d. Após expiração

31. Qual é a posição correta para reduzir dispneia em pacientes com limitações graves de pressão inspiratória associadas a doença pulmonar obstrutiva crônica?
    a. Em pé
    b. Supina
    c. Pronada
    d. Sentado com postura flexionada para frente

32. Em um paciente com falência cardíaca, qual das seguintes NÃO é uma razão para finalizar a sessão?
    a. Hipotensão sintomática
    b. Início agudo de chiados nos pulmões
    c. Fibrilação atrial controlada
    d. Sintomas de dispneia e fadiga em repouso

33. Qual das seguintes é uma informação incorreta com relação à intervenção de exercícios em um paciente após transplante cardíaco?
    a. O paciente deve realizar aquecimento e resfriamento adequados
    b. O paciente deve aderir a precauções do esterno
    c. Exercícios com carga de peso podem reduzir a perda óssea causada pela medicação necessária
    d. A taxa cardíaca alvo deve ser usada para os exercícios

34. Assaltos curtos de exercícios de intensidade moderada são seguros e eficazes para melhorar qual dos seguintes em pacientes com falência cardíaca?
    a. Força
    b. Qualidade de vida
    c. Amplitude de movimentos
    d. Força

35. Que tipo de exercícios deve ser evitado por pacientes com falência cardíaca?
    a. Isométrico
    b. Aeróbico
    c. Isotônico
    d. Amplitude de movimentos

36. Em que ponto da escala de angina o paciente deve parar de exercitar-se?
    a. Estágio I
    b. Estágio II
    c. Estágio III
    d. Estágio IV

37. Qual das seguintes atividades teria a amplitude MET mais alta?
    a. Ir ao banheiro
    b. Caminhar em superfícies niveladas
    c. Passar aspirador
    d. Limpar neve com uma pá

38. Quais são os três fatores mais importantes que afetam o risco de exercícios em pacientes com falência cardíaca?
    a. Idade, intensidade do exercício, e presença de doença cardíaca isquêmica
    b. Idade, níveis de retenção de fluidos, sexo
    c. Nível de participação do paciente, idade, intensidade do exercício
    d. Presença de doença cardíaca isquêmica, idade, e níveis de retenção de fluidos

39. Um paciente com capacidade funcional de menos de 3 METs está iniciando reabilitação cardíaca. Por cerca de quanto tempo o paciente conseguirá tolerar exercícios antes de descansar?
    a. 5 minutos
    b. 15 minutos
    c. 20 minutos
    d. 30 minutos

40. Qual das seguintes intervenções NÃO é indicada para pacientes que estão recebendo ventilação mecânica?
    a. Posicionamento corporal supino
    b. Treinamento funcional e de exercícios
    c. Exercícios de respiração profunda ou outras técnicas para aumentar a ventilação
    d. Técnicas de redução de estresse e ansiedade

41. Em qual dos seguintes cenários é aceitável continuar exercícios funcionais com um paciente com falência respiratória?
    a. Hipotensão associada a diaforese
    b. Dispneia grave
    c. Saturação de menos de 90% no O_2 suplementado
    d. Classificação na escala de angina ¼

42. Quais dos seguintes músculos são considerados músculos de expiração acessória?
    a. Intercostais internos
    b. Intercostais externos
    c. Intercostais paraesternais
    d. Escalenos

43. Qual das seguintes intervenções NÃO deve ser usada com drenagem linfática manual?
    a. Bandagens ou trajes de compressão
    b. Exercícios
    c. Cuidados com a pele
    d. Bomba de compressão pneumática

44. Seis meses após completar um curso de fisioterapia descongestionante completa, uma paciente com linfedema secundário após dissecção de nódulo linfático axilar se apresenta com perda de peso de dez quilos e um aumento rápido de 30% na circunferência do membro afetado. Qual dos seguintes você deve fazer?
    a. Aumentar as horas por dia em que ela usa um traje de compressão
    b. Informar seu fisioterapeuta supervisor ou o médico da paciente
    c. Recomendar que a paciente coma menos proteína
    d. Descontinuar a terapia e dar alta para a paciente

45. Drenagem linfática manual NÃO deve ser realizada em pacientes com que condições?
    a. Diabetes melito
    b. Falência cardíaca congestiva
    c. Hipertensão
    d. Histórico de câncer

46. Qual das seguintes NÃO é uma precaução permanente para uma pessoa com linfedema?
    a. Nenhuma mensuração de pressão sanguínea da extremidade envolvida
    b. Nenhuma bolsa de gelo na extremidade afetada
    c. Nenhuma picada com agulha ou colheita de sangue na extremidade afetada
    d. Tratamento imediato e cuidadoso de acompanhamento de qualquer rompimento na pele do membro afetado

47. Em qual dos seguintes casos NÃO seria aconselhável usar terapia de compressão?
    a. Um paciente com úlcera venosa
    b. Um paciente com índice tornozelo-braquial de 1
    c. Um paciente com falência cardíaca congestiva
    d. Um paciente com insuficiência venosa

48. Das escolhas dadas, qual é a frequência correta de exercícios aeróbicos para que uma pessoa obesa produza perda de peso significativa?
    a. 1 vez por semana
    b. 2 vezes por semana
    c. 3 vezes por semana
    d. 4 vezes por semana

49. Qual dos seguintes valores laboratoriais representa uma contraindicação à intervenção de fisioterapia?
    a. Hemoglobina de menos de 8 g/dL
    b. Hematócrito de 30% a 32%
    c. Contagem de leucócitos de 7.500/mm^3
    d. Contagem de leucócitos de 10.000/mm^3

50. Qual dos seguintes é um fator pós-operatório que irá influenciar a taxa de recuperação após cirurgia torácica?
    a. Umidade ruim nos pulmões
    b. Reação dos pulmões à anestesia

c. Atelectasia
   d. Secura da pleura

51. Qual estágio de reabilitação cardíaca ocorre no hospital?
    a. Fase I
    b. Fase II
    c. Fase III
    d. Fase IV

52. Geralmente, quanto dura uma reabilitação cardíaca fase II?
    a. 2 semanas
    b. 4 semanas
    c. 6 semanas
    d. 10 semanas

53. Em que estágio do programa de reabilitação para pacientes internados por infarto do miocárdio o paciente pode deambular cerca de 1,5 metros?
    a. Estágio II
    b. Estágio IV
    c. Estágio V
    d. Estágio VI

54. Se um paciente está na posição pronada, quais lóbulos dos pulmões estão sendo drenados com técnicas de drenagem postural?
    a. Ambos os lóbulos superiores
    b. Lóbulo superior esquerdo
    c. Lóbulo superior direito
    d. Ambos os lóbulos inferiores

55. Durante períodos de atividade física intensa ocorrem muitas adaptações fisiológicas, especialmente no sistema circulatório. Qual das seguintes ocorre durante esforço físico aumentado?
    a. Preenchimento ventricular aumentado, secundário a tônus venomotor aumentado
    b. Débito cardíaco diminuído
    c. Volume sistólico diminuído
    d. Tempo de ciclo cardíaco aumentado

56. Um paciente é encaminhado à fisioterapia com um diagnóstico secundário de hipertensão. O médico recomendou treinamento de relaxamento. O fisioterapeuta primeiro escolhe instruir o paciente na técnica de respiração diafragmática. Qual dos abaixo é o conjunto de instruções correto?
    a. Reduzir a taxa respiratória para 8 a 12 respirações/minuto, aumentar o movimento da parte superior do tórax, e diminuir o movimento da região abdominal
    b. Reduzir a taxa respiratória para 12 a 16 respirações/minuto, aumentar o movimento da região abdominal, e diminuir o movimento da parte superior do tórax

c. Reduzir a taxa respiratória para 8 a 12 respirações/minuto, aumentar o movimento da região abdominal, e diminuir o movimento da parte superior do tórax
d. Reduzir a taxa respiratória para 12 a 16 respirações/minuto, aumentar o movimento da parte superior do tórax, e diminuir o movimento da região abdominal

57. Qual das seguintes afirmações é FALSA sobre a resposta cardiovascular a exercícios e pacientes treinados e/ou sedentários?
    a. Se as intensidades dos exercícios forem iguais, a taxa cardíaca do paciente sedentário irá aumentar mais rápido do que a taxa cardíaca do paciente treinado
    b. Resposta cardiovascular à carga aumentada irá aumentar na mesma taxa para os pacientes sedentários como irá para os treinados
    c. Pacientes treinados terão um volume de batimentos maior durante os exercícios
    d. O paciente sedentário irá atingir o limiar anaeróbico mais rápido do que o paciente treinado, se as cargas forem iguais

58. Qual dos seguintes é um conselho incorreto para dar a um paciente com diagnóstico de falência cardíaca congestiva que se queixa de falta de ar e "sufocamento" quando tenta dormir?
    a. Dormir com a cabeça em dois ou três travesseiros
    b. Dormir sem qualquer travesseiro
    c. Dormir em um reclinador durante as exacerbações
    d. Durante as exacerbações, ficar em uma posição ereta para alívio de curto prazo

59. Um homem de 53 anos de idade com doença pulmonar obstrutiva crônica se apresenta em uma instalação de reabilitação cardiopulmonar ambulatorial. O teste pulmonar revela que o volume expiratório forçado em 1 segundo (FEV_1), a capacidade vital (CV) estão dentro de 60% dos valores previstos. Qual é a prescrição de exercícios adequada?
    a. Exercícios de 75% a 80% da taxa cardíaca alvo três vezes por semana
    b. Começar os exercícios com níveis de 1,5 METs e aumentar lentamente três vezes por semana
    c. Exercícios de 75% a 80% da taxa cardíaca alvo sete vezes por semana
    d. Começar os exercícios com níveis de 1,5 METs e aumentar lentamente sete vezes por semana

60. Um fisioterapeuta recebe de um médico o pedido de tratar um paciente com falência cardíaca congestiva na instalação de reabilitação cardíaca ambulatorial. Qual dos seguintes sinais e sintomas o fisioterapeuta NÃO deve esperar?
    a. Estenose da válvula mitral
    b. Ortopneia
    c. Pré-carga diminuída do coração direito
    d. Edema pulmonar

61. Qual instrução deve ser seguida para exercícios de força em pessoas com hemofilia?
    a. Começar assim que o sangramento da articulação for reconhecido
    b. Nunca incluir exercícios isocinéticos
    c. Aumentar os exercícios usando exercícios de alta repetição e de resistência progressiva com carga baixa
    d. Somente exercitar articulações que demonstram fraqueza muscular

62. Um paciente com crioglobulinemia se apresenta na fisioterapia ambulatorial com queixas de dores lombares. Qual dos seguintes o fisioterapeuta deve evitar durante a intervenção para esse diagnóstico?
    a. Bolsas aquecidas úmidas
    b. Exercícios de suporte de carga
    c. Técnicas de energia muscular
    d. Aplicação de bolsa de gelo

63. O fisioterapeuta está tratando um paciente com histórico de doença arterial coronariana. Durante o tratamento, o paciente se queixa de angina recorrente que aumenta ao realizar atividades em pé. Qual é o curso MAIS adequado de ação a ser realizado fisioterapeuta?
    a. Parar o tratamento e contatar o fisioterapeuta supervisor
    b. Parar o tratamento até que os sintomas diminuam
    c. Dar assistência ao paciente para tomar medicação para dores no peito
    d. Realizar o tratamento em posição sentada

64. Um paciente que teve um ataque cardíaco grave foi categorizado como nível MET de 2 a 3. O paciente completou a meta de fazer atividades em casa, como lavar louça e passar roupa. O fisioterapeuta deve progredir a intervenção para incluir que tarefa ocupacional?
    a. Dirigir automóvel
    b. Vestir-se nas extremidades superiores e inferiores
    c. Jardinagem
    d. Preparar 1 a 2 refeições por dia

65. Um paciente com enfisema se queixa de falta de ar e fraqueza generalizada nas extremidades superiores ao realizar tarefas diárias. O fisioterapeuta deve encorajar qual dos seguintes?
    a. Respiração com os lábios franzidos ao trabalhar
    b. Exercícios auxiliados por gravidade antes de realizar as tarefas
    c. Uso de oxigênio com atividades diárias
    d. Evitar atividades que consumam muita energia

66. Persuadindo um paciente sedentário a se tornar mais ativo, um fisioterapeuta explica os benefícios de exercitar-se. Qual das seguintes é uma lista de benefícios inadequada?
    a. Eficiência aumentada do miocárdio em obter oxigênio, colesterol de lipoproteína de alta densidade (HDL) diminuído, e colesterol diminuído
    b. Colesterol de lipoproteína de baixa densidade (LDL) diminuído, triglicérides diminuído, e pressão sanguínea em repouso diminuída

c. Eficiência aumentada do miocárdio em obter oxigênio, colesterol diminuído, e LDL diminuído
d. Pressão sanguínea em repouso diminuída, LDL diminuído, e HDL aumentado

67. O fisioterapeuta está trabalhando em uma instalação de reabilitação cardíaca ambulatorial. Um homem saudável de 50 anos de idade pergunta sobre os parâmetros corretos de exercícios para aumentar a eficiência aeróbica. Qual das seguintes é a informação mais correta para fornecer para esse indivíduo?
    a. Exercícios de 80% a 90% do volume máximo de utilização de oxigênio
    b. Exercícios com taxa cardíaca entre 111 e 153 batidas/minuto
    c. Exercícios a cerca de 170 batidas/minuto
    d. Exercícios no nível 17 ou 18 da Escala de Borg de Esforço Percebido

68. Qual lóbulo dos pulmões o fisioterapeuta está tentando drenar se o paciente estiver na seguinte posição: descansando sobe o lado esquerdo, com as costas meio roladas para trás, apoiado em travesseiros, com os pés da cama elevados de 3 a 40 centímetros.
    a. Lóbulo médio direito, segmento lingular
    b. Lóbulo superior esquerdo, segmento lingular
    c. Lóbulo superior direito, segmento posterior
    d. Lóbulo superior esquerdo, segmento posterior

69. O fisioterapeuta trabalha em um ambiente de reabilitação cardíaca. Qual dos seguintes tipos de exercícios tem mais probabilidade de ser prejudicial para um homem de 64 anos de idade com histórico de infarto do miocárdio?
    a. Concêntrico
    b. Excêntrico
    c. Aeróbico
    d. Isométrico

70. Para determinar se uma sessão de exercícios deve ser finalizada, pede-se ao paciente para analisar o nível de esforço usando a Escala de Borg de Esforço Percebido. O paciente classifica o nível de esforço como 9 na escala de 6 a 19. Uma classificação de 9 corresponde a qual dos seguintes?
    a. Muito, muito leve
    b. Muito leve
    c. Um tanto difícil
    d. Difícil

71. Um médico solicita reabilitação cardíaca de estágio II para um paciente. As ordens são para exercitar o paciente abaixo de 7 METs. Qual das seguintes é uma atividade contraindicada?
    a. Pedalar uma bicicleta ergométrica a cerca de 8 quilômetros por hora
    b. Descer um lance de escadas de forma independente
    c. Passar roupa
    d. Deambular de forma independente de 8 a 9 km/hora

72. Um fisioterapeuta está tratando de uma paciente com fibrose cística que acabou de andar 25 metros antes de experimentar dificuldades significativas de respiração. Em um esforço para auxiliar a paciente a retomar sua taxa respiratória normal, o fisioterapeuta dá um conjunto de instruções. Qual dos seguintes conjuntos de instruções é adequado?
    a. Inspirar lenta e profundamente através dos lábios franzidos e expirar lentamente somente através do nariz
    b. Inspirar em pequenas respirações através do nariz somente e expirar rapidamente através dos lábios franzidos
    c. Inspirar através do nariz e expirar lentamente através dos lábios franzidos
    d. Inspirar através dos lábios franzidos e expirar lentamente através dos lábios franzidos

73. Um fisioterapeuta está tratando de um homem de 65 anos de idade com doença pulmonar obstrutiva crônica. O paciente questiona os benefícios do espirômetro de incentivo de fluxo deixado no quarto pelo fisioterapeuta respiratório alguns minutos antes. Qual das seguintes é uma resposta adequada para o questionamento do paciente?
    a. Dá feedback visual sobre o desempenho dos pulmões
    b. Você deve usar isso pelo resto de sua vida
    c. Você precisa perguntar isso ao fisioterapeuta respiratório
    d. Realmente não faz nada útil

74. Qual dos seguintes exercícios NÃO aumenta a força dos músculos de inspiração forçada?
    a. Exercícios de flexão cervical ativa
    b. Exercícios de extensão glenoumeral ativa
    c. Encolher os ombros
    d. Flexões

75. Todas as seguintes variáveis de função cardiopulmonar irão aumentar em crianças em resposta a treinamento, EXCETO:
    a. Volume cardíaco
    b. Taxa respiratória
    c. Volume de batimentos
    d. Volume corrente

76. Qual NÃO é uma resposta materna a exercícios leve a moderado?
    a. Débito cardíaco aumentado
    b. Volume de batimentos aumentado
    c. Taxa cardíaca de normal a aumentada
    d. Taxa respiratória diminuída

77. Qual é a abordagem mais eficaz para tratar calcificação de tendões dentro do ombro?
    a. Ultrassom
    b. Iontoforese
    c. Estimulação elétrica
    d. Cirurgia

78. Qual das seguintes amputações irá ter o maior edema pós-operatoriamente?
    a. Transfemoral
    b. Transtibial
    c. Transradial
    d. Transumeral

79. Qual dos seguintes grupos musculares é mais importante para aumentar a força após uma amputação transtibial?
    a. Extensores dos joelhos
    b. Flexores dos joelhos
    c. Abdutores do quadril
    d. Adutores do quadril

80. Um cliente com diagnóstico de câncer no estômago está começando um programa geral de força na fisioterapia ambulatorial. Treino com carga foi prescrito pelo fisioterapeuta supervisor. Qual dos seguintes é um programa adequado para esse paciente?
    a. Baixa repetição, carga alta com classificação na escala de Borg de Esforço Percebido de 14 ou acima
    b. Alta repetição, carga baixa com classificação de Borg de 14 ou abaixo
    c. Baixa repetição, carga alta com classificação de Borg de 14 ou abaixo
    d. Alta repetição, carga baixa com classificação de Borg de 14 ou acima

81. Qual a idade mais jovem em que crianças podem começar treino de força com segurança?
    a. 5 anos
    b. 8 anos
    c. 12 anos
    d. 15 anos

82. Um paciente de 70 anos de idade pergunta ao fisioterapeuta sobre iniciar um programa de exercícios. O fisioterapeuta explica alguns dos benefícios de exercícios para esse indivíduo. Qual dos seguintes NÃO é um benefício de exercícios para um indivíduo nesse grupo etário?
    a. Função melhorada
    b. Equilíbrio melhorado
    c. Captação de glicose estimulada por insulina melhorada
    d. Velocidade de condução nervosa melhorada

83. Com o envelhecimento, quais duas articulações são as mais suscetíveis a declínio da propriocepção?
    a. Ombros e pulsos
    b. Joelhos e ombros
    c. Tornozelos e pulsos
    d. Joelhos e tornozelos

84. Um menino de 15 anos de idade acabou de iniciar um programa de treinamento de força em uma academia local. O cliente diz ao fisioterapeuta que ele sente

que sua força aumentou de forma marcante nas primeiras 3 a 4 semanas do seu programa. Esse ganho inicial é devido a que fenômeno?
a. Aumento nas fibras tipo I
b. Recrutamento neuromuscular melhorado
c. Aumento nas fibras tipo II
d. Aumento na massa muscular

85. Qual dos seguintes NÃO é um benefício de treino de força na população de pacientes geriátricos?
a. Produzir aumentos substanciais na força e energia
b. Normalizar pressão sanguínea naqueles com valores normais altos
c. Reduzir resistência à insulina
d. Aumentar a captação máxima de oxigênio abaixo do normal

86. Um homem de 45 anos de idade informa ao fisioterapeuta que ele está começando um programa de treinamento de resistência. O paciente relata que está realizando seu programa duas vezes por semana, a menos de 50% da captação normal, e por cerca de 5 minutos. Qual é o conselho correto a ser dado a esse indivíduo?
a. Esse é um programa adequado para aumentar a resistência
b. Esse paciente deve manter o nível atual por duas semanas e então aumentar a intensidade dos exercícios
c. Esse programa de exercícios não é adequado para aumentar a resistência de um indivíduo
d. O fisioterapeuta não está qualificado para comentar sobre o programa de exercícios desse indivíduo

87. Um paciente é encaminhado à fisioterapia secundário a um diagnóstico de artrite no joelho séptica infecciosa. Qual é o tratamento escolhido no início da reabilitação desse paciente?
a. Exercícios de suporte de carga
b. Amplitude de movimentos agressiva
c. Talas e amplitude de movimentos simples
d. Exercícios isocinéticos

88. Um paciente recentemente foi submetido à cirurgia para uma infecção da bursa na mão. Qual é o curso adequado de reabilitação para esse paciente?
a. Talas e amplitude passiva de movimentos
b. Exercícios iniciais com amplitudade ativa de movimentos
c. A terapia deve ser retardada por duas semanas após a cirurgia
d. Ultrassom no local cirúrgico

89. Qual das seguintes escolhas descreve uma plastia de rotação?
a. Uma prótese customizada com articulações rotacionais é implantada no joelho
b. A perna é amputada acima do joelho, e o osso da tíbia da parte inferior da perna é invertido, tornando possível para a extremidade do tornozelo da tíbia ser fundida à parte inferior do fêmur

c. A tíbia é removida, e a articulação do tornozelo é fundida à tíbia distal a 180 graus
d. O cirurgião remove o osso afetado no fêmur, rotaciona a porção inferior da perna 180 graus de forma que o pé fique de frente para a direção oposta, e recoloca prendendo-o na área femoral superior

90. Qual das seguintes atividades deve ser evitada por pacientes com diagnóstico de osteoporose?
    a. Nadar
    b. Jogar boliche
    c. Andar na esteira
    d. Step aeróbico de baixa intensidade

91. Qual dos seguintes é o tratamento menos eficaz para síndrome de Osgood-Schlatter?
    a. Descontinuar a atividade agravante
    b. Colocar gelo no joelho afetado diariamente
    c. Alongar os tendões do jarrete
    d. Imobilizar o joelho

92. Quanto tempo a rigidez matinal associada à osteoartrite dura geralmente?
    a. 5 a 10 minutos
    b. 20 a 30 minutos
    c. 2 a 3 horas
    d. 4 a 6 horas

93. Em qual dos seguintes grupos musculares você esperaria encontrar encurtamento ou tensão em um paciente com osteoporose há bastante tempo?
    a. Glúteos
    b. Flexores do quadril
    c. Retratores escapulares
    d. Tríceps

94. Qual dos seguintes regimes de exercícios é mais eficaz para evitar perda óssea excessiva?
    a. Treinamento de resistência
    b. Subir escadas
    c. Natação
    d. Jogar futebol

95. Que deficiência causaria maior preocupação ao paciente com osteoporose?
    a. Força escapular diminuída
    b. Deformidade aumentada
    c. Equilíbrio diminuído
    d. Resistência diminuída

96. Qual dos seguintes NÃO seria parte de um plano imediato para administrar um paciente com fratura de compressão vertebral aguda?
    a. Treinamento postural
    b. Manobra de rolamento
    c. Exercício de resistência
    d. Estimulação nervosa elétrica transcutânea

97. Qual dos seguintes programas de exercícios teria o maior efeito na redução do risco de novas fraturas na espinha em pacientes com osteoporose?
    a. Exercícios de extensão espinhal somente
    b. Exercícios de flexão espinhal somente
    c. Uma combinação de programas de exercícios de flexão e extensão
    d. Nenhum exercício

98. Estabilidade é aumentada por todos os seguintes, EXCETO:
    a. Alargamento da base de apoio
    b. Abaixamento do centro da massa
    c. Abaixamento do centro de gravidade
    d. Estreitamento da base de apoio

99. Carregar uma mochila tem a probabilidade de fazer com que o corpo compense com qual dos seguintes?
    a. Puxando os ombros para trás
    b. Estendendo a coluna torácica
    c. Flexionando os quadris
    d. Estendendo a coluna lombar

100. Qual das seguintes é uma causa não modificável de má postura?
    a. Tendões do jarrete tensionados
    b. Iliopsoas fraco
    c. Abdominais fracos
    d. Escoliose

101. Qual deveria ser a intervenção inicial para um paciente com defeitos posturais?
    a. Biofeedback com um espelho
    b. Alongamento do tendão do jarrete
    c. Programa de reforço do core
    d. Alongamento do flexor do quadril

102. Um paciente se apresenta com um histórico de 20 anos de tendão do jarrete tensionado por cirurgias de joelho mal sucedidas. Qual é o método adequado para alongar esses músculos?
    a. Treinamento de alta velocidade
    b. Alongamento de carga baixa e longa duração
    c. Alongamento de carga baixa e cura duração
    d. Alongamento de alta velocidade e longa duração

103. A habilidade de um músculo de realizar atividades repetitivas em períodos prolongados de tempo sem fadiga é conhecida como:
    a. Energia muscular
    b. Força muscular
    c. Trabalho muscular
    d. Resistência muscular

104. Que princípio de treinamento está associado a uma resposta adaptativa para cargas de treinamento aumentadas?
    a. Princípio AEDI (adaptação específica à demanda imposta)
    b. Princípio da especificidade
    c. Princípio da sobrecarga
    d. Princípio da individualidade

105. Exercícios de resistência irão mudar qual dos seguintes componentes musculares?
    a. Mudar fibras tipo I para fibras tipo II
    b. Mudar fibras tipo II para fibras tipo I
    c. Aumentar o número de fibras musculares
    d. Aumentar o tamanho das fibras musculares

106. Quando um músculo produz maior força?
    a. Na extensão normal em repouso
    b. Na posição máxima encurtada
    c. Na posição máxima estendida
    d. No meio da amplitude de movimento

107. Um paciente se apresenta com amplitude de movimentos passiva total livre de dor, mas 50% da amplitude de movimentos ativos. Que característica de desempenho muscular está inibida?
    a. Energia muscular
    b. Resistência muscular
    c. Força muscular
    d. Trabalho muscular

108. Que atividade faria com que um paciente usasse sua fonte de energia aeróbica?
    a. Correr para a primeira base
    b. Correr de bicicleta por uma ladeira curta
    c. Correr 1,5 quilômetros
    d. Retornar um serviço de tênis

109. Qual seria o exercício mais eficaz para fazer com que um lançador de beisebol volte a jogar beisebol ativamente?
    a. Flexões
    b. Flexões na barra fixa
    c. Exercícios para o bíceps
    d. Reforço isocinético

110. Intervenções que podem ser eficazes para administrar sintomas e perda de função associada à artrite inflamatória NÃO podem incluir qual dos seguintes?
    a. Proteção das articulações
    b. Educação do paciente
    c. Amplitude de movimentos passiva agressiva
    d. Terapia aquática

111. Exercícios NÃO têm qual dos seguintes efeitos em crianças com artrite?
    a. Atividade e gravidade da doença diminuídas
    b. Número aumentado de articulações afetadas
    c. Mobilidade e força aumentadas
    d. Capacidade aeróbica aumentada

112. Qual seria uma boa recomendação para descanso para um paciente com exacerbação de artrite reumatoide juvenil?
    a. 12 horas de sono e 1 hora de descanso por dia
    b. 8 horas de sono e 1 hora de descanso por dia
    c. 10 horas de sono e 2 horas de descanso por dia
    d. 8 horas de sono e 2 horas de descanso por dia

113. Um fisioterapeuta examina um paciente com osteoartrite que relata dificuldades em realizar tarefas domésticas devido à rigidez e dores nos dedos. O fisioterapeuta observa que as articulações dos dedos estão rígidas e não inflamadas e inclui aquecimento superficial e exercícios para diminuir a rigidez no plano de cuidados. Qual das seguintes seria a forma ideal de seguir esse plano de cuidados?
    a. Executar exercícios de amplitude de movimento (ADM) seguidos por uma bolsa quente
    b. Aplicar parafina para diminuir a rigidez, então conduzir exercícios ADM
    c. Ensinar exercícios de ADM ativa diários a serem feitos no final de cada dia
    d. Ensinar uso doméstico de parafina

114. Um paciente com artrite tem articulações dos dedos rígidas que estão inflamadas e quentes. O fisioterapeuta seleciona repouso das articulações como parte do plano de cuidados. Qual das seguintes seria a forma ideal de seguir esse plano de cuidados?
    a. Começar um programa aquático
    b. Aumentar a resistência e diminuir o número de repetições do programa de exercícios do paciente
    c. Selecionar uma tala que apoie as articulações envolvidas
    d. Instruir o paciente para realizar diversas repetições de sua amplitude de movimentos ativa diariamente

115. Um fisioterapeuta está trabalhando com um paciente com síndrome de ombro congelado. Os dados da avaliação inicial revelaram as seguintes deficiências na amplitude de movimentos passiva do ombro esquerdo: rotação externa 10 graus, flexão 60 graus, e abdução 40 graus. O fisioterapeuta declara no plano de cuidados que ultrassom e mobilização serão utilizados para aumentar a ampli-

tude de movimento (ADM). O aspecto mais importante do programa doméstico desse paciente é qual dos seguintes?
a. Exercícios de ADM
b. Exercícios de força
c. Crioterapia
d. Compreensão e acompanhamento de princípios de proteção das articulações

116. Qual dos seguintes movimentos mais provavelmente aumentaria a saúde da cartilagem de uma articulação do joelho?
a. Correr
b. Nadar
c. Pedalar em uma bicicleta de exercícios
d. Realizar elevações de perna reta

117. Que grau de tendinite pode ser definido como o paciente tendo dor com treinamento que NÃO se dissipa entre as sessões de treinamento junto com dor significativa na inserção do tendão?
a. Grau 1
b. Grau 3
c. Grau 4
d. Grau 5

118. Um paciente se apresenta com um pedido do médico para fisioterapia ambulatorial. O diagnóstico é tendinite no tensor da fascia lata. Qual dos seguintes NÃO seria um tratamento adequado para um paciente com esse diagnóstico?
a. Alongamento da banda iliotibial
b. Alongamento do glúteo médio
c. Alongamento do adutor maior
d. Diminuição da atividade do paciente

119. Fraqueza em qual dos seguintes grupos musculares faria com que um paciente tivesse marcha de Trendelenburg?
a. Extensores do joelho
b. Flexores do joelho
c. Abdutores do quadril
d. Adutores do quadril

120. Um paciente com inflamação aguda de osteoartrite começa fisioterapia. Qual NÃO seria uma intervenção adequada nesse ponto do estágio de recuperação do paciente?
a. Exercícios de bicicleta de baixa intensidade
b. Crioterapia
c. Caminhada na esteira com subida
d. Exercícios aquáticos

121. Um paciente de 65 anos de idade com diagnóstico de estenose na coluna lombar se apresenta com uma postura curvada para frente e dor progressiva na parte inferior das costas que se estende para ambas as pernas, aumenta com posição

em pé prolongada e curvando-se para frente, e é aliviada ao sentar. O plano de cuidados do fisioterapeuta inclui exercícios de flexão. Qual a melhor intervenção para esse paciente?
a. Exercícios de inclinação pélvica e joelho-a-peito
b. Um programa de caminhadas
c. Exercícios de flexão pronada
d. Instruir o paciente em um programa de alongamento

122. Qual das seguintes mais provavelmente seria uma intervenção eficaz na diminuição de dor na parte inferior da coluna em uma mulher em seu sétimo mês de gravidez?
a. Cinta sacroilíaca
b. Exercícios de flexão lombar
c. Exercícios de extensão lombar
d. Correção de postura

123. Usando a classificação de McKenzie para doenças na coluna, um paciente é classificado com uma síndrome de disfunção de extensão. Qual é a intervenção sugerida para diminuir os sintomas desse paciente?
a. Exercícios de flexão de amplitude final do movimento
b. Correção postural
c. Exercícios nos extensores de amplitude final do movimento
d. Exercícios extensores repetidos

124. Um paciente com dor lombar e radiculopatia na extremidade inferior esquerda se apresenta na fisioterapia procurando tratamento. Flexão lombar repetida aumenta a dor do paciente na extremidade inferior esquerda e extensão lombar repetida diminui essa dor. Qual é a intervenção de exercícios adequada para esse paciente?
a. Exercícios de flexão de amplitude final do movimento
b. Exercícios de alongamento para a raiz do nervo aderente
c. Correção de mudança lateral então exercícios de extensão
d. Exercícios de extensão repetida

125. Qual é o curso adequado de ação para o seguinte cenário? Um homem de 35 anos se apresenta para a fisioterapia após uma recente colisão com veículo motor. Ele relata dor persistente começando na área lombar e se estendendo até a espinha torácica. Ele se queixa de dormência na extremidade inferior bilateral e mostra uma restrição significativa na flexão lombar.
a. amplitude de movimentos de extensão lombar
b. Alongamento do tendão do jarrete
c. Amplitude de movimentos de extensão lombar
d. Encaminhamento imediato a um médico

126. Qual dos seguintes constituiria um teste de elevação de perna positivo?
a. O paciente é colocado em posição supinada, e o fisioterapeuta passivamente eleva a perna; o paciente sente dor na área da cervical
b. O paciente é colocado em posição pronada, e o fisioterapeuta flexiona passivamente o joelho; o paciente sente dor no anterior da coxa

c. O paciente é colocado em posição supinada, e o fisioterapeuta eleva passivamente a extremidade inferior envolvida; os sintomas do paciente recorrem na extremidade inferior envolvida
d. O paciente está em posição pronada, e o fisioterapeuta movimenta o joelho envolvido em flexão passiva; o paciente sente dor no posterior da coxa

127. Quais dois músculos trabalham juntos por cocontração para manter a estabilidade da coluna?
    a. Iliopsoas e multifido
    b. Reto abdominal e multifido
    c. Abdominal transversal e multifido
    d. Abdominal transversal e lateral oblíquo

128. Qual dos seguintes exercícios é exemplo da técnica de amplitude passiva de movimentos para aumentar a dorsiflexão do tornozelo se o paciente tiver capacidade de suportar peso limitada?
    a. Alongamento em pé da panturrilha contra a parede
    b. Deslizamento supino dos calcanhares na parede
    c. Alongamento da panturrilha com toalha, sentado por longo tempo
    d. Elevações da panturrilha sentado

129. Que forma de alongamento muscular tem mais probabilidade de causar dor ou inflamação muscular ou do tendão em indivíduos sedentários?
    a. Balística
    b. Estática
    c. Passiva
    d. Facilitação neuromuscular proprioceptiva

130. Depois de artroplastia total do cotovelo, que movimento do cotovelo é a mais difícil de reaver e manter?
    a. Flexão
    b. Extensão
    c. Supinação
    d. Pronação

131. Um procedimento de artroplastia de ombro em particular não requer o reparo do músculo supraespinal; somente o subescapular é violado. Como isso afeta os estágios iniciais de reabilitação?
    a. Nenhuma precaução é necessária
    b. Rotação externa passiva limitada e rotação interna ativa pelo cirurgião
    c. Rotação interna passiva limitada e rotação externa ativa pelo cirurgião
    d. Rotação externa passiva limitada

132. Após uma artroplastia total de quadril com abordagem posterior, qual das seguintes precauções NÃO é necessária para evitar deslocamento?
    a. Limitar a flexão do quadril para menos de 90 graus
    b. Limitar a adução do quadril
    c. Limitar a rotação interna do quadril
    d. Limitar a rotação externa do quadril

133. Após uma artroplastia total do quadril direito, seu paciente apresenta Marcha de Trendelenburg. Você nota que o quadril cai para o lado esquerdo. Para corrigir isso, você deve proceder de acordo com qual das opções abaixo?
    a. Reforçar os abdutores do quadril direito
    b. Reforçar os adutores do quadril esquerdo
    c. Reforçar os abdutores do quadril esquerdo
    d. Reforçar os adutores do quadril direito

134. Após artroplastia total do quadril, qual é a quantidade ideal de amplitude de movimento de flexão necessária para que um paciente levante confortavelmente de uma cadeira?
    a. 90 graus
    b. 75 graus
    c. 105 graus
    d. 95 graus

135. Qual é o fator mais importante na normalização da marcha após uma artroplastia total de joelho?
    a. Obter mais de 95 graus de flexão
    b. Extensão total
    c. Força normal (5/5) no quadríceps
    d. Força normal (5/5) de abdução de quadril

136. Pacientes com quais processos de doença tendem a alcançar a amplitude de movimentos mais ativa após artroplastia total de ombros?
    a. Laceração no rotador do punho
    b. Artrite reumatoide
    c. Osteoartrite com rotador do punho e deltoide funcionais
    d. Osteoartrite com deltoide não funcional

137. A paciente foi submetida à artroplastia total de quadril dois dias atrás e pergunta se pode dirigir novamente. Qual é a resposta adequada?
    a. Ela pode voltar a dirigir em 2 a 3 semanas
    b. Ela pode voltar a dirigir em 4 a 6 semanas
    c. Ela pode voltar a dirigir em 6 a 8 semanas
    d. Ela deve pedir a permissão do médico para voltar a dirigir

138. Qual das seguintes atividades NÃO deve ser recomendada para alguém seis meses após uma artroplastia total de quadril bem-sucedida?
    a. Dança de salão
    b. Golfe
    c. Natação
    d. Basquete

139. Quando é o maior risco para deslocamento de uma artroplastia total de quadril?
    a. Na primeira semana pós-operatoriamente
    b. Três semanas pós-operatoriamente
    c. Seis semanas pós-operatoriamente
    d. Doze semanas pós-operatoriamente

140. Qual dos seguintes movimentos da patela é essencial para maximizar amplitude de movimentos de flexão de joelho após uma artroplastia total de joelho?
    a. Deslizamento superior total da patela
    b. Deslizamento inferior total da patela
    c. Deslizamento lateral total da patela
    d. Deslizamento medial total da patela

141. Mobilização da patela é muito importante após artroplastia total de joelho. Onde é mais provável que se desenvolva tecido cicatrizado que limitaria a amplitude de movimentos após uma artroplastia total de joelho?
    a. Tendão do quadríceps
    b. Fenda intercondilar
    c. Bolsa suprapatelar
    d. Retináculo lateral

142. Qual dos seguintes exercícios deve ser evitada após artroplastia total do joelho?
    a. Terapia aquática
    b. Elevações de perna reta
    c. Exercícios para o tendão do jarrete
    d. Agachamentos profundos

143. Um paciente foi submetido à artroplastia de ombro total não complicada secundária a osteoartrite uma semana atrás. Ele se apresentou hoje na clínica ambulatorial de fisioterapia para início da reabilitação. Qual dos seguintes exercícios seria adequado para reabilitação?
    a. Exercícios de bíceps com pesos de 2,5 quilos
    b. Atividades de amplitude de movimentos de arremesso agressivas
    c. Rotação externa passiva a 75 graus
    d. Exercícios de pêndulo do ombro

144. Em qual das seguintes posições a força pura da articulação glenoumeral seria minimizada durante o início da amplitude ativa de movimentos após artroplastia total de ombro?
    a. Posição supinada
    b. Posição sentado
    c. Posição em pé
    d. Posição pronada

145. Como uma mobilização controlada após um período de imobilização afeta um ligamento que está sendo curado?
    a. Causa perda de força tensora
    b. Aumenta a quantidade de colágeno no ligamento
    c. Reduz o diâmetro do feixe de fibras de colágeno
    d. Retarda a recuperação funcional

146. Que intervenções seriam mais adequadas para reduzir inflamação no período de reabilitação inicial pós-operatório nos tecidos moles?
    a. Exercícios ativos e estimulação elétrica no nível motor
    b. Crioterapia e compressão

c. Compressão pneumática e intermitente e diatermia térmica (isto é, contínua)
d. Bolsa quente úmida e ultrassom térmico

147. O paciente foi recentemente submetido a um reparo de ligamento do joelho colateral medial. Qual dos seguintes testes seria contraindicado durante o exame na primeira visita de fisioterapia do paciente?
    a. Teste manual de músculos
    b. Teste de amplitude de movimentos
    c. Mensuração da circunferência do membro
    d. Teste de ficar em pé em uma perna

148. Qual fase de reabilitação após reparo do tecido mole é com frequência mencionada como a fase de proteção máxima?
    a. Fase pós-operatória imediata
    b. Fase pós-operatória intermediária
    c. Fase de reforço avançada
    d. Fase de retorno à atividade

149. Um paciente está realizando reabilitação após reparo de rotador do punho. O paciente não tem dor durante a atividade, nenhum edema, amplitude de movimento ativa e passiva dentro dos limites normais, e 10% de diferença de força muscular em comparação com a extremidade superior não envolvida com base no teste isocinético. Em que fase de reabilitação esse paciente mais provavelmente está?
    a. Fase pós-operatória imediata
    b. Fase de proteção máxima
    c. Fase pós-operatória intermediária
    d. Fase de reforço avançada

150. Que tipo de rompimento no menisco tem o resultado menos favorável após menissectomia?
    a. Rompimento no corno posterior
    b. Rompimento na "alça do balde"
    c. Rompimento no corno anterior
    d. Rompimento circunferencial

151. Um paciente foi recentemente submetido a uma liberação do retináculo lateral do joelho. Qual das seguintes mobilizações de patela deve ser evitada com esse paciente?
    a. Mobilizações superiores
    b. Mobilizações inferiores
    c. Mobilizações laterais
    d. Mobilizações mediais

152. Em qual dos seguintes procedimentos cirúrgicos a amplitude de movimentos inicial deve ser uma meta?
    a. Capsulorrafia térmica do ombro
    b. Reparo de Bankart do ombro

c. Reconstrução do ligamento cruzado anterior
d. Reparo do tendão do bíceps após rompimento de tendão

153. Alongamento exagerado de qual grupo muscular deve ser evitado para preserva aderência e tenodese?
    a. Flexores longos dos dedos
    b. Extensores longos dos dedos
    c. Bíceps
    d. Extensores do pulso

154. Qual é a posição maus adequada para os ombros para um paciente no estágio agudo após uma lesão completa na C6 da medula espinhal?
    a. Abdução, flexão, rotação interna
    b. Adução, flexão leve, rotação neutra
    c. Adução, flexão leve, rotação interna
    d. Abdução, flexão, rotação externa

155. Qual a extensão do tendão do jarrete considerada adequada para manter uma posição normal sentada por longo tempo, considerando que a extensão do tendão do jarrete é medida com uma elevação de perna reta passiva?
    a. 80 graus
    b. 90 graus
    c. 100 graus
    d. 120 graus

156. Qual das seguintes é uma intervenção inadequada para diminuir o tônus nos músculos hipertônicos de um paciente em seguida a uma lesão que leva a um estado vegetativo?
    a. Crioterapia
    b. Estiramento muscular prolongado
    c. Vibração
    d. Posturas ao sentar

157. Uma paciente teve recentemente cirurgia em sua extremidade inferior direita. Os pedidos incluem sem carga de peso no lado direito. O plano de cuidados do fisioterapeuta supervisor inclui reforço da extremidade. Reforço em qual músculo específico da parte superior do corpo será o mais funcional para essa paciente?
    a. Tríceps e bíceps
    b. Bíceps e grande dorsal
    c. Tríceps e grande dorsal
    d. Deltoide e tríceps

158. O paciente observou ter inclinação pélvica posterior excessiva durante a fase de apoio da marcha. Qual é a causa provável desse desvio de marcha?
    a. Flexibilidade lombar inadequada
    b. Dores nas costas
    c. Contratura de flexão de quadril
    d. Mau alinhamento postural

159. Um paciente mostra flexão ruim de quadril no contato inicial. Que músculos devem ser reforçados para aliviar essa disfunção de marcha?
   a. Glúteo máximo
   b. Tendões do jarrete
   c. Flexores plantares
   d. Iliopsoas

160. Após derrame recente, um paciente exibe flexão excessiva de joelho no contato inicial. Qual das seguintes é a causa menos provável desse desvio de marcha?
   a. Hiperatividade do extensor do joelho
   b. Dor
   c. Dorsiflexão excessiva do tornozelo
   d. Tônus do tendão do jarrete aumentado

161. Qual das seguintes poderia ser uma causa de batida de pé no contato inicial na resposta de carga?
   a. Contratura de flexão plantar do tornozelo
   b. Dor no calcanhar
   c. Fraqueza nos dorsiflexores do tornozelo
   d. Flexão excessiva do joelho no final da fase de balanço

162. Qual das seguintes é uma causa provável de arrasto do artelho durante a fase de balanço da marcha?
   a. Extensão inadequada de quadril
   b. Extensão inadequada de joelho
   c. Fraqueza nos dorsiflexores dos tornozelos
   d. Fraqueza no glúteo máximo

163. Qual dos seguintes desvios de marcha seria comum para um paciente que tem uma discrepância na extensão da perna após uma artroplastia total de quadril?
   a. Circundução
   b. Solavanco do glúteo máximo
   c. Marcha antálgica
   d. Marcha de Trendelenburg

164. Qual das seguintes NÃO seria uma causa de base de apoio aumentada durante a fase de apoio duplo da marcha?
   a. Tônus da extremidade inferior aumentado
   b. Mudanças artríticas no quadril ou joelho
   c. Deformidade varo do joelho
   d. Déficits de equilíbrio

165. Qual dos seguintes é caracterizado por excessiva flexão do quadril e joelho durante a fase de balanço do ciclo da marcha?
   a. Marcha de tesoura
   b. Pé caído
   c. Ataxia
   d. Padrão de esquiva do quadril

166. Que tipo de técnica envolve alongamento manual do tecido que circunda os músculos no corpo?
   a. Liberação miofascial
   b. Massagem
   c. Mobilização da articulação
   d. Treinamento funcional

167. Um tipo de exercício no qual o paciente NÃO recebe qualquer apoio ou resistência é um exemplo de que tipo de exercício?
   a. Amplitude passiva de movimentos
   b. amplitude de movimentos de assistência ativa
   c. Exercícios livres ativos
   d. Exercícios resistentes ativos

168. Qual das seguintes é definida como a quantidade de trabalho produzida pelo músculo em um dado período de tempo?
   a. Força muscular
   b. Resistência muscular
   c. Energia muscular
   d. Repetição muscular

169. Se a meta de um programa de exercícios é aumentar a resistência, qual dos seguintes programas realizaria melhor essa tarefa?
   a. Baixa repetição com resistência pesada
   b. Baixa resistência com alta repetição
   c. Atividade muscular explosiva de alta intensidade
   d. Programas isocinéticos

170. Qual dos seguintes é um exemplo de um exercício isotônico excêntrico para os músculos braquiais do bíceps?
   a. Empurrar contra uma parede
   b. Flexionar o cotovelo com o haltere nas mãos
   c. Estender o cotovelo com o haltere nas mãos
   d. A fase de abaixar da flexão

171. Por que exercícios em cadeia cinéticos fechados são importantes para reabilitação da extremidade inferior?
   a. Porque esses exercícios são mais fáceis de lembrar em um programa de exercícios domésticos para o paciente
   b. Porque esses exercícios são mais simples
   c. Porque esses exercícios são mais seguros
   d. Porque a extremidade inferior geralmente funciona com o pé no chão

172. Uma garota de 13 anos de idade fraturou a patela esquerda durante um jogo de voleibol. O médico determina que o polo superior é a localização da fratura. Qual dos seguintes deve ser evitado na reabilitação inicial?
   a. Extensão total do joelho
   b. Flexão de joelho de 45 graus

c. Flexão de joelho de 90 graus
d. Flexão de joelho de 15 graus

173. Qual dos seguintes tipos de exercícios tem mais probabilidade de intensificar dor muscular de início retardado (DMIR)?
    a. Concêntrico
    b. Excêntrico
    c. Isométrico
    d. DMIR irá permanecer constante não importa o tipo de exercício

174. Um fisioterapeuta está auxiliando um paciente a obter estabilidade lateral da articulação do joelho. O fisioterapeuta está usando exercícios de reforço para grupos musculares que irão aumentar a resistência ativa no lado lateral da articulação. Qual dos seguintes oferece a menor quantidade de resistência lateral ativa?
    a. Gastrocnêmico
    b. Poplíteo
    c. Bíceps femoral
    d. Banda iliotibial

175. Um paciente está em uma instalação ambulatorial por causa de uma lesão sofrida na articulação do joelho direito. Somente as estruturas dentro da cavidade sinovial foram comprometidas durante a lesão. Conhecendo somente essa informação, o fisioterapeuta NÃO está preocupado com lesão em qual das seguintes estruturas?
    a. Articulação patelofemoral
    b. Ligamento cruzado anterior
    c. Menisco medial
    d. Côndilos femorais

176. Qual das seguintes observações NÃO é verdadeira em um paciente com problemas no pé ou tornozelo na posição em pé?
    a. O tálus está situado de certa forma medialmente à linha média do pé
    b. Em pé calmo, os músculos que circundam a articulação do tornozelo permanecem sossegados
    c. A primeira e segunda cabeças do metatarso suportam mais peso do que a quarta e quinta cabeças do metatarso
    d. O tálus transmite peso para o resto dos ossos dos pés

177. Qual são os sinais e sintomas de um disco temporomandibular anterior deslocado com redução?
    a. Crepitação com perda de abertura
    b. Clique com abertura
    c. Sem clique com perda de abertura
    d. Sensibilidade a articulação temporomandibular e perda de abertura

182 Capítulo 3

178. O posicionamento de um paciente na posição deitado sobre o lado direito pode criar pressão em qual das seguintes estruturas?
   a. Tuberosidade isquial direita
   b. Trocânter maior esquerdo
   c. Maléolo lateral direito
   d. Occipício

179. Alinhamento postural ideal é influenciado por equilíbrio muscular adequado. Quais combinações de desequilíbrio muscular provavelmente contribuiriam para inclinação pélvica anterior aumentada?
   a. Tendões do jarrete curtos e flexores do quadril alongados
   b. Abdominais anteriores fortes e flexores do quadril fortes
   c. Flexores dos quadris curtos e abdominais anteriores estendidos
   d. Abdominais anteriores fortes e extensores do quadril fortes

180. Um paciente se apresenta com dor na parte anterior do joelho. Qual dos seguintes não pode ser a fonte dessa dor?
   a. Sinóvio
   b. Cápsula
   c. Cartilagem da patela
   d. Osso da patela

181. Rompimentos no ligamento cruzado anterior (LCA) NÃO curam tão bem quanto rompimentos no ligamento colateral medial (LCM) por que razão?
   a. O LCA está sob grande tensão.
   b. Fluido sinovial inibe a cura do LCA.
   c. O LCM é largo e achatado, permitindo melhor cura.
   d. Há mais movimento no LCA.

182. As forças reativas da articulação patelofemoral são mais altas em que situação?
   a. Corrida
   b. Elevações de pernas retas
   c. Sentar por tempo prolongado
   d. Pliometria

183. Rompimento no rotador do punho pode ser descrito como qual dos seguintes?
   a. Raro antes dos 40 anos de idade
   b. Geralmente doloroso
   c. Progredindo do lado bursal em direção ao lado articular
   d. Requer reparo cirúrgico

184. Pé caído após artroplastia total de quadril mais provavelmente indica que condição?
   a. Derrame
   b. Herniação de disco
   c. Laceração ciática
   d. Neurapraxia de tração

185. Apofisite pode ser descrita como qual dos seguintes?
    a. Frequentemente ocorrendo com tendinite no tendão de Aquiles
    b. Resultado de desigualdade de extensão de perna
    c. Não é uma condição inflamatória
    d. Responder a tratamento com ultrassom

186. Pés chatos (ou arcos caídos) podem ser descritos como qual dos seguintes?
    a. Uma condição dolorosa
    b. Comum em pacientes com hiperfrouxidão
    c. Requer tratamento de ortopedia
    d. Resultando em dor no anterior do joelho se não corrigidos

187. Uma contratura de flexão de quadril de 10 graus produz que torque no quadril que aumenta a demanda sobre qual músculo?
    a. Extensão, quadríceps
    b. Flexão, bíceps femoral
    c. Abdução, adutor maior
    d. Flexão, iliopsoas

188. Catorze semanas após reparo cirúrgico do rotador do punho, um paciente se apresenta com fraqueza significativa no deltoide. Amplitudes de movimento estão dentro dos limites normais e são iguais bilateralmente. Forças de rotação interna e externa são iguais bilateralmente, força de flexão e abdução é significativamente reduzida. Qual é a causa mais provável dessa disfunção?
    a. Má conformidade com um programa de exercícios domésticos
    b. Retesamento da cápsula inferior do ombro
    c. Dano cirúrgico ao nervo musculocutâneo
    d. Dano cirúrgico ao nervo axilar

189. Um paciente recentemente foi submetido a uma acromioplastia. Qual é a meta mais importante na reabilitação inicial?
    a. Recuperar a força muscular
    b. Retornar às atividades da vida diária
    c. Resistência e progressão funcional
    d. Retorno da amplitude de movimentos normal

190. Qual das seguintes afirmações é verdadeira para crianças *versus* adultos?
    a. Crianças têm menos tolerância para exercícios no calor
    b. Crianças têm requisitos nutricionais semelhantes
    c. Crianças precisam de mais hidratação em todas as situações
    d. Crianças devem acompanhar as mesmas rotinas de treino com pesos

191. Anteversão femoral excessiva em crianças pode resultar em todos os seguintes, EXCETO:
    a. Pés virados para dentro durante a marcha
    b. Amplitude de movimentos de rotação interna do quadril aumentada
    c. amplitude de movimentos de rotação externa aumentada
    d. amplitude de movimentos de rotação externa diminuída

192. Seu paciente tem uma lesão no nervo glúteo superior esquerdo. Quando seu paciente está em postura unilateral esquerda, o que você pode observar?
   a. EIAS direita mais alta do que EIAS esquerda
   b. EIAS direita anterior à EIAS esquerda
   c. Tronco inclinado para ao lado para a esquerda
   d. Lateral da espinha lombar inclinada para a direita

193. Ficar em pé sobre a perna esquerda e flexionar o quadril direito para cima requer que você use todos os músculos seguintes, EXCETO:
   a. Rotadores lombares direitos
   b. Glúteo mínimo esquerdo
   c. *Quadratus lumborum* direito
   d. Glúteo médio esquerdo

194. Como é chamado o ângulo menor do que o normal de inclinação?
   a. Anterversão
   b. Retroversão
   c. Coxa vara
   d. Coxa valga

195. A extensão do quadril pode ser limitada por todos os tecidos seguintes, EXCETO:
   a. Ligamento iliofemoral
   b. Músculo iliopsoas
   c. Ligamento ísquiofemoral
   d. Glúteo mínimo, fibras posteriores

196. Um ângulo de 170 a 175 graus no plano frontal tomado no lado lateral do joelho é considerado qual dos seguintes?
   a. Joelho valgo em excesso
   b. Joelho varo em excesso
   c. Normal
   d. Coxa vara

197. Onde é a inserção palpável pata de ganso e que tendões ela inclui?
   a. Tíbia medial; semimembranoso, semitendinoso, gracilis
   b. Tíbia lateral; bíceps femoral, semitendinoso, banda iliotibial
   c. Tíbia medial; sartório, gracilis, semitendinoso
   d. Fêmur medial; bíceps femoral, semitendinoso, banda iliotibial

198. Conforme o joelho se estende e a patela se move superiormente na fenda troclear, como o ângulo da fenda muda e como isso afeta a estabilidade da articulação patelofemoral?
   a. Aumenta; menos estável
   b. Diminui; menos estável
   c. Aumenta; mais estável
   d. Diminui; mais estável

199. O glenoide está de frente para que direção?
    a. Lateral, inferior, e posterior
    b. Lateral, superior, e anterior
    c. Medial, superior, e anterior
    d. Medial, inferior, e posterior

200. Durante o ritmo escapuloumeral normal, qual dos seguintes ocorre?
    a. A escápula rotaciona para cima 60 graus, e o úmero abduz 120 graus
    b. A escápula rotaciona para cima 2 graus para cada 1 grau de abdução umeral
    c. A escápula abduz 60 graus e rotaciona para cima 120 graus
    d. A escápula rotaciona para cima 120 graus, e o úmero abduz 60 graus

201. Deslocamentos glenoumerais anteriores são com frequência acompanhados por qual dos seguintes?
    a. Subescapular estirado
    b. Lesão de Hill-Sachs
    c. Fratura do tubérculo maior
    d. Rompimentos de espessura total no rotador do punho

202. Qual das afirmações seguintes é FALSA em relação à biomecânica de pessoas com que dor patelofemoral?
    a. Fraqueza dos abdutores do quadril, rotadores externos, e extensores está presente com frequência
    b. Rotação interna excessiva do quadril ou adução do quadril está presente com frequência
    c. Patela alta aumenta a instabilidade patelar
    d. Profundidade aumentada da fenda troclear aumenta a instabilidade patelar

203. Qual é a síndrome de dor miofascial MAIS comum da parte inferior das costas?
    a. Piriforme
    b. Quadratus lumborum
    c. Iliopsoas
    d. Tensor da fáscia lata

204. Ao avaliar a postura em pé de um paciente, o fisioterapeuta observa que um processo espinhoso na região torácica está trocado lateralmente. O terapeuta suspeita que a T2 é a vértebra envolvida por que está em que nível aproximado?
    a. Ângulo inferior da escápula
    b. Ângulo superior da escápula
    c. Espinha da escápula
    d. Processo xifoide do esterno

205. Ao deambular um paciente que teve um derrame (lado direito é o lado envolvido), o fisioterapeuta observa circundução da extremidade inferior direita. Qual das seguintes é uma causa improvável desse desvio?
    a. Espasticidade aumentada do gastrocnêmio direito
    b. Espasticidade aumentada do quadríceps direito

c. Flexores do quadril fracos
d. Extensores do joelho fracos

206. O fisioterapeuta está tratando uma mulher de 52 anos de idade após artroplastia total de quadril. A paciente se queixa de estar consciente de que está mancando. Ela carrega uma pasta pesada para e do trabalho todos os dias. O fisioterapeuta observa uma marcha de Trendelenburg durante a deambulação no nível de superfície. Que conselho pode ser dado para a paciente para minimizar o desvio de marcha?
    a. Carregar a pasta na mão direita
    b. Carregar a pasta na mão esquerda
    c. Não carregar a pasta de forma alguma
    d. Não importa em que mão a pasta seja carregada

207. Qual das ações seguintes coloca o maior estresse sobre a articulação patelofemoral?
    a. Quando o pé entra em contato pela primeira vez com o chão durante o ciclo da marcha
    b. Exercitar-se em uma máquina de *step*
    c. Correr em um declive suave de 30 graus
    d. Agachamentos de 120 graus de flexão de joelho

208. Ao observar a deambulação de um homem de 57 anos de idade com um quadril direito artrítico, o fisioterapeuta observa uma inclinação no tronco para a direita. Por que o paciente apresenta esse desvio de marcha?
    a. Para mover o peso em direção ao quadril envolvido e aumentar a força compressora da articulação
    b. Para mover o peso em direção ao quadril não envolvido e diminuir a força de compressão da articulação
    c. Para trazer a linha de gravidade mais próxima à articulação do quadril envolvida
    d. Para levar a linha de gravidade para longe da articulação do quadril envolvida

209. Qual dos seguintes é observado pelo fisioterapeuta se o paciente estiver corretamente realizando uma inclinação pélvica anterior na posição em pé?
    a. Extensão do quadril e flexão lombar
    b. Flexão do quadril e extensão lombar
    c. Flexão do quadril e flexão lombar
    d. Extensão do quadril e extensão lombar

210. Em que ponto do ciclo da marcha o centro de gravidade está mais baixo?
    a. Apoio duplo
    b. Balanço terminal
    c. Desaceleração
    d. Distância média

211. Qual é a causa mais provável de inclinação anterior da pélvis durante o contato inicial (batida do calcanhar)?
    a. Abdominais fracos
    b. Tendões do jarrete tensionados
    c. Abdutores fracos
    d. Dor nas costas

212. Uma herniação posterolateral do disco lombar entre as vértebras L4 e L5 mais provavelmente resulta em dano a que raiz de nervo?
    a. L4
    b. L5
    c. L4 e L5
    d. L5 e S1

213. Enquanto observa o padrão de marcha de um paciente, o fisioterapeuta nota inclinação significativa posterior do tronco no contato inicial (batida do calcanhar). Qual dos músculos seguintes mais provavelmente deve ser o foco durante a sessão de exercícios para minimizar esse desvio de marcha?
    a. Glúteo médio
    b. Glúteo máximo
    c. Quadríceps
    d. Tendões do jarrete

214. Ao observar o padrão de marcha de um paciente, o fisioterapeuta observa que a pélvis cai inferiormente para a direita durante a fase de meio do balanço da extremidade inferior direita. O paciente também se inclina lateralmente para a esquerda com a parte superior do tronco durante essa fase. Qual das seguintes é a causa mais provável desse desvio?
    a. Glúteo médio direito fraco
    b. Adutor longo direito fraco
    c. Glúteo médio esquerdo fraco
    d. Adutor longo esquerdo fraco

215. Ao deambular em terreno irregular, como a articulação subtalar deve ser posicionada para permitir compensação rotacional do antepé?
    a. Pronação
    b. Supinação
    c. Posição neutra
    d. A posição da articulação subtalar não influencia a compensação do antepé

216. Um fisioterapeuta trabalha em treino de marcha para um paciente em uma instalação de cuidados de longo prazo com contraturas de flexão bilateral do joelho a 30 graus. Qual dos seguintes indica ao fisioterapeuta que o paciente terá uma inclinação para a frente do tronco durante a marcha?
    a. A linha de gravidade do paciente é anterior à do quadril
    b. A linha de gravidade do paciente é anterior à do joelho
    c. A linha de gravidade do paciente é posterior à do tornozelo
    d. A linha de gravidade do paciente é posterior à do quadril

217. Que movimento ocorre na coluna lombar com apoio único de membro da extremidade inferior direita durante o ciclo de marcha?
    a. Flexão lateral esquerda
    b. Flexão lateral direita
    c. Extensão
    d. Flexão

218. Na fase de balanço terminal da marcha, que músculos do pé e tornozelo estão ativos?
    a. Extensor longo dos dedos
    b. Gastrocnêmico
    c. Tibial posterior
    d. Flexor longo do hálux

219. Quando o joelho está na quantidade máxima de flexão durante o ciclo da marcha, qual dos seguintes músculos está ativo concentricamente?
    a. Tendões do jarrete
    b. Glúteo máximo
    c. Gastrocnêmico
    d. Flexor longo do hálux

220. Ao comparar o ciclo da marcha de adultos jovens com o ciclo de marcha de adultos mais velhos, o que um fisioterapeuta esperaria encontrar?
    a. A população mais jovem tem a extensão do passo mais curta
    b. A população mais jovem tem um passo largo mais curto
    c. A população jovem tem um período mais curto de apoio duplo
    d. A população mais jovem tem uma diminuição na velocidade de deambulação

221. Uma sensação final de bloqueio elástico é indicativa de qual dos seguintes?
    a. Sensação final normal
    b. Uma cápsula inflamada
    c. Um rompimento no menisco
    d. Uma articulação instável

222. Que compressão é com frequência usada para controlar ferramentas ou outros objetos?
    a. Compressão de gancho
    b. Compressão de força
    c. Pinça lateral
    d. Pinça de ponta

223. Um jogador de tênis recebe um reparo cirúrgico no ligamento anular. Onde o fisioterapeuta deve esperar encontrar mais edema?
    a. Articulação ulnar radial
    b. Bursa do olecrano
    c. Articulação ulnoumeral
    d. Triângulo lateral

224. Que músculo NÃO flexiona o joelho e estende o quadril?
    a. Semitendinoso
    b. Porção do tendão do jarrete do adutor maior
    c. Cabeça longa do bíceps femoral
    d. Semimembranoso

225. Qual dos seguintes é usado para tratar um paciente encaminhado à fisioterapia com um diagnóstico de contratura de Dupuytren?
    a. Movimento passivo contínuo do joelho
    b. Conjunto simulador de trabalho para atividades de agachamento
    c. Tala de mão
    d. Haltere de 1 quilo

226. Um fisioterapeuta está tratando de um paciente com déficits de equilíbrio. Durante o tratamento o fisioterapeuta observa que mudanças de grande amplitude no centro da massa fazem com que o paciente perca o equilíbrio. O paciente, no entanto, pode com precisão compensar as pequenas mudanças praticamente todas as vezes em que uma mudança é introduzida. Que músculos mais provavelmente precisam ser reforçados para ajudar a aliviar essa disfunção?
    a. Tibial anterior, gastrocnêmico
    b. Fibular longo e breve, tibial posterior
    c. Reto abdominal, eretor da espinha
    d. Iliopsoas, glúteo máximo

227. um paciente é encaminhado à fisioterapia com histórico de dor na articulação temporomandibular. O fisioterapeuta observa que o paciente está tendo dificuldade em fechar sua boca contra resistência mínima. Com essa informação, qual dos seguintes músculos NÃO seria um alvo para exercícios de reforço para corrigir esse déficit?
    a. Músculo pterigoideo medial
    b. Temporal
    c. Masseter
    d. Músculo pterigoideo lateral

228. Um atleta do colegial está considerando fazer uma reconstrução de ligamento cruzado anterior (LCA). O fisioterapeuta explica a importância desse ligamento, especialmente em uma pessoa que é jovem e atlética. Qual das afirmações abaixo é correta para descrever parte das funções do LCA?
    a. O LCA evita rolamento posterior excessivo dos côndilos femorais durante a flexão do fêmur na articulação do joelho
    b. O LCA evita rolamento anterior excessivo dos côndilos femorais durante a flexão do fêmur na articulação do joelho
    c. O LCA evita rolamento posterior excessivo dos côndilos femorais durante a extensão do fêmur na articulação do joelho
    d. O LCA evita rolamento anterior excessivo dos côndilos femorais durante a extensão do fêmur na articulação do joelho

229. Que tendão está mais comumente envolvido com epicondilite lateral?
    a. Extensor longo do carpo radial
    b. Extensor breve do carpo radial
    c. Braquiorradial
    d. Extensor do dedo

230. Um paciente que sofreu um rompimento de zona 2 do tendão extensor do terceiro dedo se apresenta para fisioterapia. Esse paciente teve uma fixação cirúrgica do tendão avulsionado. Durante o período de imobilização, qual das seguintes deformidades tem mais probabilidade de se desenvolver?
    a. Deformidade de Boutonnière botoeira
    b. Mão de garra
    c. Deformidade de pescoço de cisne
    d. Contratura de Dupuytren

231. Qual dos seguintes tendões de músculos subluxam mais comumente em pacientes que sofrem de artrite reumatoide?
    a. Flexor profundo dos dedos
    b. Extensor ulnar do carpo
    c. Extensor longo do carpo radial
    d. Extensor longo do polegar

232. Um fisioterapeuta está agendado para trabalhar com um paciente diagnosticado com uma condição crônica de artelhos em garra. Onde o fisioterapeuta NÃO deve esperar encontrar formação de calosidades?
    a. Pontas distais dos artelhos
    b. Superfície superior das articulações interfalangeanas
    c. Cabeças do metatarso
    d. Superfície inferior das articulações interfalangeanas

233. Cada um destes fatores influencia a probabilidade de progressão de curva de escoliose no paciente com esqueleto imaturo EXCETO:
    a. Magnitude
    b. Sexo
    c. Raça
    d. Idade

234. A criança com pé torto terá que característica?
    a. Um calcâneo maior do que o normal
    b. Antepé valgo
    c. Encurtamento tibial significativo
    d. Equino fixo

235. Em uma criança, qual é o lugar mais comum de sinovite transiente, epífise deslocada, e artrite séptica?
    a. Ombro
    b. Quadril
    c. Joelho
    d. Tornozelo

236. Todos os seguintes são comuns em crianças que tiveram epífise femoral capital deslocada, EXCETO:
    a. Dor no joelho
    b. Obesidade
    c. Nenhum histórico de trauma
    d. Descobertas negativas em uma radiografia lateral de perna de rã

237. Qual das seguintes condições NÃO está implicada em lesões por excesso de uso nos jovens?
    a. Erros de treinamento
    b. Desequilíbrios musculotendinosos
    c. Mau alinhamento anatômico da extremidade inferior
    d. Prática constante na relva (grama)

238. O que é um clique recíproco temporomandibular?
    a. Clique que ocorre durante o final da abertura
    b. Clique que ocorre durante o começo da abertura
    c. Clique que ocorre durante o meio da abertura
    d. Clique que ocorre durante a abertura e fechamento

239. No apoio em uma perna só, quando o quadril contralateral cai por causa de fraqueza, é considerado qual dos seguintes:
    a. Um quadril varo compensado
    b. Um Trendenlenburg não compensado
    c. Um Trendenlenburg compensado
    d. Um quadril varo não compensado

240. Durante a deambulação, o fisioterapeuta observa que o paciente está exibindo joelho recurvado durante a fase de apoio do ciclo da marcha. Das escolhas listadas abaixo, a causa MAIS PROVÁVEL para o desvio de marcha observado é qual?
    a. Glúteo máximo tensionado
    b. Flexores do quadril tensionados
    c. Complexo gastrocnêmicossóleo tensionado
    d. Dorsiflexores do tornozelo tensionados

241. Um fisioterapeuta está tratando um paciente que tem joelhos e extensores do quadril "fracos" bilateralmente. O paciente tem bastante probabilidade de ter grande dificuldade de realizar qual das seguintes atividades funcionais?
    a. Transferir-se de uma cadeira de rodas para uma esteira
    b. Rolar da posição supinada para deitar-se de lado
    c. Transferir-se de sentado para supinado
    d. Transferir-se de sentado para em pé

242. O fisioterapeuta é agendado para trabalhar com um paciente com uma deformidade em botoeira. Com essa lesão, em que posição o dedo envolvido geralmente se apresenta?
    a. Flexão da articulação interfelangeana proximal (AIP) e flexão da articulação interfalangeal distal (AID)
    b. Extensão da articulação AIP e flexão da AID

c. Flexão da AIP e extensão da AID
d. Extensão da AIP e extensão da AID

243. Uma mulher de 30 anos de idade que teve um bebê a termo quatro semanas atrás se apresenta na fisioterapia com diástase dos retos do abdome. A separação foi mensurada pelo médico e descobriu-se ser de 3 cm. Qual dos seguintes exercícios é mais adequado para minimizar essa separação?
    a. Exercícios abdominais usando as extremidades superiores para trazer o reto abdominal para a linha média
    b. Pontes usando as extremidades superiores para trazer o reto abdominal para a linha média
    c. Exercícios de estabilização lombar dinâmica em posição de quatro apoios
    d. Elevações delicadas de cabeça na posição supinada usando as extremidades superiores para trazer o reto abdominal para a linha média

244. Posicionamento de apoio adequado para um bebe com osteogênese imperfeita é importante por todas as razões, EXCETO:
    a. Manter as extremidades imobilizadas para evitar fraturas
    b. Proteção contra fraturas
    c. Minimizar mau alinhamento e deformidades das articulações
    d. Promoção de reforço muscular

245. Um programa motor total para uma criança em idade escolar com osteogênese imperfeita NÃO deve incluir qual dos seguintes?
    a. Reforço muscular
    b. Condicionamento aeróbico
    c. Deambulação protegida
    d. Manter as extremidades imobilizadas para evitar fraturas

246. Qual dos seguintes é o único exercício adequado no terceiro trimestre de gravidez?
    a. Atividades de equilíbrio em uma perna
    b. Quatro apoios (posição de engatinhar) com extensão de quadril
    c. Elevação de perna reta bilateral
    d. Ponte

247. Durante a marcha normal, em apoio em um só membro, qual dos seguintes ocorre?
    a. Centro da massa está em seu ponto mais alto
    b. Energia potencial está em seu ponto baixo
    c. Energia cinética está em seu ponto mais alto
    d. Magnitude da força de reação do solo é sempre maior do que o peso corporal

248. Um fisioterapeuta está tratando um paciente com fratura de Colles. O antebraço do paciente foi imobilizado por três semanas e irá precisar de quatro semanas adicionais no gesso antes que o paciente possa começar tarefas funcionais. Qual deve ser o foco inicial do tratamento?
    a. Amplitude de movimentos passiva do pulso
    b. Colocação da extremidade em uma tipoia

c. Movimento das articulações que circundam a fratura
d. Evitar tratamento até que o gesso seja removido

249. Durante a sessão de tratamento, o fisioterapeuta observa que o paciente pode flexionar o ombro afetado através de sua amplitude de movimentos total enquanto está deitado de lado. O fisioterapeuta deve progredir para atividades que coloquem a extremidade em que posição?
   a. Uma posição assistida por gravidade
   b. Uma posição eliminada por gravidade
   c. Uma posição neutra
   d. Uma posição antigravidade

250. Que atividade da vida diária o fisioterapeuta deve advertir um paciente com uma recente artroplastia de quadril para evitar?
   a. Amarrar os sapatos
   b. Colocar as calças
   c. Vestir a camisa
   d. Lavar as costas

251. Durante uma sessão de tratamento, o fisioterapeuta estimula a necessidade do cliente de subir escadas em uma cozinha com uma perna esquerda dolorida e fraca. De que forma o paciente é instruído a se mover?
   a. Perna esquerda no próximo degrau com a bengala
   b. Perna direita no próximo degrau com a bengala
   c. Perna direita e então perna esquerda e bengala
   d. Perna esquerda e então perna direita e bengala

252. Você está trabalhando com uma cliente de 53 anos de idade que teve um derrame, deixando-a com hemiparesia direita. A paciente está deitada em uma esteira de terapia, e você está realizando amplitude de movimentos (ADM) passiva em seu braço direito. Assim que você coloca o braço da paciente em 90 graus de flexão, ela se queixa de algum desconforto e dor. Qual seria o melhor curso de ação?
   a. Continue conforme tolerado porque a ADM deve ser mantida
   b. Começar a ADM novamente e certificar-se de que a escápula está deslizando
   c. Continuar e não passar do ponto da dor
   d. Consultar um especialista ortopédico

253. A MELHOR estratégia para usar em uma articulação contraída que tem sensação final suave é qual?
   a. Realizar exercícios de deslizamento do tendão
   b. Aplicar alongamento de carga baixa e longa duração
   c. Usar uma técnica de alongamento rápida
   d. Realizar amplitude ativa de movimentos

254. Para a melhor proteção da mecânica lombar, como o assento do motorista do carro deve ser posicionado?
   a. O mais distante possível do volante
   b. Com a frente do assento mais baixa do que a parte de trás do assento

c. Com toda a parte debaixo do assento nivelada com o chão do carro
d. O mais próximo possível do volante

255. Um lançador está se exercitando em uma clínica com uma corda elástica armada atrás e acima de sua cabeça. O lançador estimula o movimento de lançamento usando a corda elástica como resistência. Que diagonal de facilitação neuromuscular proprioceptiva o lançador está usando para reforçar os músculos envolvidos no lançamento no beisebol?
   a. Extensão de D1
   b. Flexão de D1
   c. Extensão de D2
   d. Flexão de D2

256. Qual é a melhor forma de exercitar primeiro a musculatura postural (ou extensora) quando ela está extremamente fraca para facilitar o controle muscular?
   a. Isometricamente
   b. Concentricamente
   c. Excentricamente
   d. Isocineticamente

257. Uma recepcionista de 42 anos de idade se apresenta na clínica ambulatorial de fisioterapia queixando-se de dor na parte inferior das costas. O fisioterapeuta supervisor decide que modificação postural precisa ser parte do plano de tratamento. Qual é a melhor posição para as extremidades inferiores enquanto a paciente está sentada?
   a. 90 graus de flexão dos quadris, 90 graus de flexão dos joelhos, e 10 graus de dorsiflexão
   b. 60 graus de flexão dos quadris, 90 graus de flexão dos joelhos, e 0 graus de dorsiflexão
   c. 110 graus de flexão dos quadris, 80 graus de flexão dos joelhos, e 10 graus de dorsiflexão
   d. 90 graus de flexão dos quadris, 90 graus de flexão dos joelhos, e 0 graus de dorsiflexão

258. Um paciente é posicionado na posição supinada. A extremidade superior direita envolvida é posicionada pelo fisioterapeuta em 90 graus de flexão de ombro. É aplicada resistência na flexão de ombro, então rapidamente na extensão de ombro. Nenhum movimento ocorre. O fisioterapeuta instrui o paciente a "segurar" quando é aplicada resistência em ambas as direções. Qual das seguintes técnicas de facilitação neuromuscular proprioceptiva está sendo usada?
   a. Contrações repetidas
   b. Segurar – relaxar
   c. Estabilização rítmica
   d. Contrair – relaxar

259. Um homem de 32 anos de idade é encaminhado à fisioterapia com o diagnóstico de um recente rompimento completo do ligamento cruzado anterior. O paciente e o médico decidiram evitar cirurgia pelo maior tempo possível. O fisioterapeuta

280. Em que tipo de déficit cognitivo o fisioterapeuta deve usar repetição para ensinar ao paciente novas atividades?
    a. Funções executivas diminuídas
    b. Resolução de problemas complexos ruim
    c. Processamento de informações lento
    d. Déficits de memória

281. Em que estágio da esclerose lateral amiotrófica um paciente começaria a usar equipamentos adaptativos para facilitar as atividades da vida diária (AVDs)?
    a. Estágio I
    b. Estágio II
    c. Estágio III
    d. Estágio IV

282. Qual das seguintes seria uma estratégia de intervenção eficaz para pacientes diagnosticados com doença de Alzhemimer?
    a. Exercícios ao ar livre
    b. Usar diversos terapeutas diferentes na sessão de exercícios do paciente
    c. Realizar múltiplos exercícios em cada sessão
    d. Realizar exercícios curtos, simples e repetitivos

283. Por que muitos clientes com distrofia muscular de Duchenne exibem lordose lombar aumentada?
    a. Fraqueza no quadríceps
    b. Fraqueza no abdutor do quadril
    c. Fraqueza nos abdominais e extensor do quadril
    d. Musculos iliopsoas tensionados

284. Qual das seguintes escolhas é indicativa de deficiência classe B de acordo com a American Spinal Injury Association (ASIA)?
    a. Completa: lesão sem função sensorial ou motora preservada no segmento S4-S5
    b. Incompleta: sensorial, mas sem função motora preservada abaixo do nível neurológico; nível sensorial se estende pelo segmento S4-S5
    c. Incompleta: função motora preservada abaixo do nível neurológico, com a maioria dos músculos chave abaixo do nível neurológico, tendo um grau muscular de menos do que 3
    d. Incompleta: função motora preservada abaixo do nível neurológico, com a maioria dos músculos chave abaixo do nível neurológico, tendo um grau muscular maior do que ou igual a 3

285. O nível de inervação motora para a American Spinal Injury Association é determinado pelo músculo chave mais distal com que grau ou melhor (com o segmento acima sendo um grau 5)?
    a. Grau 2
    b. Grau 2+
    c. Grau 3
    d. Grau 3+

286. Quando os tratos descendentes estão envolvidos com lesão na medula espinhal, qual será a apresentação clínica?
    a. Espasticidade imediata e hiperflexia abaixo do nível da lesão
    b. Flacidez imediata e hiperflexia abaixo do nível da lesão
    c. Espasticidade imediata e perda de reflexos abaixo do nível da lesão
    d. Flacidez imediata e perda de reflexos abaixo do nível da lesão

287. Qual é um lugar comum para úlceras de pressão conforme um indivíduo com uma lesão na medula espinhal começa a usar uma cadeira de rodas para mobilidade?
    a. Ísquio
    b. Sacro
    c. Escápula
    d. Calcanhar

288. Qual dos seguintes é indicativo de reflexo no pescoço tônico assimétrico?
    a. Virar a cabeça para a direita provoca extensão na extremidade superior direita e flexão na extremidade superior esquerda
    b. Virar a cabeça para a esquerda provoca extensão na extremidade superior direita e flexão na extremidade superior esquerda
    c. Virar a cabeça para a direita provoca flexão na extremidade inferior direita e extensão na extremidade inferior esquerda
    d. Virar a cabeça para a esquerda provoca flexão na extremidade inferior esquerda e extensão na extremidade inferior direita

289. Espasticidade anormal em qual dos dois grupos musculares irão levar a deslocamentos do quadril em pacientes com paralisia cerebral?
    a. Extensores e abdutores do quadril
    b. Flexores e abdutores do quadril
    c. Extensores e adutores do quadril
    d. Flexores e adutores do quadril

290. Qual das seguintes é uma afirmação verdadeira com relação à disfunção muscular em paralisia cerebral?
    a. Tanto hipertrofia quanto atrofia podem estar presentes em uma criança diagnosticada com paralisia cerebral
    b. Há um aumento no número de sarcômeros por fibra muscular
    c. Os músculos irão crescer mais rapidamente do que os ossos
    d. Haverá uma diminuição no tecido gorduroso e fibroso e um aumento no fluxo de sangue para os músculos

291. Por que as crianças com paralisia cerebral adotam uma postura para sentar de base ampla?
    a. Sentando em base ampla, as extremidades superiores estão mais envolvidas do que as extremidades inferiores
    b. Sentando em base ampla, as extremidades inferiores estão mais envolvidas do que as extremidades superiores
    c. Aumenta a capacidade de se virar e rotacionar na posição sentada
    d. Sentar em base ampla permite que a criança com controle ruim do tronco mantenha a postura

292. Qual dos seguintes é um efeito de hipotonia moderada em uma criança com paralisia cerebral?
   a. Cifose do tronco
   b. Contratura dos flexores do quadril e joelho
   c. Extremidade superior flexionada, aduzida e pronada
   d. Usar os braços para equilíbrio ao sentar

293. Um cliente está recebendo injeções de Botox no músculo gastrocnêmico secundário a espasticidade associada à paralisia cerebral. Em geral, quando os sintomas de espasmos musculares irão diminuir?
   a. Imediatamente após a injeção
   b. Em 1 a 2 dias
   c. Em 3 a 7 dias
   d. Em 7 a 10 dias

294. Qual é o potencial de deambulação de um paciente com paralisia cerebral que tem a presença de reflexos primitivos além da idade de dois anos?
   a. Ruim
   b. Razoável
   c. Bom
   d. Excelente

295. Terapia de intervenção para crianças com paralisia cerebral que é direcionada apenas para resultados motores pode ser caracterizada por qual dos seguintes?
   a. É adequada para essa população de pacientes
   b. Tem resultados piores que programas baseados em cognição
   c. Deve ser usada a critério do fisioterapeuta supervisor somente
   d. É um previsor ruim de resultados funcionais

296. A maioria das crianças diagnosticada com paralisia cerebral espástica apresenta qual dos seguintes?
   a. Tônus muscular baixo durante todo o curso da patologia
   b. Tônus muscular aumentado por todo o curso da patologia
   c. Espasticidade logo no início do primeiro ano de vida e mais tarde desenvolvimento de tônus muscular baixo
   d. Tônus muscular baixo logo no início do primeiro ano de vida e mais tarde desenvolvimento de espasticidade

297. Qual das seguintes afirmações é verdadeira após cirurgia ortopédica e colocação de gesso para um paciente com paralisia cerebral?
   a. Não há necessidade de inspecionar lacerações na pele nas bordas do gesso
   b. A família deve lavar e secar a pele na borda do gesso com frequência
   c. O paciente não deve começar terapia de intervenção por quatro semanas após a cirurgia
   d. A pele dentro das bordas do gesso deve ser mantida úmida

298. Posicionamento adequado em uma cadeira de rodas mostrou melhorar diversos aspectos da capacidade funcional de uma criança com paralisia cerebral. Qual dos seguintes NÃO pode ser conseguido com posicionamento adequado?
   a. Aumento da capacidade vital
   b. Desempenho melhorado no teste cognitivo
   c. Aumento do tônus extensor
   d. Alcance mais regular e mais rápido

299. Qual dos seguintes clientes com paralisia cerebral se beneficiaria mais de uma órtese tornozelo-pé articulada?
   a. Uma pessoa que está começando a ficar em pé
   b. Uma pessoa que não deambula
   c. Uma pessoa que deambula com pronação excessiva do tornozelo
   d. Cliente com alguma, mas limitada, mobilidade funcional

300. Qual das seguintes sensações tem a velocidade de condução nervosa mais lenta?
   a. Propriocepção
   b. Pressão
   c. Temperatura
   d. Dor

301. Compressão prolongada de um nervo que produz uma área de infarto e necrose é definida como qual dos seguintes?
   a. Neuropraxia
   b. Mielinopatia
   c. Axonotmese
   d. Neurotmese

302. Qual das seguintes é uma manifestação clínica comum de paralisia no nervo ulnar?
   a. Achatamento da eminência tenar
   b. Deformidade de mão em garra
   c. Desvio ulnar das mãos quando o pulso é flexionado
   d. Sensação deficiente ao longo do polegar e do primeiro dedo

303. Um paciente se apresenta em uma fisioterapia ambulatorial com um diagnóstico de síndrome do desfiladeiro torácico. Qual dos seguintes tratamentos será inadequado para esse indivíduo?
   a. Alongamento forçado para mobilizar a primeira costela
   b. Exercícios posturais e de respiração
   c. Exercícios de alongamento para a musculatura do cinturão do ombro
   d. Aquecimento úmido no trapézio superior

304. Qual dos seguintes é o conselho correto para o fisioterapeuta dar ao paciente com diagnóstico de síndrome pós-pólio que está começando um programa de intervenção de fisioterapia ambulatorial?
   a. O paciente deve se exercitar até o ponto de fadiga na primeira visita
   b. O paciente deve parar de se exercitar se a dor ou fraqueza aumentarem

c. O paciente deve focar em exercícios agressivos na extremidade inferior
d. Exercícios funcionais devem ser de máxima intensidade

305. Qual dos seguintes é o sintoma menos comum de uma neuropatia paraneoplásica?
    a. Fraqueza
    b. Queimação e dor
    c. Dormência
    d. Parestesia

306. Em que estágio da síndrome de dor regional complexa a pele fica fina, brilhante, cianótica, e seca?
    a. Agudo
    b. Distrófico
    c. Atrófico
    d. Subagudo

307. Um paciente se apresenta com patologia restrita a lesão no nervo periférico distalmente em uma extremidade superior. Esse paciente está sob risco aumentado de perda de equilíbrio?
    a. Sim, lesão nervosa periférica afeta força, e um sistema motor intacto é necessário para controle postural normal
    b. Não, as deficiências estão restritas à extremidade distal superior, que está minimamente envolvida no controle postural normal
    c. Sim, a lesão nervosa periférica afeta a sensação, e um sistema sensorial intacto é necessário para controle postural normal
    d. Não, patologias que afetam os sistemas centrais têm mais influência sobre o controle postural normal do que as que afetam os sistemas periféricos

308. Qual dos seguintes descreve melhor o processo de doença de um paciente com perda vestibular bilateral permanente?
    a. Por causa da sistema do sistema vestibular para o equilíbrio, o paciente precisará ser apoiado quando estiver em pé
    b. Após um período inicial de incapacidade, o paciente irá se adaptar suficientemente para confiar em outros sistemas sensoriais para informações sobre equilíbrio quando estiver em pé
    c. Um dos outros sistemas sensoriais irá assumir o papel do sistema vestibular na mediação de informações conflitantes durante as atividades de equilíbrio
    d. O paciente não será mais capaz de manter a cabeça orientada ou virar adequadamente para insumo auditivo

309. Um paciente caiu duas vezes recentemente: uma das vezes estava carregando uma caixa grande escada acima e outra vez quando tentava ir ao banheiro à noite sem acender a luz. O teste de Romberg é positivo, e o fisioterapeuta determina que a disfunção de equilíbrio da paciente é devido a déficits sensoriais e confiança na visão para compensar. Qual das seguintes seria a intervenção mais importante para manter essa paciente segura e diminuir o risco de quedas?
    a. Fazer com que ela reforce a parte inferior do corpo
    b. Instruí-la para manter uma luz acesa à noite

c. Praticar andar com os olhos fechados
d. Instruí-la para usar um andador para deambulação comunitária

310. Intervenção adequada de fisioterapia para diminuir perda de equilíbrio em pé em um paciente que tem hemiparesia em seguida a um derrame seria mais bem incorporada com qual dos seguintes?
   a. Facilitação para melhorar força e tempo de estratégia de tornozelos e quadril simétricos
   b. Exercícios para habituar resposta à virada de cabeça
   c. Facilitação no lado parético para sentar enquanto o paciente muda o peso para o lado não parético
   d. Prática do *Clinical Test of Sensory Integration and Balance* várias vezes

311. Intervenção de fisioterapia adequada para diminuir tonturas em um paciente com vertigem periférica paroxística benigna seria mais bem incorporada com o paciente realizando qual dos seguintes?
   a. Habituar a responder praticando o teste da cadeira rotatória
   b. Rolar diversas vezes na cama para obter a otoconia para reposição
   c. Praticar mudança do olhar fixo de objetos para a direita e então para a esquerda
   d. Realizar exercícios de Brandt-Daroff

312. Qual das seguintes escolhas seria um exemplo do sistema motor auxiliando o controle do equilíbrio?
   a. Determinação da posição do corpo
   b. Ajustar a posição do corpo
   c. Receber informações do sistema vestibular
   d. Receber informações do sistema visual

313. Em posição em pé tranquila, qual estratégia postural é usada primariamente?
   a. Estratégia do tornozelo
   b. Estratégia do quadril
   c. Estratégia da marcha
   d. Estratégia da mudança no apoio

314. Um fisioterapeuta está começando tratamento de um adulto mais velho que se queixa de várias quedas recentes. Em que estratégia postural o fisioterapeuta deve mais provavelmente estar focado para diminuir o risco de quedas desse paciente?
   a. Mudança na estratégia de apoio
   b. Estratégia da marcha
   c. Estratégia do quadril
   d. Estratégia do tornozelo

315. Um fisioterapeuta começa intervenção em um paciente que sofreu um derrame recentemente. Uma revisão nos prontuários descobre que o cerebelo foi afetado

pelo derrame. Que limitações poderia o fisioterapeuta esperar encontrar nesse paciente?
a. Déficits de campo visual
b. Vertigem
c. Movimentos mais lentos ou involuntários
d. Ataxia

316. Qual das seguintes é progressão de base de apoio pequena para grande?
a. Postura ereta, postura normal, postura em uma única perna
b. Postura normal, postura ereta, postura em uma única perna
c. Postura em uma única perna, postura ereta, postura normal
d. Postura em uma única perna, postura normal, postura ereta

317. Qual dos exercícios seguintes mais provavelmente dispararia a estratégia de balanço postural do quadril durante o tratamento?
a. Fazer com que o paciente fique em pé em uma superfície firme e plana
b. Fazer com que o paciente fique em pé em uma superfície irregular, como uma placa de equilíbrio/oscilação
c. Fazer com que o fisioterapeuta empurre o paciente em diversas direções diferentes enquanto estiver em pé
d. Fazer com que o paciente fique em uma superfície lisa com os olhos fechados

318. Qual é o foco principal de um programa de prevenção de quedas?
a. Restaurar a força normal
b. Restaurar a amplitude normal de movimentos
c. Evitar lesões decorrentes das quedas
d. Melhorar a independência com um dispositivo de assistência

319. Qual das seguintes é a progressão correta de desenvolvimento motor de acordo com Rood?
a. Estabilidade, mobilidade, mobilidade combinada, e habilidade
b. Habilidade, mobilidade combinada, estabilidade, e mobilidade
c. Mobilidade, estabilidade, mobilidade combinada, e habilidade
d. Mobilidade, habilidade, estabilidade, e mobilidade combinada

320. Qual estágio do desenvolvimento motor poderia ser definido como "a capacidade de manter posturas de sustentação de peso contra a gravidade"?
a. Mobilidade
b. Estabilidade
c. Mobilidade combinada
d. Habilidade

321. No crescimento e desenvolvimento normais, por volta de que idade a maioria das crianças consegue sentar sem apoio na extremidade superior?
a. 4 meses
b. 5 meses
c. 6 meses
d. 8 meses

322. No crescimento e desenvolvimento normais, por volta de que idade a maioria dos bebês pode rolar da posição supinada para pronada?
    a. 4 meses
    b. 5 meses
    c. 8 meses
    d. 9 meses

323. Um exemplo de uma intervenção focada em atividade é qual dos seguintes?
    a. Amplitude de movimentos
    b. Treinamento de força
    c. Subir escadas
    d. Condicionamento aeróbico

324. Qual das seguintes intervenções seria considerada uma intervenção focada na deficiência para uma criança com paralisia cerebral?
    a. Terapia de movimento induzido pela restrição
    b. Usando equipamentos adaptativos para alimentação
    c. Usando uma estrutura de posicionamento para atividades pré-marcha
    d. Estimulação elétrica

325. Qual das seguintes técnicas seria a mais adequada para facilitar o início do movimento em uma extremidade superior parética?
    a. Reversões lentas
    b. Isométricos alternados
    c. Iniciação rítmica
    d. Reversões de agonistas

326. Qual dos seguintes feedbacks e paradigmas de prática é mais eficaz para promover aprendizado motor?
    a. Praticar uma tarefa repetidamente com *feedback* dado a cada tentativa
    b. Praticar uma tarefa repetidamente com *feedback* dado uma tentativa sim, outra não
    c. Praticar uma variedade de tarefas com *feedback* dado a cada tentativa
    d. Praticar uma variedade de tarefas com *feedback* dado uma tentativa sim, outra não

327. Um fisioterapeuta destaca que o próximo paciente a ser visto no dia tem sinergia de flexão na extremidade superior esquerda. Qual é a apresentação mais comum da extremidade superior esquerda desse paciente?
    a. Abdução do ombro, flexão do cotovelo, supinação do antebraço
    b. Adução do ombro, flexão do cotovelo, supinação do antebraço
    c. Abdução do ombro, extensão do cotovelo, supinação do antebraço
    d. Abdução do ombro, flexão do cotovelo, pronação do antebraço

328. Qual das seguintes intervenções é baseada na inibição de sinergias e tônus anormais e a facilitação de padrões de movimento normal com a meta definitiva de função de otimização?
    a. Tratamento neurodesenvolvimental
    b. Facilitação neuromuscular proprioceptiva

c. Terapia do movimento induzido por restrição
d. Sustentado pelo peso do corpo

329. Qual dos seguintes NÃO é o núcleo principal de facilitação neuromuscular proprioceptiva (FNP)?
    a. Atividades coordenadas normais são conseguidas através de padrões de movimento complexos que não ocorrem em planos retos
    b. O reflexo de alongamento é mais efetivamente provocado quando a extremidade é alongada em uma diagonal específica
    c. A resposta muscular é mais coordenada e forte quando há resistência dentro de uma diagonal específica
    d. O tônus deve ser normalizado antes de iniciar a FNP

330. Um fisioterapeuta está começando tratamento para um paciente após uma lesão cerebral traumática recente. O paciente está aprendendo a levar a colher à boca para comer. O fisioterapeuta coloca sorvete na colher, e o paciente a traz para sua boca pela primeira vez para comer sorvete. Que tipo de feedback o paciente está experimentando?
    a. *Feedback* externo
    b. *Feedback* aumentado
    c. *Feedback* de conhecimento dos resultados
    d. *Feedback* intrínseco

331. Durante o tratamento, o fisioterapeuta começa com o paciente na posição sentada. O fisioterapeuta então senta em frente ao paciente. As mãos do fisioterapeuta são posicionadas diagonalmente do tronco do paciente para as costas. As mãos então fazem o paciente se inclinar para frente e a musculatura abdominal também se inclina. Que intervenção está sendo utilizada pelo fisioterapeuta e que movimento está sendo facilitado?
    a. Tratamento neurodesenvolvimental, inclinação pélvica posterior
    b. Tratamento neurodesenvolvimental, inclinação pélvica anterior
    c. Facilitação neuromuscular proprioceptiva, inclinação pélvica anterior
    d. Facilitação neuromuscular proprioceptiva, inclinação pélvica posterior

332. Qual dos seguintes grupos musculares é o mais importante a ser reforçado a fim de aumentar a capacidade de sentar-e-levantar após derrame ou lesão cerebral traumática?
    a. Flexão de quadril
    b. Extensão de joelho
    c. Flexão plantar
    d. Força abdominal

333. O fisioterapeuta está usando facilitação muscular proprioceptiva para facilitar o rolamento da posição deitado de lado para pronada usando flexão de massa. Que movimentos o ombro e a pélvis devem fazer para realizar essa tarefa com sucesso?
    a. Depressão no anterior do ombro e elevação na pélvis
    b. Depressão no posterior o ombro e depressão na pélvis

c. Depressão no anterior do ombro e depressão na pélvis
d. Depressão no posterior do ombro e elevação na pélvis

334. Qual das seguintes deficiências você esperaria que fosse mais relatada no exame de um paciente com doença de Parkinson?
    a. Músculos do quadríceps fracos
    b. Balanço dos braços e rotação do tronco reduzidos durante a marcha
    c. Sensação na extremidade superior reduzida
    d. Sensação na extremidade inferior reduzida

335. Qual das afirmações seguintes NÃO É VERDADEIRA em relação à fisioterapia e À doença de Parkinson?
    a. Fisioterapia é necessária porque pode alterar o processo da doença
    b. Fisioterapia é necessária para ajudar o paciente a otimizar suas habilidades de movimentos
    c. Fisioterapia é necessária para auxiliar com a prevenção de complicações secundárias
    d. Fisioterapia é necessária para melhorar o equilíbrio e diminuir o risco de quedas

336. Um paciente com esclerose múltipla tem espasticidade lateral no tendão do jarrete e gastrocnêmico classificada como grau 3 na Escala Modificada de Ashworth. Ele se queixa de ficar cansado durante os programas de exercícios que você desenvolveu para ele. Em seu próximo dia de tratamento agendado, você faria qual dos seguintes?
    a. Continuaria com o plano de tratamento, mas mudaria a hora do tratamento para o fim da tarde
    b. Continuaria com seu programa de exercícios prescritos, mas faria o paciente se exercitar em uma sala mais quente
    c. Forneceria ao paciente estratégias de relaxamento e reduzir a intensidade dos exercícios
    d. Levaria o paciente para a piscina porque temperaturas acima de 32 graus serão benéficas para ele

337. Das doenças seguintes, qual é a que menos provavelmente mostra espasticidade para alongamento passivo de um músculo?
    a. Doença de Huntington
    b. Doença de Parkinson
    c. Esclerose lateral amiotrófica
    d. Esclerose múltipla

338. Com qual dos pacientes seguintes o fisioterapeuta deve estar preocupado em relação a excesso de trabalho no condicionamento aeróbico?
    a. Pacientes com esclerose lateral amiotrófica
    b. Pacientes com doença de Parkinson
    c. Pacientes com doença de Alzheimer
    d. Pacientes com doença de Huntington

339. Treinamento de equilíbrio deve começar imediatamente após um paciente ser diagnosticado com qual das seguintes condições?
    a. Doença de Huntington
    b. Doença de Parkinson
    c. Esclerose múltipla
    d. Doença de Alzheimer

340. Qual é a progressão natural dos exercícios de Frenkel?
    a. Em pé, caminhando, sentado
    b. Deitado, sentado, em pé
    c. Caminhando, sentado, deitado
    d. Deitado, caminhando, sentado

341. Em que sequência o retorno das sensações geralmente ocorre?
    a. Sensação protetora, toque leve, toque discriminativo
    b. Toque leve, toque discriminativo, sensação protetora
    c. Toque discriminativo, sensação protetora, toque leve
    d. Sensação protetora, toque leve, toque discriminativo

342. Um paciente com um reparo cirúrgico nervoso foi examinado pelo fisioterapeuta. O plano de cuidados inclui mobilização nervosa. Qual dos seguintes é consistente com esse plano de cuidados?
    a. Aplicações de estimulação elétrica neuromuscular para músculo desenervado
    b. Aplicação de técnicas de deslizamento de nervo
    c. Aplicação de bolsa de gelo sobre a incisão pós-cirúrgica para reduzir edema
    d. Imobilização de uma ou mais articulações sobre a(s) qual(is) o nervo reparado cruza

343. Qual é o desvio de marcha comum para pacientes com doença de Charcot-Marie-Tooth?
    a. Marcha de Trendelenburg
    b. Marcha antálgica
    c. Postura flexionada para frente
    d. Queda do pé, pé caído

344. Um paciente com fraqueza na extremidade inferior distal associada à polineuropatia irá com frequência se queixar de qual dos seguintes distúrbios?
    a. Dificuldade em levantar-se de uma posição sentada
    b. Dificuldade em subir e descer escadas
    c. Tropeçar com frequência
    d. Dificuldade de entrar em um carro

345. Fraqueza muscular nos músculos intrínsecos dos pés é responsável por que anormalidade no pé e a qual doença está normalmente associada?
    a. Pé cavo, neuropatia alcoólica
    b. Equino varo, Charcot-Marie-Tooth
    c. Pé cavo, Charcot-Marie-Tooth
    d. Equino varo, neuropatia alcoólica

346. Um paciente com síndrome de Guillain-Barré está iniciando fisioterapia ambulatorial. Após a sessão de exercícios do primeiro dia, o paciente se queixou de dores musculares no quadríceps que duraram mais de 24 horas. Qual é a ação adequada a ser realizada pelo fisioterapeuta?
   a. Mudar para um programa de reforço mais excêntrico
   b. Diminuir a intensidade do exercício
   c. Aumentar a intensidade do exercício
   d. Permanecer na mesma intensidade de exercício

347. Em que nível de lesão na medula espinhal um paciente deve ser instruído sobre respiração glossofaríngea?
   a. C4
   b. T2
   c. T6
   d. T8

348. Qual dos exercícios seguintes é adequado para um paciente com uma úlcera neuropática?
   a. Aeróbica no step
   b. Exercícios de cadeia fechada nas extremidades inferiores
   c. Esteira
   d. Bicicleta

349. O objetivo de qualquer dispositivo de descarga para um paciente com úlcera neuropática é qual dos seguintes?
   a. Para proteger o curativo
   b. Para permitir que o paciente deambule sem dor
   c. Distribuir as pressões plantares dos pés e reduzir o estresse no local do ferimento
   d. Evitar o uso de calçados mal ajustados

350. Sintomas de síndrome de túnel carpal envolvem compressão de que nervo do pulso?
   a. Ulnar
   b. Radial
   c. Mediano
   d. Axilar

351. Se os componentes motores do sistema visual-ocular forem danificados, qual dos seguintes seria verdadeiro?
   a. Movimentos visuais e vestibulares controlados dos olhos seriam normais
   b. Movimentos visuais e vestibulares controlados dos olhos seriam anormais
   c. Movimentos visualmente controlados dos olhos seriam normais, mas movimentos oculares dependentes do vestíbulo seriam anormais
   d. Movimentos visualmente controlados dos olhos seriam anormais, mas movimentos oculares dependentes do vestíbulo seriam normais

352. Qual das seguintes posições de cabeça irá colocar o canal posterior da orelha na posição vertical?
    a. O corpo está pronado com a cabeça virada para o lado
    b. O corpo está supinado, e a cabeça flexionada além da posição neutra e rotacionada 45 graus para o lado ipsolateral
    c. O corpo está pronado, e o pescoço está estendido para a posição neutra e rotacionado 45 graus para o lado contralateral
    d. O corpo está em posição supinada, e a cabeça está estendida além da posição neutra e rotacionada 45 graus para o lado ipsolateral

353. Treinamento funcional vigoroso de um cliente com lesão na medula espinhal pode começar quando?
    a. Quando o cliente é admitido na unidade de reabilitação
    b. Quando são obtidas altas médica e otorpédica
    c. Quando o cliente é admitido na fisioterapia ambulatorial
    d. Quando as fraturas na coluna do cliente tiverem curado

354. Qual das técnicas seguintes enfatiza um padrão específico de movimento no processo de retreinamento de músculos danificados?
    a. Abordagem de Brunnstrom
    b. Tratamento neurodesenvolvimental
    c. Terapia de movimento induzido por restrição
    d. Facilitação neuromuscular proprioceptiva

355. Que intervenção atual para pacientes com lesões neurológicas envolve facilitação de padrões automáticos de caminhada usando treinamento intensivo com tarefas específicas enquanto o peso do corpo está sendo sustentado?
    a. Terapia do movimento induzido por restrição
    b. Treinamento locomotor
    c. Abordagem orientada por tarefas
    d. Tratamento neurodesenvolvimental

356. Quando a maioria das crianças começa a andar?
    a. 6 a 8 meses
    b. 8 a 10 meses
    c. 10 a 13 meses
    d. 13 a 15 meses

357. Que são os marcos de desenvolvimento?
    a. Tipos de testes padronizados para mensurar progressão de um cliente pediátrico
    b. Protocolos de intervenção
    c. Metas funcionais para uma criança
    d. As metas individuais do fisioterapeuta para a criança

358. Qual das opções a seguir é um tratamento inadequado para prevenção de progressão de curva de escoliose idiopática?
    a. Órteses
    b. Alongamento

c. Estimulação elétrica
d. Educação familiar

359. O que é enfatizado no uso de teoria de sistemas dinâmicos quando fornecendo intervenção para clientes pediátricos?
    a. O produto do movimento
    b. Intervenção familiar
    c. O processo do movimento
    d. Usar um músculo específico para realizar uma tarefa específica

360. Que intervenção de fisioterapia usa facilitação manual e técnicas de inibição para apresentar à criança uma experiência sensorial normal?
    a. Teoria de sistemas dinâmica
    b. Tratamento neurodesenvolvimental
    c. Integração sensorial
    d. Teoria do desenvolvimento normal

361. Uma paciente pergunta ao fisioterapeuta se ela deveria estar preocupada porque seu bebê de quatro meses de idade não consegue rolar da posição de costas para a posição de decúbito ventral. Qual é a resposta mais adequada para essa mãe?
    a. Provavelmente não há nada com que se preocupar porque, embora varie, bebês podem geralmente realizar essa tarefa por volta dos dez meses de idade
    b. Provavelmente não há nada com que se preocupar porque, embora varie, bebês podem geralmente realizar essa tarefa por volta dos cinco meses de idade
    c. Seu bebê provavelmente precisa de um exame aprofundado por um especialista porque, embora varie, bebês podem geralmente realizar essa tarefa por volta dos dois meses de idade
    d. Seu bebê provavelmente precisa de um exame aprofundado por um especialista porque, embora varie, bebês podem geralmente realizar essa tarefa ao nascer

362. Um fisioterapeuta deve compreender claramente o desenvolvimento anormal do corpo humano para que possa fornecer um tratamento efetivo e eficiente. Qual dos princípios de tratamento a seguir está incorreto?
    a. A atividade motora inicial é influenciada principalmente por reflexos
    b. O controle motor desenvolve-se de proximal para distal e da cabeça para os pés
    c. O aumento da capacidade motora é independente da aprendizagem motora
    d. A atividade motora inicial é influenciada por atividade espontânea

363. Qual das seguintes afirmações sobre controle motor de desenvolvimento está incorreta?
    a. Controle isotônico se desenvolve antes do controle isométrico
    b. Motricidade global se desenvolve antes do controle motor
    c. Movimentos excêntricos se desenvolvem antes dos movimentos concêntricos
    d. Controle do tronco se desenvolve antes do controle da extremidade distal

364. Controle sinérgico fino de flexores e extensores do pescoço na posição ereta geralmente aparece quando?
    a. No segundo mês
    b. No terceiro mês
    c. No quarto mês
    d. No quinto mês

365. Movimentos balísticos de braços e pernas são caracterizados por qual dos seguintes?
    a. Ativação recíproca de músculos antagonistas
    b. Coativação de músculos antagonistas
    c. Necessidade de feedback proprioceptivo durante movimento
    d. Orientação visual durante movimento

366. Virada de cabeça bem-sucedida na posição pronada com a cabeça ereta em crianças tipicamente em desenvolvimento é caracterizada por qual dos seguintes?
    a. Extensão de quadril, rotação medial, e abdução
    b. Extensão da espinha cervical e rotação com suporte de peso no abdome superior
    c. Flexão e abdução de ombro com sustentação de peso nos cotovelos
    d. Mudança de peso caudal com sustentação de carga na lateral das coxas e abdome inferior

367. Uma vez que seja obtida uma nova habilidade motora, o desenvolvimento posterior ocasiona qual dos seguintes?
    a. Desempenho com mais uso de feedback sensorial
    b. Constrição dos graus de liberdade usados ao executar a habilidade
    c. Aperfeiçoamento de controle postural e transição entre posturas
    d. Desenvolvimento de uma forma única de realizar a habilidade

368. Qual das seguintes é uma realização típica de uma criança de três anos de idade?
    a. Administrar bem o abotoamento
    b. Alternar os pés quando estiver subindo escadas
    c. Não ter medo de cair
    d. Não mostrar dismetria durante empilhamento de blocos

369. Um paciente cujas convulsões são controladas com um anticonvulsivo devem ser tratados em um quarto ou área com que características?
    a. Desprovido de luzes tremulantes e de barulhos repetitivos e altos
    b. Sem equipamentos eletrônicos próximos ao paciente
    c. Quente e de certa forma úmido
    d. Não frequentado por muitas pessoas

370. O fisioterapeuta observa um pacientes em estágio adiantado de doença de Parkinson durante a deambulação. Qual das seguintes características o fisioterapeuta mais provavelmente irá observar?
    a. Andar arrastado
    b. Largura aumentada dos passos

c. Base ampla de apoio
d. Cadência aumentada, especialmente no início da marcha

371. Um paciente se apresenta em uma instalação ambulatorial com queixas de dor na área da virilha (ao longo da parte medial da coxa esquerda). Com teste manual de músculos da extremidade inferior envolvida, um fisioterapeuta determina o seguinte: flexão dos quadris = 4+/5, extensão dos quadris = 4+/5, abdução dos quadris = 4+/5, adução dos quadris = 2+/5, rotação interna dos quadris = 2+/5, e rotação externa dos quadris = 2+/5. Que nervo no lado envolvido está mais provavelmente lesionado?
    a. Nervo cutâneo lateral da parte superior da coxa
    b. Nervo obturador
    c. Nervo femoral
    d. Nervo ilioinguinal

372. Um fisioterapeuta está revisando o prontuário de uma mulher de 24 anos de idade com diagnóstico de paraplegia incompleta na L2. O médico observou que o reflexo do tendão do quadríceps esquerdo é 2+. Como essa informação é transmitida para o fisioterapeuta?
    a. Nenhum reflexo ativo no tendão do quadríceps
    b. Contração leve de quadríceps com teste de reflexo
    c. Reflexo normal de tendão de quadríceps
    d. Reflexo exagerado de tendão de quadríceps

373. Qual dos músculos seguintes você NÃO esperaria que fosse afetado por uma lesão na C6-C7?
    a. Bíceps braquial
    b. Deltoide anterior
    c. Infraespinado
    d. Tríceps braquial

374. Um bebê de dois meses de idade é diagnosticado com torcicolo muscular congênito esquerdo que resultou em plagiocefalia. Isso resultaria em qual dos seguintes?
    a. Achatamento das regiões frontal esquerda e occipital esquerda
    b. Achatamento das regiões frontal direita e occipital esquerda
    c. Achatamento das regiões frontal direita e occipital direita
    d. Achatamento das regiões frontal esquerda e occipital direita

375. Uma paciente recentemente diagnosticado com esclerose múltipla se apresenta em uma clínica de fisioterapia. A paciente pergunta ao fisioterapeuta o que ela precisa evitar com essa condição. Qual dos seguintes a paciente deveria evitar?
    a. Banheiras quentes
    b. Ingestão de fluidos ligeiramente aumentada
    c. Aplicação de bolsas de gelo
    d. Treino de força

376. O que é necessário que um bebê tenha dominado antes que consiga sentar independentemente escorado nas extremidades superiores?
    a. Rolar de posição pronada para supinada e de supinada para pronada
    b. Mudança de objetos agarrados de uma mão para outra
    c. Estender a cabeça e pescoço em posição pronada, e controlar a pélvis ao mesmo tempo em que usa as extremidades superiores em posição supinada
    d. Engatinhar e rastejar

377. Sua paciente estava em um acidente de carro e agora tem um núcleo pulposo no nível vertebral C5-6. Ela relata dificuldades em remover sua camisa sobre a cabeça. Com lesão na raiz do nervo no nível da C5-6, que parte do movimento seria mais provavelmente problemática para sua paciente e por quê?
    a. Segurar a camisa por causa da fraqueza dos flexores de todos os dedos
    b. Rotacionar internamente o ombro por causa da fraqueza do redondo menor
    c. Flexão do ombro por causa da fraqueza do deltoide
    d. Flexão cervical para remover a camisa por causa de fraqueza nos flexores profundos do pescoço

378. Seu paciente tem um envolvimento da raiz do quinto nervo lombar sobre o esquerdo secundário a uma protrusão de disco lombar. Qual das seguintes é VERDADEIRA?
    a. O solavanco do tornozelo está diminuído ou ausente
    b. O paciente tem fraqueza por fadiga na panturrilha
    c. A sensação entre o primeiro e segundo artelhos está diminuída
    d. A sensação sobre a superfície plantar do pé está diminuída

379. Uma mulher de 81 anos de idade com hemiparesia no lado direito devido a derrame está sendo tratada por um fisioterapeuta através de serviços domésticos de saúde. O fisioterapeuta está tentando aumentar o alcance funcional da extremidade superior direita. O paciente atualmente tem 120 graus de flexão ativa. O fisioterapeuta decide usar técnicas de facilitação de mobilidade e estabilidade do tronco para ajudar a atingir as metas funcionais do paciente. Qual das seguintes habilidades precisa ser dominada pelo paciente para obter a habilidade de atingir 60 centímetros em frente a sua cadeira de todas, e 60 centímetros para a direita da linha média a 125 graus de flexão de ombro com a extremidade superior direita?
    a. Mudança de peso para a nádega esquerda e alongamento do tronco para o lado direito
    b. Mudança de peso para a nádega esquerda e alongamento do tronco para o lado esquerdo
    c. Mudança de peso para a nádega direita e alongamento do tronco para o lado direito
    d. Mudança de peso para a nádega direita e alongamento do tronco para o lado esquerdo

380. Um fisioterapeuta trabalhando em intervenção inicial ajudando uma paciente a fazer bebê segurar e beber uma mamadeira. Com base no desenvolvimento típico, o fisioterapeuta deve começar a introduzir essa habilidade em que idade?
   a. 12 a 14 meses
   b. 10 a 12 meses
   c. 8 a 10 meses
   d. 6 a 8 meses

381. Após três meses de intervenção, o fisioterapeuta observa que a criança está começando a integrar o reflexo que vira a cabeça em direção ao braço estendido da criança enquanto em posição pronada. Qual é esse reflexo?
   a. Reflexo no pescoço tônico assimétrico
   b. Reflexo no pescoço tônico simétrico
   c. Reflexo de Moro
   d. Reflexo labiríntico tônico

382. Uma criança tem habilidade ruim em manter a extensão do tronco e pescoço. O fisioterapeuta usa qual dos seguintes como a melhor técnica para facilitar força e controle aumentados?
   a. Fazer a criança ficar em posição pronada em uma bola terapêutica e brincar com brinquedos
   b. Fazer a criança ficar em posição pronada em uma plataforma de balanço enquanto estiver brincando com brinquedos
   c. Fazer a criança ficar deitada de lado em um colchão protetor brincando com brinquedos
   d. Fazer a criança sentar em uma bola feijão enquanto estiver brincando com brinquedos

383. Um fisioterapeuta está trabalhando com uma criança que tem paralisia cerebral. A criança tem amplitude de movimentos limitada bilateralmente nas extremidades superiores e não consegue apanhar objetos. O fisioterapeuta fornece intervenção que foca em permitir que a criança participe de atividades recreativas. Qual é a melhor posição para colocar a criança?
   a. Deitada de lado
   b. Pronada
   c. Supinada
   d. Sentada

384. Como um fisioterapeuta *Home Care*, você está tratando de um homem de 55 anos de idade que tem uma esposa que apoia bastante e uma cuidadora durante o dia que ajuda com autocuidados e outras tarefas necessárias na casa. O paciente desfruta de seus filhos e netos que vivem nas imediações. O paciente está atualmente no estágio 3 de esclerose lateral amiotrófica, com fraqueza grave nos tornozelos, pulsos, e mãos. O paciente deambula minimamente e fica fatigado facilmente. O que seria uma intervenção adequada?
   a. Programa leve de reforço
   b. Ajudar a priorizar atividades e fornecer simplificação de trabalho
   c. Aprender como cozinhar refeições de três pratos
   d. Avaliação do local de trabalho

385. Uma criança de três anos de idade tem espinha bífida e necessita de aumento de mobilidade para ser capaz de se movimentar ao ar livre, em pátios, e em corredores. Que dispositivo de mobilidade poderia ser recomendado?
    a. Modelo de triciclo impulsionado pelas mãos
    b. Scooter elétrico em posição supina
    c. Dispositivo de mobilidade de aeroplano
    d. Andador posterior de crocodilo

386. Você está visitando a casa de um cliente recentemente diagnosticado com doença de Alzheimer. O ambiente está terrivelmente abarrotado e parece acrescentar ao nível atual de confusão do paciente. Qual seria uma intervenção adequada para o fisioterapeuta?
    a. Limpar o lugar você mesmo, jogar muita coisa fora, e arrumar todo o resto de maneira adequada para ajudar a organizar o ambiente para o cliente
    b. Deixar como está e apenas reconhecer que essa é a forma como a pessoa está vivendo
    c. Engajar os membros da família para ajudar o cliente a selecionar entre alguns dos itens que abarrotam o ambiente e fazer algumas escolhas sobre o que manter e o que não manter
    d. Encorajar a família a contratar uma empregada, que se certificará de que o ambiente está limpo e arrumado o tempo todo

387. Para tratar com eficácia a maioria dos pacientes com doença de Parkinson, o fisioterapeuta deve enfatizar que padrão de facilitação neuromuscular proprioceptiva para as extremidades superiores?
    a. Extensão da D2
    b. Flexão da D2
    c. Extensão da D1
    d. Flexão da D1

388. Qual dos seguintes é mais eficiente em termos de energia e permite um paraplégico completo T1 o máximo de mobilidade funcional durante a locomoção?
    a. Cadeira de rodas manual
    b. Cadeira de rodas elétrica
    c. Órteses bilaterais tornozelo-joelho e muletas
    d. Órteses bilaterais tornozelo-pé e muletas

389. Para facilitar o desenvolvimento de um controle de tenodese em um paciente com lesão na medula espinhal, o que deveria incluir o plano de tratamento?
    a. Alongar os flexores dos dedos e extensores dos dedos
    b. Alongar os flexores dos dedos
    c. Permitir que os flexores dos dedos e extensores dos dedos encurtem
    d. Permitir que os flexores dos dedos encurtem

390. Um fisioterapeuta está tratando de um paciente com uma lesão no nível da T8 e função comprometida do diafragma. Se não estiver disponível nenhuma faixa

abdominal, qual é a posição mais provavelmente confortável para permitir que o paciente respire com mais eficiência?
a. Posição sentado
b. Posição de semi-Fowler
c. Posição em pé ereta usando uma mesa de inclinação
d. Posição supina

391. Um fisioterapeuta está dando assistência a um paciente com uma lesão no nível da C5 para realizar tosse eficaz. O paciente experimentou dando neurológico significativo e não consegue realizar uma tosse independente e eficaz. Se o paciente estiver na posição supinada, qual dos seguintes métodos mais provavelmente produzirá tosse eficaz?
a. O fisioterapeuta coloca a base da palma da mão exatamente acima do processo xifoide, instrui o paciente a respirar profundamente enquanto pressiona moderadamente o esterno, e instrui o paciente a tossir
b. O fisioterapeuta coloca a base da palma de uma mão, reforçada com a outra mão, exatamente acima do processo xifoide; instrui o paciente a respirar profundamente; instrui o paciente a segurar o ar; e pressiona moderadamente enquanto o paciente tosse
c. O fisioterapeuta coloca a base da palma da mão exatamente acima do umbigo, instrui o paciente a respirar profundamente, aplica pressão moderada, e libera a pressão exatamente antes que o paciente tente tossir
d. O fisioterapeuta coloca a base da palma da mão exatamente acima do umbigo, instrui o paciente a respirar profundamente, aplica pressão moderada, e libera a pressão exatamente antes que o paciente é instruído a tossir

392. Uma mulher de 60 anos de idade que sofreu um derrame recente tem hemianopsia homônima do lado direito. Qual das afirmações seguintes é verdadeira sobre a colocação de utensílios para comer na reabilitação inicial?
a. Os utensílios devem ser colocados no lado esquerdo do prato
b. Os utensílios devem ser colocados no lado direito do prato
c. Os utensílios devem ser colocados em ambos os lados do prato
d. O prato e os utensílios devem ser colocados levemente à direita

393. Um fisioterapeuta está observando um bebê de cinco dias de idade com paralisia cerebral. O bebê tem uma quantidade anormal de tônus extensor. Qual dos seguintes é um conselho incorreto sobre posicionamento para a família e a equipe de enfermagem?
a. Manter o bebê na posição supinada
b. Manter o bebê na posição pronada
c. Manter o bebê na posição deitado sobre o lado direito
d. Manter o bebê na posição deitado sobre o lado esquerdo

394. Um fisioterapeuta está tratando uma mulher de 76 anos de idade com hipotonia na extremidade inferior esquerda secundária a um derrame recente. Qual dos seguintes é um método incorreto para normalizar o tônus?
a. Movimentos irregulares rápidos
b. Aproximação

c. Alongamento prolongado
d. Sugestões táteis

395. Um fisioterapeuta está tentando abri a mão espástica e flexionada de um paciente que sofreu um derrame recente. Qual dos seguintes NÃO inibe a abertura da mão?
   a. Evitar tocar nas áreas interósseas
   b. Aplicar pressão direta na eminência tênar
   c. Hiperestender o articulação metacarpofalangeal
   d. Aplicar pressão direta na eminência hipotênar

396. Qual dos seguintes é inadequado para o fisioterapeuta realizar para um bebê com idade gestacional de 27 semanas e síndrome de Down?
   a. Alimentação com mamadeira
   b. Encorajar posição deitado de lado
   c. Estimulação tátil com toda a mão em vez de com as pontas dos dedos do examinador
   d. Posicionamento pronado

397. Qual das seguintes fontes de estimulação é menos eficaz na obtenção de metas funcionais ao tratar de um bebê com tônus muscular diminuído?
   a. Vestibular
   b. Sustentação de peso
   c. Cutânea
   d. Vibratória

398. Um paciente que sofreu um derrame recente está sendo tratado por um fisioterapeuta. O paciente exibe tônus extensor aumentado na posição supinada junto com em reflexo labiríntico tônico simétrico exagerado. Que posição deve ser evitada se o fisioterapeuta estiver tentando iniciar movimentos de flexão na extremidade inferior?
   a. Posição pronada
   b. Posição deitado sobre o lado direito
   c. Posição supinada
   d. Posição deitado sobre o lado esquerdo

399. Um paciente se apresenta na fisioterapia ambulatorial com síndrome de túnel do tarso. Que nervo está envolvido? Onde o fisioterapeuta deve concentrar o tratamento?
   a. Nervo peroneal superficial, inferior ao maléolo medial
   b. Nervo tibial posterior, inferior ao maléolo medial
   c. Nervo peroneal superficial, inferior ao maléolo lateral
   d. Nervo tibial posterior, inferior ao maléolo lateral

400. Qual das seguintes posições deve ser evitada na extremidade superior direta com um paciente que tem diagnóstico de hemiplegia direta secundária a um derrame?
   a. Adução prolongada de ombro, rotação interna, flexão de cotovelo
   b. Abdução prolongada de ombro, rotação interna, flexão de cotovelo

c. Flexão prolongada de dedo e polegar
d. Flexão prolongada de pulso, e adução de dedo

401. Um homem de 35 anos de idade tem um diagnóstico de compressão de raiz do nervo cervical direito C5-6. Ele está sendo tratado na fisioterapia co uma tração cervical manual delicada. Que posição é ideal para tração com esse paciente?
    a. Flexão cervical superior e extensão cervical inferior
    b. Flexão lateral cervical para a direita
    c. Extensão cervical
    d. Flexão cervical

402. Durante as sessões de fisioterapia, o fisioterapeuta protege tenodese do paciente com diagnóstico de tetraplegia na C6. Que posição deve ser mantida durante a sustentação de peso na extremidade superior e por quê?
    a. Manter flexão dos dedos com extensão do pulso para proteger extensores do pulso extrínsecos
    b. Manter a flexão do pulso para proteger extensores de dedos intrínsecos
    c. Manter a flexão do dedo para proteger os flexores dos dedos extrínsecos
    d. Manter a extensão do pulso para proteger flexores dos dedos intrínsecos

403. Qual NÃO é uma descoberta típica de um paciente com lesão no plexo braquial?
    a. Amplitude de movimento e contraturas diminuídas
    b. Força muscular diminuída
    c. Espasticidade
    d. Sensações alteradas

404. Qual dos seguintes programas de exercícios é mais adequado para uma paciente de 62 anos de idade, pós-menopausa, com esclerose múltipla com equilíbrio ruim e força diminuída?
    a. Alongamento, programa de postura e equilíbrio, e exercícios de reforço conforme tolerado
    b. Alongamento e treinamento progressivo de inclinação na esteira
    c. Terapia aquática em água aquecida
    d. Treinamento progressivo de inclinação na esteira com treinamento pliométrico

405. Um paciente experimentou uma reação grau 2 para radiação nas axilas. Qual dos seguintes seria um tratamento ou conselho inadequado para um paciente com esse diagnóstico?
    a. Realizar amplitude de movimentos ativa e passiva a partir do ombro
    b. Usar creme para a pele na área
    c. Usar antiperspirantes
    d. Lavar a área diretamente com água e sabão neutro

406. O fisioterapeuta aplica gelo na mão de um paciente. O paciente tem súbito branqueamento, cianose, e arritmia nos dedos. A bolsa de gelo é removida, e 10 a 15 minutos mais tarde, o fluxo de sangue retorna para os dedos. Nesse momento os

dedos se tornam vermelhos e doloridos. Que fenômeno esse paciente apresenta, e que outra condição esse paciente mais provavelmente irá apresentar?
a. Fenômeno de Raynaud, lúpus eritematoso sistêmico
b. Fenômeno de Raimiste, escleroderma
c. Fenômeno de Raynaud, escleroderma
d. Fenômeno de Raimiste, lúpus eritematoso sistêmico

407. Qual é um tratamento contraindicado para um paciente com lesão fira localizada?
a. Reaquecer a parte do corpo lesionada
b. Controlar a dor com medicação
c. Apoiar a parte do corpo afetada
d. Massagear a parte do corpo afetada

408. Paul tem paraplegia incompleta na T10, classificada como ASIA C, como resultado de uma facada. Ele está próximo do fim de sua reabilitação na internação e está se preparando para sua transição para casa. A técnica mais provável que Paul irá usar para realizar alívio de pressão regular irá ser qual das seguintes?
a. Usar uma cadeira de rodas de inclinação ou reclinação para mudanças de posição
b. Usar a técnica *push-up*
c. Transferi-lo de sua cadeira e deitá-lo em posição pronada por cinco minutos
d. Realizar inclinações lado a lado usando a extensão do pulso para se enganchar na alça de empurrar da cadeira de rodas

409. Qual é o conselho mais adequado para dar a um paciente com uma lesão completa na T1 da medula espinhal para evitar úlceras de pressão?
a. Mudar posição de hora em hora na cama e de hora em hora enquanto sentado
b. Mudar posição a cada duas horas na cama e duas horas enquanto sentado
c. Mudar posição de hora em hora na cama e a cada 20 minutos enquanto sentado
d. Mudar posição a cada duas horas na cama e a cada 20 minutos quando sentado

410. Em protocolos de posicionamento, qual das seguintes NÃO seria uma razão para desenvolver os protocolos de pele para pacientes com desordens de consciência?
a. Evitar o desenvolvimento de úlceras de pressão
b. Mobilizar secreções dos pulmões
c. Evitar o desenvolvimento de pneumonia por aspiração
d. Melhorar a força

411. Aliviar fatores causadores ao alterar superfícies para sentar e do leito, proteger a pele, e mudar com frequência a posição do paciente são quais dos seguintes?
a. Preparação de ferimento no leito
b. Necessário somente para estágio II e IV de úlceras de pressão
c. Parte do padrão de cuidado para todas as úlceras de pressão
d. Fornecida somente pelo cuidador principal

412. Quanta pressão é considerada "padrão" para compressão para tratar de insuficiência venosa?
   a. 20 a 28 mmHg
   b. 30 a 40 mmHg
   c. 10 a 15 mmHg
   d. 9 a 12 mmHg

413. O aspecto mais importante da intervenção de úlcera venosa é qual dos seguintes?
   a. Terapia antibiótica
   b. Esteroides tópicos
   c. Terapia de compressão
   d. Cirurgia

414. Um paciente se apresenta para o tratamento de fisioterapia de um ferimento na parte inferior da perna sobre o maléolo medial. O ferimento é vermelho com margens irregulares, e o tecido ao redor do ferimento está inchado. Que tipo de insuficiência esse paciente mais provavelmente tem?
   a. Insuficiência arterial
   b. Insuficiência venosa
   c. Insuficiência renal
   d. Insuficiência cardíaca

415. Um paciente está sendo tratado com fisioterapia ambulatorial por causa de uma úlcera por insuficiência arterial. Durante as últimas duas semanas, o tamanho do ferimento aumentou. Durante a sessão de tratamento de hoje, o fisioterapeuta observa um odor ruim e tecido necrosado no ferimento. Qual é o curso adequado de ação a ser realizado pelo fisioterapeuta?
   a. Iniciar hidroterapia
   b. Realizar desbridamento
   c. Contatar o fisioterapeuta supervisor
   d. Usar um curativo de úmido a seco sobre o corte

416. Qual é o curativo de escolha para úlceras arteriais?
   a. Curativos aderentes que mantêm o corte úmido
   b. Curativos não aderentes que mantêm o corte úmido
   c. Curativos aderentes que mantêm o corte seco
   d. Curativos não aderentes que mantêm o corte seco

417. Instruções sobre autocuidados para o paciente com úlcera neuropática incluem quais dos seguintes?
   a. Proteção dos pés e da pele
   b. Gesso de contato total
   c. Desbridamento
   d. Aplicação de bota de Unna

418. Você está tratando de um paciente de 53 anos de idade com fraqueza geral duas semanas após uma lesão de queimadura de 22% da área da superfície total do corpo. Qual é a causa mais provável de sua fraqueza?
   a. Desuso e dor relacionada à lesão da queimadura
   b. Desuso e aumentado catabolismo secundário à lesão da queimadura
   c. Desuso, descanso no leito, e contração da ferida
   d. Desuso, perda de fluido, e nervos danificados na pele

419. Em que posição o ombro do paciente deve ficar após uma queimadura axilar?
   a. 30 graus de abdução de ombro e rotação neutra
   b. Posição funcional
   c. 180 graus de abdução de ombro com 45 graus de flexão horizontal
   d. 90 a 110 graus de abdução de ombro com ligeira flexão horizontal

420. Posicionamento anticontraturas é recomendado para qual dos seguintes?
   a. Qualquer contração de cicatriz
   b. Somente cicatrização hipertrófica
   c. Somente queimaduras de espessura total
   d. Após a cicatriz ter terminado de se formar e estiver "madura"

421. Acredita-se que amplitude de movimentos para crescimento do tecido cicatrizado é mais benéfica durante que fase(s) da crua?
   a. Fase de proliferação somente
   b. Fase de remodelação somente
   c. Fases de proliferação e remodelação
   d. Fase de ferimento aberto agudo e diretamente após enxerto

422. Treinamento de deambulação é come frequência iniciado logo que o paciente com uma queimadura estiver clinicamente estável e for capaz de seguir instruções. Deambulação inicial não irá ajudar a atingir qual dos seguintes resultados?
   a. Força melhorada
   b. Edema aumentado na extremidade inferior para melhorar a cura
   c. Força melhorada na extremidade inferior
   d. Capacidade aeróbica melhorada

423. Qual dos seguintes tipos de ferimentos devem ser tratados com uma locação hidrante imediatamente após a queimadura?
   a. Superficial
   b. Superficial de espessura parcial
   c. Profundo de espessura parcial
   d. Espessura total

424. Qual é o ponto após a cirurgia em que o fisioterapeuta pode começar mais cedo a realizar exercícios de amplitude de movimentos para o cotovelo de um paciente após um enxerto de pele para a área do bíceps?
   a. Imediatamente após a cirurgia
   b. 12 horas
   c. 24 horas
   d. 48 horas

425. O paciente começa fisioterapia ambulatorial secundária a déficit de amplitude de movimentos na flexão de joelho após enxerto de pele de uma queimadura na área anterior da coxa. O fisioterapeuta escolheu usar amplitude de movimentos passiva como intervenção para aumentar a capacidade funcional desse paciente. Qual seria uma sensação final inadequada para esse alongamento em particular para flexão de joelho?
    a. Osso a osso
    b. Endurecido
    c. Alongamento de tecido
    d. Aproximação de tecido

426. Quantas horas por dia trajes de suporte de pressão devem ser usados para diminuir cicatrização após uma queimadura?
    a. 6 horas
    b. 12 horas
    c. 18 horas
    d. 23 horas

427. Em que ponto da fase de cura do ferimento o fisioterapeuta pode ser mais agressivo com amplitude de movimentos ou exercícios?
    a. Fase inflamatória
    b. Fase proliferativa
    c. Fase de maturação
    d. Fase de cura

428. Qual das seguintes é uma área de risco para desenvolvimento de úlcera de pressão se o cliente fica na posição sentada por um período de tempo extremo?
    a. Escápulas
    b. Tuberosidades isquiais
    c. Occipício
    d. Maléolos

429. Que tipo de ferimento deveria ter um curativo que aumenta a hidratação no local do ferimento?
    a. Ferimento arterial
    b. Ferimento venoso
    c. Ferimento de pressão
    d. Lesão de avulsão

430. Terapia de compressão deve ser realizada em uma extremidade com que tipo de ferimento?
    a. Ferimento arterial
    b. Úlcera neuropática
    c. Ferimentos venosos
    d. Úlcera de pressão

431. Um cliente tem uma queimadura de espessura total sobre o pé. O médico pediu posicionamento para diminuir a perda de amplitude de movimentos. Qual é a posição correta para o pé e tornozelo desse cliente?
    a. Dorsiflexão total com extensão de artelho
    b. Tornozelo neutro e flexão dos artelhos
    c. Flexão plantar total com flexão total do artelho
    d. Tornozelo neutro com artelhos neutros

432. Um cliente comatoso está na porção aguda do hospital. O fisioterapeuta decide começar um programa para virar o paciente para evitar úlceras de pressão. Com que frequência o paciente deve ser virado?
    a. 30 minutos
    b. 1 hora
    c. 2 horas
    d. 3 horas

433. Qual é a deformidade mais comum nas mãos em seguida a uma lesão por queimadura em crianças?
    a. Hiperextensão da quinta metacarpofalangeal
    b. Desvio radial do pulso
    c. Deformidade em botoeira
    d. Contratura palmar

434. Um homem de 67 anos com uma amputação abaixo do joelho se apresenta em uma clínica ambulatorial. Sua amputação cirúrgica foi três semanas atrás, e suas cicatrizes estão bem curadas. Qual das seguintes é uma informação incorreta sobre o cuidado com o coto?
    a. Usar uma loção leve no coto após o banho todas as noites
    b. Continuar com o uso de um compressor 12 horas por dia
    c. Lavar o coto com sabão neutro e água
    d. Usar técnicas de massagem de cicatrizes

435. Um fisioterapeuta está tratando de um home de 35 anos de idade com lesão traumática na mão direita. O paciente tem diversas cicatrizes cirúrgicas de um reparo de tendão efetuado seis semanas atrás. Qual é o tipo adequado de massagem para as cicatrizes do paciente?
    a. Transversal e longitudinal
    b. Circular e longitudinal
    c. Transversal e circular
    d. Massagem é contraindicada após um reparo de tendão

436. Um fisioterapeuta está tratando de uma queimadura de espessura total em toda a extremidade inferior direita de um homem de 27 anos de idade. Que movimentos precisam ser enfatizados com talas, posicionamento, e exercícios para evitar contraturas?
    a. Flexão de quadril, extensão de joelho, e dorsiflexão de tornozelo
    b. Extensão de quadril, flexão de joelho, e flexão plantar de tornozelo
    c. Extensão de quadril, extensão de joelho, e dorsiflexão de tornozelo
    d. Flexão de quadril, extensão de joelho, e flexão plantar de tornozelo

437. Qual dos seguintes não facilita a deambulação quando os pés estão queimados?
    a. Movimento constante, evitar ficar parado em pé
    b. Afrouxar ou remover as gazes e bandagens
    c. Estabelecer uma meta clara para caminhada, como ir até uma pessoa ou lugar favorito
    d. Exercitar-se antes de ficar em pé ereto

438. Qual é a temperatura ambiente mais adequada para um quarto que normalmente tem uma população de pacientes queimados?
    a. 18° C
    b. 22° C
    c. 25° C
    d. 30° C

439. Um paciente está começando reabilitação cardíaca após recente enxerto de marca-passo arterial coronariano. Qual dos seguintes seria um sinal clínico para descontinuar ou modificar o exercício atual do paciente?
    a. Taxa cardíaca em repouso de 100 batidas/minuto
    b. Saturação de oxigênio de 98%
    c. Temperatura corporal de 37° C
    d. Pressão sanguínea durante exercícios de 280/120 mmHg

440. Tratamento de insuficiência arterial grave geralmente envolve qual dos seguintes?
    a. Programa de caminhadas
    b. Aumento de proteína na dieta
    c. Intervenção cirúrgica
    d. Compressão

441. Um paciente se apresenta hoje com um inalador de dose calibrada (IDC). Qual é o conselho adequado a ser dado a esse paciente sobre quando tomar esse medicamento em particular?
    a. 15 a 20 minutos antes dos exercícios
    b. 1 a 2 minutos antes dos exercícios
    c. Durante os exercícios
    d. 5 a 10 minutos antes dos exercícios

442. Qual das atividades seguintes tem mais probabilidade de resultar em um episódio de asma induzida por exercícios?
    a. Futebol
    b. Beisebol
    c. Ginástica
    d. Tiros de corrida

443. Você está deambulando um paciente que está se recuperando de pneumonia. Qual dos seguintes NÃO seria um sinal de saturação de O_2 diminuída durante a marcha?
    a. Aparência cianótica
    b. Dispneia

c. Confusão mental
  d. Taxa respiratória diminuída

444. Qual dos seguintes é VERDADEIRO em relação a exercícios e pressão sanguínea?
  a. Esforço físico aumenta a pressão sanguínea de forma aguda e diminui a pressão sanguínea em repouso com o tempo
  b. Esforço físico diminui a pressão sanguínea de forma aguda e diminui a pressão sanguínea em repouso com o tempo
  c. Esforço físico diminui a pressão sanguínea de forma aguda e aumenta a pressão sanguínea em repouso com o tempo
  d. Esforço físico aumenta a pressão sanguínea de forma aguda e aumenta a pressão sanguínea em repouso com o tempo

445. O fisioterapeuta está começando intervenção para um paciente que recentemente sofreu um infarto do miocárdio. O fisioterapeuta usa um oxímetro de pulso e descobre saturação de oxigênio de 97%. Qual é a ação adequada a ser executada pelo fisioterapeuta?
  a. Continuar com o tratamento como normalmente
  b. Contatar o médico do paciente imediatamente
  c. Contatar o fisioterapeuta supervisor imediatamente
  d. Cancelar a intervenção de hoje e monitorar o paciente por 2 horas

446. Qual é o modo de exercícios mais comum para pacientes gravemente descondicionados?
  a. Bicicleta ergométrica
  b. StairMaster
  c. Caminhada
  d. Esteira

447. Qual é o método mais comum para determinar o meta de intensidade de um exercício?
  a. METs
  b. VO_2 (consumo de oxigênio)
  c. Taxa de ventilação
  d. Taxa cardíaca

448. Qual tipo de atividade exemplifica 1 MET?
  a. Caminhada lenta
  b. Caminhada rápida
  c. Em pé realizando atividades da vida diária
  d. Sentado descansando

449. Usando a Escala de Borg de Esforço Percebido, qual é o nível recomendado de esforço para um paciente descondicionado começando um programa de condicionamento?
  a. 6 a 8
  b. 8 a 10
  c. 10 a 12
  d. 12 a 14

450. Qual é a taxa cardíaca de reserva para um paciente com uma taxa cardíaca em repouso de 80 batidas/minuto e uma taxa cardíaca máxima estimada de 170 batidas/minuto?
    a. 5 batidas/minuto
    b. 90 batidas/minuto
    c. 110 batidas/minuto
    d. 250 batidas/minuto

451. Qual são a intensidade e duração recomendadas de um exercício em um circuito de programa de treinamento de peso?
    a. 2 a 4 kg para 15 repetições
    b. 1 a 2 kg para 15 repetições
    c. 40% a 60% de 1 repetição máximo para 12 a 15 repetições
    d. 60% a 75% de 1 repetição máximo para 12 a 15 repetições

452. Qual é o único fator mais importante para continuar um programa de exercícios após um período de descondicionamento?
    a. Resposta da taxa cardíaca
    b. Motivação do paciente
    c. Diminuir $VO_{2máx}$
    d. A quantidade de medicação que o paciente está tomando atualmente

453. O fisioterapeuta está começando a elaborar um programa de exercícios personalizados para um paciente que sofreu descondicionamento. Esse paciente em particular tem um índice de massa corporal de 33. Como o fisioterapeuta deve proceder com esse programa de exercícios somente com essa informação?
    a. Começar com exercícios aeróbicos vigorosos
    b. Começar com exercícios de reforço muscular vigorosos
    c. Começar com atividades de baixo nível de resistência
    d. Esse paciente não deve participar de qualquer programa de reforço no momento

454. Qual dos exercícios seguintes irá ajudar um indivíduo com disfagia ao engolir?
    a. Rotações de cabeça para a direita
    b. Rotações de cabeça para a esquerda
    c. Exercícios de levantamento de peso acima da cabeça
    d. Exercícios de flexão cervical

455. Fraqueza de qual músculo pode levar a hérnia de hiato?
    a. Abdominal reto
    b. Escaleno
    c. Intercostais
    d. Diafragma

456. Um cliente se queixa ao fisioterapeuta de refluxo gastroesofágico noturno. Qual das seguintes é a melhor posição para dormir para esse indivíduo?
    a. Pronado
    b. Supinado
    c. Deitado do lado esquerdo

d. Deitado do lado direito

457. Qual das seguintes posições é recomendada após qualquer tipo de gastrectomia?
   a. Cabeceira da cama elevada 15 a 30 cm com joelhos levemente flexionados
   b. Deitado do lado direito com um travesseiro entre os joelhos
   c. Deitado do lado esquerdo com um travesseiro entre os joelhos
   d. Pé da cama elevado 15 a 3 cm com a cabeça em um travesseiro

458. Qual dos músculos seguintes é afetado primeiro com fraqueza associada a doença renal em estágio terminal?
   a. Tríceps
   b. Quadríceps
   c. Gastrocnêmico
   d. Glúteo médio

459. Qual as afirmações seguintes é verdadeira em relação à doença renal crônica e exercícios?
   a. É melhor exercitar-se em dias de não diálise
   b. O previsor independente mais importante de qualidade de vida é o nível usual de atividade de exercícios
   c. Pessoas em diálise têm um nível mais alto de MET máxima do que a população correspondente da mesma faixa de idade
   d. Indivíduos com doença renal crônica irá se beneficiar de exercícios com bicicleta ergométrica de 80% a 90% da taxa cardíaca alvo

460. Um paciente está iniciando um programa de reforço do assoalho pélvico secundário a incontinência urinária. Qual dos seguintes músculos é inadequado para ser reforçado durante essa intervenção?
   a. Glúteo médio
   b. Diafragma pélvico
   c. Diafragma urogenital
   d. Músculo do esfíncter externo

461. Reeducação do assoalho pélvico é um tratamento adequado para qual dos seguintes tipos de prostatite?
   a. Prostatite bacteriana aguda
   b. Prostatite bacteriana crônica
   c. Prostatite crônica e síndrome de dor pélvica crônica
   d. Prostatite inflamatória assintomática

462. Qual das seguintes seria uma intervenção inadequada de fisioterapia para um cliente com prostatite aguda?
   a. Elevações de perna reta
   b. Elevações de artelhos
   c. Bicicleta ergométrica
   d. fortalecimento dos ísquiotibiais

Respostas

1. **a.** Durante HIV assintomático ou HIV em estágio inicial, parâmetros metabólicos estão dentro dos limites normais e não há limitações colocadas para o indivíduo. No entanto, durante os estágios posteriores do HIV, exercícios vigorosos não são recomendados.

2. **a.** Pacientes sintomáticos devem evitar exercícios exaustivos, mas podem ser capazes de continuar com supervisão próxima.

3. **a.** Sintomas de fadiga crônica pode ser exacerbados por fisioterapia agressiva. Pacientes devem começar com atividade física intermitente de baixo nível e progredir até acumular 30 minutos de exercícios por dia.

4. **c.** Os pacientes com fibromialgia aguda irão requerer sessões curtas de exercícios durando possivelmente somente de 5 a 10 minutos. Essas sessões devem ser espalhadas por todo o dia, mas o terapeuta e o paciente devem trabalhar em direção a uma meta de 30 minutos de exercícios diários.

5. **a.** Hipertiroidismo está associado à intolerância a exercícios e capacidade reduzida de exercitar-se. O débito cardíaco é normal ou aumentado durante o exercício no estado de hipertiroidismo. Fraqueza nos músculos proximais com miopatia acompanhando é característica nesses indivíduos. Se a taxa cardíaca for de mais de 100 batidas/minuto, a pressão sanguínea e o taxa de pulso deve ser monitoradas com frequência.

6. **c.** Após paratireoidectomia, o paciente deve usar uma posição semi-Fowler com apoio para a cabeça e pescoço para diminuir o edema, o que pode causar pressão na traqueia. Exercícios nas extremidades superiores são contraindicados no início da reabilitação secundários à localização do procedimento cirúrgico. Deambulação inicial é essencial, porque suporte de peso e pressão nos ossos podem aumentar a calcificação. Exercícios de resistência com pesos leves nas extremidades inferiores também podem realizar essa mesma tarefa.

7. **b.** Os padrões comuns de capsulite adesiva são limitações da rotação externa seguidas por abdução. A apresentação normal com clientes diabéticos é retesamento global, com rotação externa e interna sendo igualmente limitada.

8. **a.** Para qualquer um com diabetes, exercícios não devem ser iniciados se a glicose sanguínea for 70 mg/dL ou menos. Exercícios vigorosos não devem ser realizados em até duas horas antes de ir dormir à noite, porque esse é o momento em que pode ocorrer hipoglicemia induzida por exercícios com consequências potencialmente fatais. Hipoglicemia induzida por exercícios é o problema mais comum para pacientes com diabetes tipo 1.

9. **c.** Fezes pretas ou escuras podem ser um sinal de sangramento gastrointestinal que irá resultar em acumulação de proteína no trato gastrointestinal. O fisioterapeuta supervisor/médico que encaminhou o paciente deve ser notificado dessa condição.

10. **c.** Escolhas a, b, e d são todas posições preferidas para diminuir a dor abdominal. O paciente também pode considerar usar aquecimento úmido no estômago para diminuir a tensão muscular.

11. **c.** Intervenção de fisioterapia deve focar em melhoria das limitações funcionais, não em curar a doença.

12. **b.** Limitações das amplitude de movimentos em qualquer plano irão causar pressões no pé e levar a possível formação de úlceras. A amplitude de movimentos deve ser consistentemente mensurada no pé de pacientes diabéticos para possivelmente evitar formação de úlceras.

13. **a.** A insulina funciona para diminuir os níveis de glicose no sangue ao transportar glicose para fora da corrente sanguínea e para dentro das células.

14. **d.** Exercícios no momento de pico de efeito da insulina causa hipoglicemia. A insulina faz com que o fígado diminua a produção de açúcar. O corpo precisa de níveis aumentados de glicose no sangue durante o exercício.

15. **a.** Os níveis de glicose no sangue devem estar entre 100 e 250 mg/dL. As outras instruções são todas adequadas para o paciente diabético.

16. **a.** Entender os benefícios psicológicos e fisiológicos dos exercícios irá ajudar a reforçar a meta do paciente para tratamento e auxiliar o paciente a aderir ao programa de exercícios. O paciente deve também ser ensinado sobre os sinais de fadiga e emergências médicas.

17. **b.** Uma queda abaixo da taxa cardíaca em repouso ou um aumento demais de 20 a 30 batidas/minuto acima da taxa cardíaca de descanso é uma indicação para parar com a sessão de exercícios. Também uma queda na pressão sanguínea sistólica de mais de 10 mmHg abaixo da taxa de repouso deve parar qualquer sessão de exercícios. O paciente deve ser monitorado por alguns momentos, e se os sintomas não melhorarem, então o terapeuta deve contatar outros profissionais médicos.

18. **c.** Durante essas fases, o nível de atividade é lentamente aumentado até o nível prescrito, e então diminuído a partir do nível prescrito. Isso permite aos sintomas cardiopulmonares e musculares o período de tempo suficiente para responder ao nível prescrito de intensidade. Estudos mostraram uma diminuição nos eventos cardíacos adversos quando um período de aquecimento e resfriamento é usado.

19. **c.** O American College of Sports Medicine recomenda iniciar um programa de exercícios para indivíduos que não estão em forma de 55% a 65% da taxa cardíaca máxima estimada, ou a 40% a 50% da taxa cardíaca de reserva.

20. **d.** Ao iniciar um programa de intervenção para um paciente gravemente descondicionado, turnos breves de exercícios todos os dias mostraram ser os mais toleráveis. A frequência pode ser diminuída e a intensidade aumentada conforme a função progride.

21. **b.** Essa posição é ideal para permitir que a gravidade auxilie na drenagem dos segmentos anterior do lóbulo superior direito ou esquerdo do pulmão.

22. **d.** Exercícios de respiração diafragmática aumentam a função do diafragma durante todo o ciclo de inspiração e expiração. Isso permite que o paciente retorne a um padrão mais normal de respiração e reduza a falta de ar.

23. **d.** Respiração com os lábios franzidos parece reduzir a taxa respiratória e aumentar o volume corrente. Essa técnica é fácil para os pacientes aprenderem e deve ser ensinada a qualquer um que se queixe de falta de ar.

24. **a.** Pacientes com dispneia irão se beneficiar de exercícios consistentes. Esses pacientes precisarão começar com exercícios de baixa intensidade e progredir para um programa mais intenso. Embora um programa inicial de exercícios aeróbicos possa requerer que o paciente use um dispositivo de assistência, não é necessário em um programa avançado.

25. **c.** Contrações fortes desses grupos musculares levarão a uma tosse forte. Músculos inspiratórios não afetam a tosse, e os músculos abdominais são mais ativos na tosse do que os extensores lombares.

26. **a.** A coloração azulada pode se estender para os leitos ungueais também. Embora esses pacientes algumas vezes tenham uma taxa respiratória aumentada, esse não é o primeiro sinal de doença. A taxa respiratória pode aumentar com uma intensidade de exercícios aumentada. O alargamento das narinas podem também ocorrer com aumento dos exercícios.

27. **b.** Durante a carga de trabalho inspiratória aumentada, esses músculos auxiliam o diafragma na inspiração. Pacientes com doença pulmonar crônica com frequência utilizam excessivamente esses músculos acessórios.

28. **a.** A técnica expiratória forçada emprega uma expiração forçada após uma respiração média. O relaxamento entre as lufadas ajuda a relaxar as vias aéreas conforme as secreções continuam a ser mobilizadas durante a respiração profunda.

29. **c.** Pelo fato desse paciente ter pressão craniana aumentada, o paciente não pode tolerar que os pés da cama sejam elevados. Embora essa não seja a posição ideal para a drenagem do lóbulo médio direito, é a única posição que o paciente pode tolerar.

30. **c.** Durante a fase de expiração da respiração, o ar que está sendo exalado dos pulmões tem mais probabilidade de carregar secreções e resíduos dos pulmões quando a técnica de vibração é usada. Um tratamento bem sucedido irá resultar em tosse e evacuação das secreções.

31. **d.** A postura de inclinação para frente resulta em um aumento significativo nas pressões inspiratórias máximas, aliviando assim a sensação de dispneia.

32. **c.** Hipotensão sintomática possivelmente poderia significar palidez ou fadiga excessiva. Qualquer início agudo de sons respiratórios nos pulmões deve ser

um sinal para o final da sessão. Pacientes com falta de ar em repouso não devem começar um programa de exercícios. Muitos pacientes nessa população terão fibrilação atrial controlada.

33. **d.** Por causa da resposta de taxa cardíaca anormal após o transplante, a escala de Borg deve ser usada para prescrição de exercícios nessa população de pacientes.

34. **b.** Pelo fato de a falência cardíaca ser uma doença que pode levar a muitas complicações, a meta de qualquer programa de reabilitação seria melhorar a qualidade de vida. A tolerância geral à atividade seria vista com uma diminuição no esforço, mas não as outras escolhas listadas.

35. **a.** Pelo fato de exercícios isométricos com frequência aumentarem a pressão sanguínea e a taxa cardíaca rapidamente, eles não são tolerados pelos pacientes com falência cardíaca. Todos os outros exercícios são adequados dentro das diretrizes dadas.

36. **c.** No estágio III, os pacientes começam a queixar-se de dor grave e irão querer parar de se exercitar. Para um paciente que classifica a dor da angina ou no estágio III ou estágio IV os exercícios devem ser encerrados.

37. **d.** Retirar neve com pá tem uma gama MET de aproximadamente 6 a 7. As outras escolhas têm amplitudes MET de menos de 5. A maioria das atividades da vida diária tem uma amplitude MET de menos de 5.

38. **a.** Exercícios intensos para um paciente com doença cardíaca isquêmica devem ser evitados. Idade mais avançada também deve ser uma precaução para garantir a segurança dos exercícios.

39. **a.** Pacientes com uma capacidade funcional de menos de 3 METs geralmente toleram múltiplos turnos de exercícios de 5 a 10 minutos. Pacientes de 3 a 5 METs toleram cerca de 15 minutos, e aqueles com mais de 5 METs podem tolerar 20 a 30 minutos.

40. **a.** A posição pronada e a posição ereta do corpo replicam função cardiovascular e pulmonar normais durante as atividades mais funcionais. Nem todos os pacientes que recebem ventilação mecânica serão capazes de tolerar uma posição pronada ou ereta. Os pacientes devem ser gradualmente movidos para essas posições durante toda sua estadia no hospital.

41. **d.** As escolhas a, b, e c são todas razões para parar o treinamento de exercícios no paciente com falência respiratória. Uma classificação de escala de angina de 3/4 ou 4/4 deve parar ou adiar a intervenção.

42. **a.** As outras escolhas são consideradas músculos acessórios da inspiração. Os abdominais também são considerados músculos acessórios da expiração.

43. **d.** Drenagem linfática manual usa técnicas de massagem leve para mover o linfedema a partir das extremidades. Bombeamento de compressão pneumática usa pressões acima dos critérios para drenagem linfática manual.

44. **b.** Esse paciente poderia possivelmente ter envolvimento no sistema cardíaco. Pelo fato de a remoção de fluidos das extremidades adicionaria fluido ao sistema circulatório, os pacientes podem ter sobrecarga cardíaca ou renal. Esse paciente possivelmente tem alguma dessas situações de emergência, e o terapeuta supervisor e/ou médico deve ser notificado imediatamente.

45. **b.** Drenagem linfática manual não deve ser realizada em mulheres grávidas ou em pacientes com infecção renal aguda ou falência renal, falência cardíaca congestiva, ou trombose venosa profunda.

46. **b.** Pelo fato de as chances de infecção serem aumentadas em uma extremidade com histórico de linfedema, deve ser tomado cuidado para evitar rompimentos de pele na extremidade afetada, incluindo picadas com agulhas. Bolsas de gelo podem ser usadas em uma extremidade com histórico de linfedema, mas deve ser evitado calor.

47. **c.** Todas as formas de compressão são contraindicadas em pacientes com falência cardíaca congestiva por causa do risco de sobrecarga do sistema cardiovascular. Compressão também é contraindicada em pacientes com possível trombose venosa profunda ou quando foi realizada revascularização arterial na extremidade inferior envolvida. Terapia de compressão estática é contraindicada em pacientes com um índice tornozelo-braquial de menos de 0,5.

48. **d.** Exercícios aeróbicos quatro vezes por semana para produzir perda de peso significativa são recomendados porque fornecem o maior gasto calórico por minuto de treinamento.

49. **a.** Concentração de hemoglobina é uma mensuração de anemia. Intervenção com exercícios não deve ser realizada com uma concentração de hemoglobina abaixo de 8 g/dL.

50. **c.** As escolhas a, b, e d são todas fatores que irão influenciar a recuperação durante o procedimento cirúrgico de fato. Outros fatores pós-operatórios são dor, respiração ao engolir, tosse diminuída, e fraqueza.

51. **a.** Reabilitação na internação após um evento cardíaco ser mencionado como fase I ou a fase aguda. Reabilitação ambulatorial de paciente é geralmente dividida na fase II ou II, e reabilitação contínua na fase IV.

52. **d.** Durante a fase II, administração médica próxima está sempre disponível Dependendo da gravidade do problema, o paciente irá comparecer a sessões supervisionadas de treinamento três ou quatro vezes por semana por 10 a 12 semanas.

53. **d.** O programa de reabilitação em sete etapas com o paciente internado começa com estágio I de amplitude de movimentos ativo e passivo no leito, e progride para estágio VII, no qual clientes podem deambular subindo um lance de escadas. O estágio V é marcado por deambular 90 metros duas vezes por dia, enquanto os estágios VI e VII geralmente mostram uma deambulação de 150 metros.

54. **d.** Há várias posições para drenagem postural de secreções no pulmão. Ambos os lóbulos inferiores são drenados com uma técnica pronada.

55. **a.** Débito cardíaco e volume de batimento ambos aumentam durante o esforço. Tempo de ciclo cardíaco aumentado é apenas outra forma de dizer que o coração está batendo mais devagar, que é o oposto do que ocorre com o esforço.

56. **c.** A resposta c fornece as instruções corretas. O paciente é com frequência instruído a iniciar essa técnica na posição supinada e progredir para a posição sentada. Essa técnica deve ser praticada por cerca de 5 minutos diversas vezes por dia.

57. **b.** A resposta cardiovascular do paciente sedentário aumenta mais rápido do que a do paciente treinado se as cargas forem iguais.

58. **b.** Na posição supinada completa, pacientes com esse diagnóstico terão excesso de fluido movimentando-se da parte inferior do corpo para a cavidade torácica. Isso causa uma diminuição na função e eficiência do coração e do pulmão.

59. **d.** Esse paciente tem doença pulmonar moderada. Pelo fato da intensidade do exercício ser baixa, a frequência deve ser aumentada de cinco a sete vezes por semana.

60. **c.** Pacientes com falência cardíaca congestiva com frequência desenvolvem um coração aumentado por causa do fardo de pré-carga e pós-carga aumentadas.

61. **c.** Todos os exercícios para essa população devem evitar a possibilidade de sangramento nas articulações. Exercícios isocinéticos de alta velocidade ou de alto peso e baixa repetição são uma contraindicação. Considerando que não há sangramento ativo, exercícios em qualquer articulação são indicados.

62. **d.** Na crioglobulinemia, a isquemia pode ser causada por proteínas anormais do sangue gelificam a baixas temperaturas. Aquecimento úmido não irá afetar essa condição.

63. **a.** Angina é dor no peito recorrente e é uma indicação de doença na artéria coronária. Um início de angina durante o tratamento deve ser considerado uma emergência, por causa da possibilidade de um ataque cardíaco, e precisará ser tratado pelo médico.

64. **d.** MET se refere à quantidade de energia consumida em repouso que é aproximadamente equivalente a 3,5 mL de oxigênio por quilograma de peso corporal por minuto. Várias tarefas ou atividades requerem uma certa quantidade de energia para serem realizadas. Após realizar tarefas domésticas, como lavar a louça e passar roupa, o próximo progresso nas tarefas domésticas das escolhas listadas seria preparar uma refeição (nível de MET 3-4). Dirigir e vestir-se são qualificados como MET nível 2 a 3; jardinagem tem um nível de MET de 4 a 5.

65. **a.** Técnica de respiração com os lábios franzidos é útil quando ocorre falta de ar. Técnica: a pessoa inala profundamente pelo nariz, franze os lábios como se fosse assobiar, e muito lentamente expira através dos lábios.

66. **a.** Há muitos benefícios dos exercícios. HDL diminuído na escolha a torna essa uma lista inadequada de benefícios dos exercícios. HDL é considerado o "bom" colesterol. Os exercícios diminuem o LDL e aumentam o HDL na corrente sanguínea.

67. **b.** A escolha a tem o paciente se exercitando de 65% a 90% de sua taxa cardíaca máxima ajustada para sua idade. A escolha c é a taxa cardíaca máxima ajustada à idade do paciente. A escolha a é um parâmetro muito alto. O exercício na faixa de 65% a 90% de VO_2 máxima é muito mais adequado. Os pacientes devem se exercitar no nível 12 a 15 da escala de Borg.

68. **a.** A escolha a é a drenagem postural correta. A escolha b é drenada por repouso na direita, ¼ das costas roladas para trás, e os pés da cama elevados de 30 a 40 centímetros. As escolhas c e d são drenadas com o paciente em posição sentada por longo tempo ou inclinado para frente sobre o travesseiro na posição sentada.

69. **d.** Realizar exercícios isométricos coloca muita carga sobre o ventrículo esquerdo do coração para muitos pacientes cardíacos.

70. **b.** Uma classificação de 9 corresponde a "muito leve". Uma classificação de 7 é "muito, muito leve". Uma classificação de 13 é "um tanto difícil". Uma classificação de 15 é "difícil". Uma classificação de 17 é "muito difícil". Uma classificação de 19 é "muito, muito difícil".

71. **d.** Pedalar uma bicicleta ergométrica a 9 quilômetros por hora é aproximadamente 3,5 METs. Descer um lance de escadas é aproximadamente 4 a 5 METs. Passar roupa é aproximadamente 3,5 METs. Deambular de 8 a 9,5 km por hora é aproximadamente 8,6 METs.

72. **c.** Pacientes com doença obstrutiva crônica na via aérea com frequência recebem esse conjunto de instruções, que é conhecido como o método de respiração com os lábios franzidos. Esse método ajuda o paciente a reobter o controle de sua taxa respiratória e aumenta o volume corrente e a quantidade de oxigênio absorvida.

73. **a.** O espirômetro de incentivo fornece feedback visual de esforços expiratórios máximos. O fisioterapeuta é qualificado para responder às perguntas do paciente. Espirometria de incentivo deve ser usada somente em episódios agudos de doença pulmonar obstrutiva crônica. Há risco de aprisionamento de ar com uso de longo prazo.

74. **d.** A escolha a aumenta a força dos escalenos e esternocleidomastoide. A escolha b reforça o grande dorsal. A escolha c aumenta a força do trapézio superior. Todos esses são músculos inspiratórios acessórios. A escolha d reforça os abdominais, que são músculos de expiração vigorosa.

75. **b.** Efeitos do treinamento geralmente incluem aumentos na massa miocárdica, volume de batimentos, ventilação e resistência muscular respiratória.

76. **d.** Conforme a gravidez avança, oxigênio e dióxido de carbono têm mais desafio transferindo do ar para as células. Embora haja débito cardíaco aumentado, também há demanda diminuída. Mulheres grávidas compensam por isso respirando mais profundamente e com frequência aumentada.

77. **a.** Descobriu-se que o ultrassom é uma abordagem de tratamento eficaz para tendões calcificados no ombro com base em estudos duplo-cegos com placebo.

78. **a.** Pelo fato dessa área ter o maior perímetro para escolha, terá o edema maior. Também tem a maior perda de volume conforme o edema diminui. As medidas de controle de edema devem ser introduzidas imediatamente após a amputação.

79. **a.** A força do extensor do joelho deve ser maximizada nessa população de pacientes porque extensão forte de joelho é essencial para transferir da posição sentada para a posição em pé. Também é crítica para usar a prótese.

80. **b.** A frequência e a direção do exercício são determinadas pelo estado clinico do paciente em particular, mas a escolha b é a melhor recomendação para o início de treinamento de peso para pacientes com câncer.

81. **b.** Houve uma falsa crença de que crianças não devem exercitar-se intensamente ou participar de treinamento de força. De fato foi demonstrado que crianças começando aos oito anos de idade podem com segurança se exercitar e realizar treinamento de força sob supervisão suficiente.

82. **d.** Exercícios de treinamento de alta resistência têm sido significativamente benéficos para sarcopenia. Treinamento de força demonstrou melhorar captação de glicose estimulada por insulina tanto em adultos mais velhos saudáveis quando em indivíduos com diabetes. Músculos em fase de envelhecimento podem ser resistentes a fator de crescimento semelhante à insulina (IGF)-I. Os exercícios podem ser capazes de ajudar os músculos em fase de envelhecimento que sejam resistentes a IGF-I revertendo esse feito. Força aumentada leva a função melhorada e um risco diminuído de quedas, lesões, e fraturas.

83. **d.** Propriocepção de articulações, descrita como sensações geradas para aumentar a consciência de orientação de articulações em repouso e em movimento, declina com a idade, especialmente no joelho e no tornozelo.

84. **b.** Foi mostrado que uma quantidade limitada de levantamento de peso melhora a força nos músculos de uma criança, mas há pouco ganho em massa muscular. O aumento da força resulta de coordenação melhorada no recrutamento neuromuscular.

85. **d.** Treinamento de força tem muitos benefícios para a população geriátrica. As escolhas a, b, e c são apenas alguns desses benefícios. No entanto, o treinamento de força não irá aumentar a captação geral de oxigênio além do normal. O treinamento de resistência irá melhorar a captação de oxigênio.

86. **c.** Treinamento de resistência aeróbico por menos do que dois dias por semana a menos de 50% da captação máxima de oxigênio e por menos de 10 minutos geralmente não é um estímulo para desenvolver e manter a boa condição cardiovascular em adultos sadios.

87. **c.** Logo no início no curso da intervenção, a articulação deve ser descansada. Isso pode ser conseguido por talas, tração, ou gesso. A tala deve ser removida periodicamente para realizar amplitude simples de movimentos.

88. **b.** Dadas as complicações potenciais da cirurgia e imobilização e o potencial para perda de tecido, um programa de reabilitação abrangente é necessário para maximizar a função. Exercícios de amplitude de movimentos ativa são iniciados cedo, logo que a infecção comece a diminuir e o tratamento pareça ser bem sucedido, o que com frequência ocorre em até 48 horas.

89. **d.** A escolha a descreve uma haste de metal expansível com joelho protético que é implantada dentro do osso, enquanto a escolha b descreve uma reversão de tíbia. Em uma plastia de rotação, os nervos, músculos, e suprimento de sangue são preservados. O tornozelo voltado para o posterior agora funciona como uma articulação do joelho de sustentação de peso em uma prótese especialmente ajustada.

90. **b.** Para indivíduos diagnosticados com osteoporose ou histórico anterior de fraturas vertebrais, atividades como golfe, boliche, andar de bicicleta, remar, abdominais, ou outros exercícios com um grande componente de flexão espinhal, inclinação lateral, ou rotação espinhal devem ser evitados.

91. **d.** Imobilização não é mais advogada com essa condição, embora descanso da atividade agravante seja necessário. O tratamento deve incluir exercícios para tratar das ineficiências mecânicas do mecanismo extensor, alongamento de quaisquer áreas tensas, e reforço de áreas de fraqueza como dorsiflexão de tornozelo e reforço de quadríceps livre de dor. Quando o cuidado conservador for malsucedido em resolver sintomas dolorosos, imobilização de extensão total da perna através de um gesso ou tala pode ser prescrita por 6 a 8 semanas. Isso é somente em casos crônicos não solucionados.

92. **a.** Rigidez de duração relativamente curta pode ocorrer após períodos de inatividade, incluindo estar sentado ou dormindo. A rigidez matinal geralmente dura apenas 5 a 10 minutos após o despertar. Em artrite reumatoide, a rigidez matinal pode durar diversas horas.

93. **b.** Pacientes com osteoporose de longa duração quase sempre exibem uma postura para frente quando sentados e em pé, tornando a musculatura anterior cronicamente tensa. O único músculo anterior listado é a opção b.

94. **c.** Exercícios de sustentação de peso são importantes para reduzir desmineralização óssea. Natação não é exercício de sustentação de peso. Deve ser tomado cuidado ao prescrever exercícios de alta intensidade em um cliente com osteoporose avançada.

95. **c.** Cada uma das escolhas é uma deficiência associada a osteoporose, mas a escolha c é a mais importante por causa de um risco associado de queda. Quedas podem fraturar ossos já frágeis, levando à hospitalização e mais problemas potenciais para o cliente.

96. **c.** Uma fratura de compressão espinhal aguda é muito dolorosa para essa população. As outras escolhas envolvem formas de mitigar a dor, e exercícios de resistência devem ser evitados porque aumenta a dor nesse estágio.

97. **a.** Flexão espinhal deve ser realizada somente em conjunção com extensão espinhal, mas o programa de exercícios de extensão e resistência somente tem o melhor resultado de reduzir novas fraturas espinhais.

98. **d.** Estreitar a base de apoio (ou juntar os pés na posição anatômica) somente torna a pessoa instável. Todas as outras escolhas tornam a pessoa mais estável.

99. **c.** Para compensar o peso extra na mochila, o corpo se inclina para frente para colocar o centro de gravidade mais anterior. As outras escolhas colocam o centro de gravidade mais posterior.

100. **d.** Causas modificáveis de postura ruim incluem condições que podem ser mudadas com terapia. Essa lista incluiria músculos tensos ou fracos ou hábitos posturais ruins. Causas não modificáveis seriam mudanças ósseas ou genéticas que não podem ser corrigidas.

101. **a.** Todas as escolhas devem ser parte de um programa postural abrangente, mas biofeedback para corrigir maus hábitos posturais deve ser considerado primeiro. Os músculos podem estar com a força e extensão adequada, mas se o paciente volta a ter maus hábitos posturais, então qualquer ganho feito nos tecidos moles irá se reverter rapidamente para posições incorretas.

102. **b.** Alongamento de carga baixa e longa duração é melhor para músculos cronicamente retesados. Gesso serial pode ser correto em casos graves. Dispositivos com molas podem fornecer esse tipo de alongamento.

103. **d.** A energia muscular é descrita como a taxa de trabalho, ou quantidade de trabalho por unidade de tempo. Força é a capacidade do músculo de exercer uma força máxima ou torque em uma velocidade especificada ou determinada.

104. **c.** O princípio SAID é a abordagem sistemática à progressão da carga aplicada durante os exercícios para otimizar melhoras em desempenho muscular e capacidade funcional resultante.

105. **d.** Tipo de músculo e número de fibras não podem ser modificados com qualquer forma de exercício.

106. **a.** A maioria dos locais *cross-bridge* (de ponte cruzadas) está disponível entre os filamentos de actina e miosina na extensão normal em repouso.

107. **c.** A pergunta se refere a uma contração muscular de um tempo; as outras escolhas requerem tempo como um elemento em sua definição.

108. **c.** Atividades aeróbicas envolvem carga baixa e longa duração, enquanto atividades anaeróbicas são curtas, tiros rápidos de energia.

109. **d.** Pelo fato de um lançamento de beisebol ser uma atividade de cadeia aberta, os exercícios para ajudar o paciente a atingir a meta devem ser de cadeia aberta também. As escolhas a e b são de cadeia fechada. Embora exercícios para o bíceps sejam de cadeia aberta, não chegam próximos à velocidade de articulação envolvida em um lançamento ou reforço isocinético.

110. **c.** Amplitude de movimentos agressivo-passiva somente inflamaria a artrite. As intervenções devem apenas diminuir os sintomas e aumentar a força.

111. **b.** Exercícios adequado aumenta a força e não aumenta o número de articulações afetadas pela artrite.

112. **b.** Uma boa regra de ouro para repouso é 8 a 10 horas de sono por noite e 30 a 60 minutos de descanso por dia.

113. **b.** Modalidades de aquecimento devem sempre ser usadas antes dos exercícios de amplitude de movimentos. O calor causa extensibilidade dos tecidos. Usar modalidades de calor após os exercícios deve somente aumentar a inflamação.

114. **c.** A escolha c é a única escolha que envolve repouso de articulação. Um programa aquático, mudar o programa de exercícios do paciente, e adicionar exercícios somente aumentariam a inflamação e o calor que já estão presentes.

115. **a.** O diagnóstico desse paciente de ombro congelado não irá melhorar com exercícios de amplitude de movimentos agressivos. Embora reforço, crioterapia, e educação auxiliem esse paciente, deve haver ênfase pesada em exercícios de amplitude de movimentos. A mobilização de articulações e ultrassom também são importantes, mas a amplitude de movimentos é facilmente a faceta mais importante do programa desse paciente.

116. **a.** Forças de compressão junto com movimentos que permitem que o processo natural de autolubrificação de cartilagem ocorra são benéficos para uma articulação saudável. A amplitude de movimentos sem a compressão de sustentação de peso não fornece nutrição suficiente para manter a integridade da cartilagem com o tempo.

117. **c.** Em tendinopatia de grau 1, dor mínima ocorre somente com atividade. O Grau 2 é caracterizado por dor mínima, mas não interfere com a atividade; grau 3 se apresenta com dor que desaparece entre as sessões de exercícios. Tendinopatia de grau 4 é descrita na pergunta. Em tendinopatia de grau 5, há perda de função e queixas máximas de dor.

118. **c.** Tendinite no tendão da fáscia lata é geralmente causada por flexibilidade inadequada na banda iliotibial, fraqueza no glúteo médio, e calçado ou superfície de treinamento inadequado. Reforçar os músculos adutores dos quadris somente aumentam as dificuldades desses pacientes.

119. **c.** Uma marcha de Trendelenburg característica envolve a queda do quadril oposto do paciente inferiormente sob sustentação de peso da extremidade in-

ferior envolvida. Isso é devido à fraqueza da musculatura abdutora do quadril da extremidade inferior envolvida.

120. **c.** Durante um estágio inflamatório agudo de osteoartrite, movimentos repetitivos de alto impacto devem ser evitados. Qualquer exercício que requeira estresse repetitivo com sustentação de peso, como correr ou andar na esteira, deve ser evitado. Exercícios de baixo impacto e exercícios de amplitude de movimentos delicados devem ser enfatizados.

121. **a.** Exercícios de flexão para frente tendem a aliviar a dor associada à estenose na espinha lombar. A medula espinhal de alonga com a flexão, diminuindo sua área transversal. Isso permite menos compressão da medula espinhal no canal espinhal espessado.

122. **a.** Pelo fato da maioria das dores lombares na gravidez serem devidas a danos na articulação sacroilíaca, a cinta sacroilíaca tem a melhor chance de diminuir os sintomas dela. A postura da mulher grávida não pode ser facilmente modificada por causa do deslocamento anterior associado à gravidez. Exercícios lombares mostraram não ser eficazes na diminuição da dor na parte inferior das costas durante a gravidez.

123. **c.** Pacientes com disfunção de extensão têm perda de amplitude de movimentos de extensão, má postura com perda de movimento, e alguma perda de funções. Exercícios de extensão de amplitude final do movimento devem focar no alongamento do paciente para uma postura mais normal.

124. **d.** Esse paciente é classificado sob a síndrome de classificação de McKenzie como tendo uma síndrome de transtorno I, que é geralmente tratada primeiro com exercícios de extensão repetidos para centralizar a dor do paciente. O paciente deve receber um programa de exercícios de extensão domésticos para mover a dor para longe da extremidade inferior envolvida.

125. **d.** O paciente exibe indicadores significativos de possíveis patologias médicas sérias. Ele deve ser imediatamente encaminhado a um médico para testes mais precisos e possíveis intervenções médicas de emergência.

126. **c.** O teste de elevação de perna reta é usado para avaliar o envolvimento das raízes dos nervos lombares. O paciente é colocado em posição supinada, e a extremidade inferior envolvida é mantida reta conforme o quadril é flexionado passivamente. Um teste positivo induz uma reprodução dos sintomas do paciente.

127. **c.** Os músculos abdominais multifidus e transversais trabalham juntos para estabilizar a espinha antes de qualquer movimento da extremidade superior ou extremidade inferior. Pacientes com dor crônica nas costas com frequência exibe fraqueza de um ou ambos os músculos. Terapeutas podem ensinar ao paciente técnicas para dominar órtese abdominal com cocontração desses músculos específicos.

128. **c.** Escolhas a e b envolvem alguma sustentação de peso na articulação do tornozelo e são contraindicadas de acordo com a pergunta. A escolha d não envolve

sustentação de peso, mas também não aumentaria a amplitude de movimentos do tornozelo.

129. **a.** Alongamento balístico envolve movimentos repetitivos de ressalto que somente devem ser usados com indivíduos atléticos. Deve ser tomado cuidado para não causar dor ou sensibilidade dolorosa com esse tipo de alongamento, mesmo em indivíduos atléticos.

130. **b.** Extensão de cotovelo é difícil de recuperar após uma artlopastia total de cotovelo por causa da cicatrização e adesões à musculatura do tríceps. Cicatrização do tríceps é devido à abordagem usada na cirurgia. Perda de extensão também é consistente com o padrão capsular de dano ao cotovelo.

131. **b.** O músculo subescapular é um rotador interno da articulação do ombro. Pelo fato de o músculo ser cortado e reparado durante a cirurgia, rotação interna ativa do ombro é limitada. Rotação externa é limitada por causa do alongamento que ocorreria ao músculo subescapular reparado.

132. **d.** A escolha d é a única escolha que não empurra o fêmur posteriormente. Seguindo a regra côncavo/convexo, as escolhas a, b, e c todas pressionam a cápsula posterior após uma artroplastia total de quadril.

133. **a.** Uma marcha de Trendelenburg típica envolve a queda do quadril contralateral durante sustentação de peso do lado envolvido. Isso é devido a uma falta de força dos abdutores do quadril envolvidos. Os abdutores do quadril da extremidade inferior envolvida não podem manter o peso do corpo durante o apoio em um único membro durante a marcha. O reforço dos abdutores do quadril envolvido (nesse caso o direito) aliviariam esse desvio de marcha.

134. **c.** Sessenta e cinco graus de flexão de joelho são requeridos para marcha normal, e 105 graus são requeridos para se levantar confortavelmente de uma cadeira.

135. **b.** Pelo fato de o padrão normal de marcha somente requerer 65 graus de flexão de joelho, 95 graus são mais do que adequados para marcha normal. Pacientes conseguem andar com força 4/5 nos quadríceps e abdutores dos quadris. Extensão total é requerida para manter um joelho estável durante o apoio em um único membro. Além disso, sem a extensão total do joelho, o mecanismo de parafuso não estabilizaria o joelho.

136. **c.** Um rotador do punho funcional é o fator mais importante para um bom resultado de uma artroplastia total de ombro. O resultado é ruim quando o infraespinhal ou subescapular estiver envolvido.

137. **d.** É geralmente aceito que um paciente deva ser capaz de voltar a dirigir 4 a 6 semanas após uma artroplastia total de quadril. No entanto, essa não é uma decisão do fisioterapeuta. O médico é o único que deve tomar essa decisão. Outros fatores a considerar ao voltar a dirigir devem ser o uso de medicação narcótica para a dor, local da cirurgia, e precauções pós-cirúrgicas.

138. **d.** Atividades de alto impacto como ginástica, corrida, tênis individual, e futebol devem ser evitadas após uma artroplastia total de quadril. Atividades de baixo impacto como natação, caminhada e bicicleta ergométrica são permitidas.

139. **a.** O maior risco para deslocamento da prótese é na primeira semana após a cirurgia. Esse é o momento em que o paciente é menos familiar com restrições de amplitude de movimentos e quando os tecidos de quadril circundantes são as mais fracas. A maioria dos cirurgiões requer que as precauções sejam mantidas por 12 semanas após a cirurgia.

140. **b.** Pelo fato da patela mover-se inferiormente durante a amplitude de movimentos de flexão de joelho, a patela deve ter deslizamento inferior total para maximizar amplitude de movimentos de flexão de joelho.

141. **c.** A mobilização da patela é importante para limitar adesões na bolsa suprapatelar. Mobilizações de patela não afetariam o encaixe intracondilar. O retináculo lateral e o tendão do quadríceps seriam afetados pelas mobilizações patelares, mas essa não é a área mais comum onde adesões se desenvolvem.

142. **d.** Agachamentos profundos devem ser evitados após artroplastia total de quadril porque a carga aumentada na articulação do joelho pode danificar as superfícies substituídas, incluindo a porção posterior da patela.

143. **d.** As escolhas a, b, e c são muito agressivas nesse estágio da reabilitação. Amplitudes de movimento passivas e algumas vezes ativas são usadas nas primeiras semanas após artroplastia total de ombro. amplitude de movimentos para as articulações não envolvidas também devem ser iniciadas nesse estágio.

144. **a.** Na posição supinada, a gravidade ajuda o rotador do punho na limitação da migração da cabeça umeral superiormente. Acredita-se que um rotador do punho e cabeça umeral fracos sejam a causa principal de fracasso na artroplastia total de quadril.

145. **b.** Estresse mecânico adequado do ligamento envolvido pode levar a estimulação de síntese de colágeno. Essa síntese de colágeno faz com que as fibras de colágeno se orientem na direção da força da transmissão do músculo para a conexão do ligamento no osso. Isso aumenta a estrutura do ligamento ao aumentar a quantidade de colágeno durante a cura.

146. **b.** Gelo e proteção são parte do regime PRICE (proteção, descanso, gelo, compressão, e elevação). Todas as outras escolhas poderiam aumentar a inflamação sendo muito agressivas com a articulação. Qualquer modalidade térmica é contraindicada nesse estágio da recuperação.

147. **d.** Teste de força de alta intensidade é com frequência contraindicado no período pós-operatório após a cirurgia dos tecidos moles. As outras escolhas são aspectos importantes em um exame inicial.

148. **a.** Durante as primeiras semanas após a cirurgia de reparo do tecido mole, a articulação precisa ser protegida o máximo possível. Isso é conseguido com dispositivos de assistência ou possivelmente uma tala ou gesso. Conforme a reabilitação e a cura progridem, exercícios e sustentação de peso podem ser mais agressivos.

149. **d.** Esse paciente mostra sinais e sintomas de estar nos estágios finais de reabilitação. Essa fase é conhecida como reforço ativo/retorno à fase de atividade. O paciente está pronto para retornar ao trabalho e às atividades esportivas.

150. **a.** Pacientes com rompimentos no corno posterior parecem ter um resultado de longo prazo menos favorável do que aqueles com qualquer outro tipo de rompimento no menisco.

151. **d.** Pelo fato de o retináculo lateral ter sido liberado, a patela não deve ser alongada medialmente. Isso alongaria posteriormente o retináculo e levaria possivelmente a cura ruim do tecido.

152. **c.** Nas escolhas a, b, e d, há geralmente restrições de amplitude de movimentos no início da reabilitação. Amplitude forçada de movimentos nessas situações causaria cura anormal do tecido e danificariam a cirurgia. Extensão de joelho após reconstrução do ligamento cruzado anterior deve ser um foco do tratamento de fisioterapia.

153. **a.** A combinação de extensão do punho e subsequente flexão passiva do dedo é conhecida como efeito tenodese. Alguma tensão nos dedos flexores longos deve ser preservada para permitir essa aderência.

154. **b.** Essa posição é considerada uma posição de descanso dos ombros. Embora a amplitude passiva de movimentos deva ser realizada nesse paciente diversas vezes por dia, os ombros devem ser colocados na posição em repouso.

155. **c.** Se a extensão do tendão do jarrete for curta demais, irá puxar a pélvis para uma inclinação posterior, o que levaria a queda para trás em uma posição sentada por longo tempo. Extensões de tendão do jarrete maiores do que 100 graus devem permitir inclinação anterior excessiva.

156. **a.** Aplicação de frio em músculos hipotônicos irá geralmente aumentar o tônus. As escolhas b, c, e d são todas opções de tratamento para diminuir o tônus em pacientes em estado vegetativo.

157. **c.** O tríceps será responsável pelos aumentos na extensão de cotovelo requeridos para sustentar o corpo para cima para manter o estado de não sustentação de peso. O músculo grande dorsal é responsável pela depressão de ombro requerida para elevar o corpo.

158. **c.** Contraturas de flexão de quadril se manifestariam com inclinação pélvica anterior em vez de inclinação pélvica posterior. As outras escolhas geralmente envolvem inclinação pélvica para compensação.

159. **d.** Fraqueza no iliopsoas irão causar flexão de quadril inadequada no contato inicial através de respostas de carga.

160. **a.** Ação aumentada do extensor do joelho como a do quadríceps causaria extensão por todo o ciclo da marcha, incluindo contato inicial. Todas as outras escolhas poderiam possivelmente levar a flexão excessiva de joelho no contato inicial ou em qualquer lugar no ciclo da marcha.

161. **c.** Fraqueza dos dorsiflexores do tornozelo permitiriam flexão plantar rápida do tornozelo no contato inicial, levando a batida de pé. As outras escolhas são causas possíveis do antepé fazer o primeiro contato no contato inicial, em vez do calcanhar.

162. **c.** Esse é um desvio de marcha comum visto após um derrame. Flexão inadequada dos quadris ou flexão de joelho também pode causar arrasto do pé ou do artelho durante a fase de balanço da marcha.

163. **a.** Pacientes com frequência exibem guinada dos quadris ou circundução para compensar por uma discrepância na extensão da perna. Um solavanco do glúteo máximo é caracterizado como uma inclinação posterior do corpo durante a fase de apoio da marcha para compensar por fraqueza no glúteo máximo. Marcha antálgica é uma diminuição na sustentação de peso em um membro por causa da dor durante o ciclo da marcha. Uma marcha de Trendelenburg é causada por fraqueza dos abdutores dos quadris.

164. **c.** Uma deformidade varo no joelho geralmente tem uma base diminuída de apoio durante o apoio duplo. Todas as outras alterações aumentariam a base de suporte, durante o apoio duplo.

165. **b.** Marcha em tesoura é caracterizada por abdução de quadril e é vista com frequência após disfunção do sistema nervoso central. Marcha atáxica é um padrão descoordenado de marcha e é visto como sintoma de disfunção cerebral. Um padrão de anulação do quadríceps é uma diminuição na quantidade típica de flexão vista durante a fase de apoio da marcha para evitar translação tibial anterior excessiva. Geralmente é em resposta a uma lesão no ligamento cruzado anterior.

166. **a.** Massagem envolve o uso sistemático de vários golpes manuais para produzir certos efeitos fisiológicos, mecânicos, e psicológicos. Liberação miofascial envolve alongamento manual das camadas da fáscia, que é o tecido conjuntivo ao redor dos músculos e outros tecidos moles do corpo. Relata-se que as técnicas de liberação miofascial suavizam e reduzem as restrições nos músculos e na fáscia que estão limitando os movimentos normais.

167. **c.** Amplitude de movimentos passiva pode ser fornecida manualmente pelo fisioterapeuta ou mecanicamente pela máquina. Ao realizar amplitude de movimentos de assistência ativa, o paciente pode ser auxiliado manualmente ou mecanicamente se o movimentador primário do músculo estiver fraco. Exercícios de pêndulo nos quais o paciente não está recebendo qualquer apoio ou resistência são um exemplo de exercícios livres ativos. Em exercícios ativos com resistência, uma força externa resiste ao movimento.

168. **c.** Força muscular é a quantidade máxima de tensão que um indivíduo pode produzir em uma repetição. Resistência muscular é a capacidade de produzir e sustentar a energia por um período prolongado de tempo. Energia muscular é a quantidade de trabalho produzida pelo músculo em um dado tempo.

169. **b.** Se a meta de um programa é aumentar a força, o programa irá concentrar-se em baixa repetição com resistência pesada. Se a meta é aumentar a resistência, o programa irá se concentrar em usar baixa resistência para alta repetição. Quando a meta é aumentar a energia, o programa de exercícios irá consistir em uma atividade muscular de alta intensidade, como *jumping*.

170. **c.** Empurrar a parede é um exemplo de exercício isométrico, enquanto flexionar o cotovelo com um haltere na mão em posição em pé é um exemplo de exercício isotônico concêntrico. A fase de agachamento de uma flexão é um exemplo de exercício isotônico excêntrico para o músculo tríceps.

171. **d.** Em um exercício de cadeia cinética fechada, o movimento de uma articulação afeta o movimento de outras articulações. Pelo fato de a extremidade inferior geralmente funcionar com o pé no chão, exercícios de cadeia cinética fechada são particularmente importantes na reabilitação da extremidade inferior. Portanto, exercícios envolvendo os movimentos das articulações enquanto o pé está no chão facilitam os movimentos que imitam funções.

172. **c.** O polo superior está com mais contato a cerca de 90 graus de flexão de joelho.

173. **b.** Pelo fato de exercícios excêntricos tornarem o trabalho muscular mais difícil, esse tipo de exercício irá exacerbar DMIR. Sintomas de DMIR irão aliviar de dois a três dias com alongamento e aplicações de gelo.

174. **a.** O poplíteo, o bíceps femoral, e a banda iliotibial oferecem limitação ativa para o lado lateral da articulação do joelho. O gastrocnêmio auxilia na limitação ativa do lado posterior da articulação do joelho.

175. **b.** O ligamento cruzado anterior está localizado dentro da cavidade articular, mas fora do revestimento sinovial. Os ligamentos cruzados anteriores e posteriores têm seu próprio revestimento sinovial.

176. **b.** Flexores plantares têm que se contrair em posição em pé tranquila. Outros músculos são recrutados com movimentos do centro de gravidade.

177. **b.** A redução indica que o côndilo consegue deslizar sob o disco (reduzir), causando um clique.

178. **c.** A posição deitado do lado direito criaria pressão sobre o trocanter maior e o maléolo lateral direito. Não há pressão na tuberosidade do occipício ou isquial na posição deitado de lado.

179. **c.** Flexores do quadril encurtados e abdominais anteriores alongados irão contribuir para uma inclinação anterior. As escolhas a e d criariam uma inclinação pélvica posterior, e a escolha b provavelmente se apresentaria com uma posição mais neutra da pélvis.

180. **c.** Cartilagem da patela. Toda estrutura do joelho tem fibras nervosas de dor, exceto a cartilagem articular.

181. **b.** Fluido sinovial comprovou inibir a cura dos tecidos de ligamento. Isso é demonstrado pela cura insignificante das estruturas interarticulares de todas as articulações sinoviais.

182. **d.** *Jumping* (pliométricos) pode gerar até 7 vezes o peso corporal na patela. Correr é o próximo exercício mais estressante, a 3,5 vezes o peso corporal.

183. **a.** Rompimento do rotador do punho é raro antes dos 40 anos de idade. Pode ocorrer em qualquer lado e é muito comum. Estudos em cadáveres confirmam que laceração no punho geralmente não é sintomática.

184. **d.** Tração de posicionamento operatório, colocação de retrator, ou alongamento da perna leva à maioria dos casos de neuropraxia por tração na ciática e pé caído.

185. **a.** Apofisite de Sever é lesão por estresse físico. Tendões de Aquiles tensos são vistos de forma uniforme, e com frequência há tendinite.

186. **b.** Pé chato é comum e geralmente indolor. Hiperlaxidez é um fator de risco poderoso para o desenvolvimento de pés chatos. Na maioria dos casos, nenhum tratamento é necessário.

187. **b.** Flexão, bíceps femoral. Uma contratura de flexão de quadril aumenta o torque do flexor no quadril anterior. Isso aumenta a demanda muscular sobre os extensores dos quadris. O bíceps femoral é um extensor do quadril.

188. **d.** O nervo axilar está muito próximo do campo cirúrgico nesse paciente. A amplitude de movimentos é normal, então a escolha b é incorreta; complacência ruim levaria a uma enormidade de problemas em vez de apenas fraqueza do deltoide. O nervo musculocutâneo não está envolvido com esse procedimento, e enerva músculos envolvidos na flexão de cotovelo.

189. **d.** As outras escolhas serão importantes mais tarde na reabilitação desse diagnóstico. A amplitude de movimentos é importante no início para reduzir formação de tecido cicatrizado anormal.

190. **b.** Crianças requerem mais ingestão calórica (e hidratação) do que adultos em exercícios atléticos. Crianças têm uma área de superfície maior por peso corporal e uma capacidade de suar diminuída quando comparadas a adultos. Isso torna os exercícios no calor uma grande preocupação para o atleta adolescente. Um programa de treinamento de peso para adultos deve ser muito mais agressivo do que um programa para crianças. Crianças podem ter muitas disfunções musculoesqueléticas causadas por treinamento de peso agressivo.

191. **c.** Amplitude de movimentos de rotação externa aumentada. Anteversão femoral excessiva está relacionada à rotação interna aumentada e amplitude de movimentos de rotação externa diminuída. Também resulta em um braço de momento de abdutor do quadril reduzido.

192. **c.** Inclinação lateral do tronco para a esquerda. O nervo glúteo superior inerva o músculo do glúteo médio. Uma lesão resultaria em uma posição de Trende-

lenburg, levando a uma inclinação lateral para a esquerda da espinha (para manter uma postura ereta).

193. **a.** Rotadores lombares direitos. A posição de perna única resultaria em uma ativação dos abdutores do quadril do lado esquerdo e o quadrado lombar direito.

194. **c.** Coxa vara. Coxa valga seria um ângulo de inclinação do quadril maior do que o normal. Anteversão é o ângulo feito pelo pescoço femoral e pelos côndilos femorais (conforme mensurados pelo plano coronal). Rotação medial excessiva é anteversão, e rotação lateral excessiva é retroversão.

195. **d.** Glúteo mínimo, fibras posteriores. Abdutores de quadril e extensores de quadril não limitam a extensão do quadril. Todas as outras escolhas podem fazê-lo.

196. **c.** Normal. Joelho valgo é uma "curvatura" anormal dos joelhos para dentro (joelho em tesoura). Joelho varo é uma presença anatômica do joelho para fora (pernas em arco).

197. **c.** Tíbia medial; *sartorius, gracilis*, semitendíneo. Um mnemônico interessante para lembrar inserção tipo pés de pato é "Say Grace before SupperTime" (Rezar antes do jantar) (*S*artorius, *G*racilis, *S*emi*T*endíneo).

198. **a.** Aumenta, menos estável. Conforme a patela faz seu trajeto posteriormente para fora da fenda troclear, a articulação se torna menos estável porque menos da patela está em contato com a fenda troclear.

199. **b.** Lateral, superior, e anterior. Essa é a apresentação anatômica normal do glenoide.

200. **a.** A escápula rotaciona para cima 60 graus, e o úmero abduz 120 graus. A escápula rotaciona para cima 1 grau para cada 2 graus de abdução umeral. Anormalidades nesse relacionamento podem sinalizar deficiências na musculatura do rotador do punho.

201. **b.** Lesão de Hills-Sachs. Embora muitas dessas lesões sejam vistas com deslocamento de ombro, uma lesão de Hills-Sachs é de longe a mais comum. Uma lesão de Hills-Sachs no úmero é causada quando a superfície lisa do úmero atinge a borda extrema da fossa glenoide.

202. **d.** Profundidade da fenda troclear aumentada aumenta a instabilidade patelar. Um fêmur rotacionado internamente faz com que a patela siga lateralmente. Uma patela lateral é instável. A fraqueza dos rotadores externos do quadril irá levar a um fêmur rotacionado mais internamente. Uma patela superior (como na patela alta) irá mover a patela para fora da fenda troclear. No entanto, a profundidade da fenda troclear aumentada torna a patela MAIS estável.

203. **b.** Travell e Simons relatam que a síndrome de dor miofascial do músculo quadrado lombar é a síndrome de dor miofascial mais comum da parte inferior das costas.

Intervenções **249**

204. **b.** O ângulo superior da escápula comumente fica no mesmo nível da vértebra T2. A espinha da escápula é aproximadamente na T3. O ângulo inferior da escápula e o processo xifoide representam a T7.

205. **d.** As escolhas a, b, e c aumentariam a extensão funcional da extremidade inferior direita e possivelmente causam uma circundução durante a marcha. A escolha d não mudaria a extensão da perna funcional.

206. **a.** A pasta deve ser carregada na mão direita. Carregar a pasta na mão esquerda aumentaria a quantidade de força que o glúteo médio direito teria que exercer para manter uma pélvis estável durante a marcha.

207. **d.** As forças de reação da articulação patelofemoral aumentam conforme o ângulo da flexão do joelho e a atividade do músculo do quadril aumentam. A escolha d envolve o maior ângulo de flexão do joelho e atividade do quadríceps.

208. **c.** Inclinar o tronco sobre o lado do quadril envolvido diminui a força de reação da articulação e o esforço sobre os abdutores do quadril. Esses fatores juntos diminuem a dor no quadril envolvido.

209. **b.** A escolha b é a resposta correta. A escolha a é uma inclinação posterior pélvica.

210. **a.** O ponto mais baixo no ciclo da marcha ocorre quando ambas as extremidades inferiores estão em contato com o solo (apoio duplo).

211. **a.** Músculos abdominais se ligam à borda inferior das costelas e à superfície posterior da pélvis. Abdominais fortes evitam rotação anterior excessiva durante a marcha.

212. **b.** A raiz do quinto nervo lombar está afundada porque surge da coluna espinhal superior ao disco lombar L4-5.

213. **b.** Esse desvio de marcha é causado pelo fato do paciente se inclinar de volta para diminuir o momento de flexão criado no quadril no contato inicial. O glúteo máximo é mais responsável por neutralizar esse momento de flexão.

214. **c.** A pélvis está caindo para o lado direito porque o glúteo médio esquerdo é fraco. O paciente pode também se inclinar para frente em direção à articulação do quadril esquerdo para mover o centro de gravidade, tornando mais fácil transferir para o lado direito da pélvis.

215. **a.** Quando o retropé é pronado, o antepé (articulações transversais dos tarsos) pode compensar terreno irregular. Se o retropé for supinado, o antepé também provavelmente irá supinar e possivelmente causar dano aos ligamentos do tornozelo lateral.

216. **a.** Um paciente com contraturas de flexão graves no joelho tem uma linha de gravidade que é anterior ao quadril, posterior ao joelho, e anterior ao tornozelo. Isso causa um momento de flexão no quadril, joelho e tornozelo.

217. **b.** Para manter o equilíbrio, a espinha lombar deve flexionar lateralmente em direção à extremidade inferior de apoio durante o apoio em um único membro.

218. **a.** O tibial anterior, extensor longo do dedo, e extensor longo do hálux se contraem concentricamente para atingir uma posição de tornozelo neutra antes do contato inicial.

219. **a.** Os tendões do jarrete trazem o joelho a cerca de 60 graus de flexão durante a aceleração. Os flexores do quadril, dorsiflexores do tornozelo, e extensores dos artelhos também estão ativos.

220. **c.** A população geriátrica teria um período mais longo de apoio duplo em uma tentativa de manter o equilíbrio. Eles também teriam as extensões do passo e do passo largo mais curtas.

221. **b.** A descrição clássica de Cyriax descreve a causa óbvia da sensação final de bloqueio elástico como sendo aquela da parte rompida de um menisco no joelho engajada entre as extremidades ósseas bloqueando a extensão.

222. **b.** A compressão de força é usada para controlar ferramentas ou outros objetos. A compressão de gancho é usada quando a força da compressão deve ser mantida para carregar objetos. Pinça lateral é usada para exercer força sobre ou com um objeto pequeno. Oposição da ponta do polegar e a ponta do dedo indicador, formando um círculo, descreve a pinça de ponta, que é usada para pegar objetos pequenos.

223. **d.** O triângulo lateral (composto da cabeça radial, processo do olecrano, e epicôndilo lateral) é a mais provável das escolhas para exibir edema de articulação. Edema de articulação é comum após um procedimento cirúrgico.

224. **b.** Todos os quatro músculos são músculos do tendão do jarrete da coxa posterior. Todos os quatro músculos estendem os quadris. Somente a porção do tendão do jarrete do adutor magno não cruza o joelho, insere-se sobre o tubérculo adutor do fêmur. Os outros três músculos cruzam o joelho posteriormente e, portanto, flexionam o joelho.

225. **c.** Contratura de Dupuytren é um espessamento progressivo da aponeurose palmar da mão. A progressão é gradual, e as articulações interfalangeanas são puxadas para flexão.

226. **d.** A estratégia de quadril é usada para compensar por grandes movimentos no centro da massa, e a estratégia de tornozelo é usada para compensar por pequenos movimentos.

227. **d.** Todos os músculos listados participam na elevação mandibular com a exceção do músculo pterigoide lateral. O músculo pterigoide lateral e os músculos supra-hioideos participam na depressão mandibular.

228. **a.** O ligamento cruzado anterior evita rolamento posterior excessivo dos côndilos femorais durante a flexão do fêmur na articulação do joelho.

mento e intensidades mais baixas e limita o exercício dentro da amplitude de movimentos do paciente.

262. **d.** Movimentos que estressam a cápsula da articulação do quadril posterolateral devem ser evitados. As fontes variam sobre a exata quantidade de flexão que deve ser evitada. Abdução passiva do quadril deve ser mantida após cirurgia com uma cunha.

263. **b.** O paciente tem um retardamento de extensão, que pode ser devido a qualquer fonte que tenha inibido o quadríceps e resulta em incapacidade de estender completamente o joelho ativamente.

264. **d.** As técnicas de tratamento devem ser realizadas na ordem mobilidade, estabilidade, mobilidade controlada, e habilidade.

265. **a.** Cotovelo de tenista resulta do excesso de uso dos extensores do pulso. Os rotadores externos do ombro devem ser usados para dar força a um *backhand*.

266. **a.** Reforço lateral é provavelmente muito difícil para um paciente que recebeu reconstrução do ligamento anterior com um autoenxerto de tendão da patela duas semanas atrás.

267. **c.** Os pulsos devem estar na posição neutra quando os dedos estiverem sobre a fileira do meio do teclado.

268. **d.** Lesões de grau III são rompimentos completos do ligamento envolvido. Lesões de grau I são consideradas menores, enquanto lesões de grau II terão edema associado, dor, e alguma perda da estabilidade das articulações.

269. **c.** Ferramentas com cabos pequenos requerem mais força no aperto. Tarefas abaixo da altura do ombro reduzem o risco de afundamento, e mais força pode ser aplicada a tarefas se elas forem mantidas abaixo da altura do cotovelo.

270. **c.** Reforço do trapézio superior somente irá exacerbar essa disfunção e o exercício de cotovelo é irrelevante para esse tipo de problema biomecânico. O supraespinado responde melhor ao exercício de resistência à gravidade e a uma lenta progressão de resistência que não exceda 1,5 a 2 kg.

271. **b.** A artrocinemática da articulação do ombro levaria uma pessoa a acreditar que a cápsula posterior é a mais necessária na mobilização.

272. **b.** O ombro ainda está no início da reabilitação seis dias após a cirurgia. Proteção pela tipoia (junto com gelo para controle da dor) é uma boa sugestão. É muito cedo para exercícios agressivos, e o calor nunca deve ser usado nesse estágio da recuperação.

273. **c.** O ponto de gatilho digástrico anterior se refere aos incisivos da mandíbula.

274. **a.** Outros sintomas podem incluir dor e sensibilidade localizadas na articulação, clique, e crepitação. Embora zumbido no ouvido, cefaleia e tontura possam

graus ou mais. Essa posição pode de fato desfazer os benefícios do procedimento cirúrgico.

251. **c.** Ao subir ou descer escadas, a bengala deve mover-se com a perna dolorida ou fraca. Especificamente, quando subindo as escadas, a perna sem a bengala deve mover-se primeiro, permitindo que a perna fraca e a bengala suportem o peso por somente um período de tempo curto até que a perna forte consiga fornecer a estabilidade necessária.

252. **b.** Desconforto e dano podem ocorrer se a escápula não estiver deslizando com o úmero durante o movimento. Amplitude passiva de movimentos pode causar dano se as estruturas não estiverem se movendo adequadamente. Um especialista ortopédico pode ser benéfico se as intervenções de terapia não forem bem-sucedidas.

253. **b.** O termo *sensação suave final* é uma qualidade porosa na amplitude final de uma contratura de articulação. Geralmente indica que a articulação tem o potencial para remodelar. Um alongamento de baixa carga e longa duração pode produzir os melhores resultados.

254. **d.** Com o assento próximo aos pedais, a região pélvico-lombar é flexionada, separando as facetas posteriores e o espaço de disco na L5-S1. Acrescentar um travesseiro lombar apoia a curva lombar ao mesmo tempo.

255. **c.** O lançador está se movendo dentro da extensão D2 com o movimento de arremesso. Ele está reforçando os músculos envolvidos na rotação interna do ombro, adução, e pronação do antebraço.

256. **a.** Exercícios isométricos na amplitude mais curta do músculo extensor são usados para começar o reforço. Em contraste, músculos flexores fracos devem ser reforçados na amplitude de média a estendida porque eles com mais frequência trabalham próximos à sua amplitude final.

257. **d.** Essa posição coloca a menor quantidade de estresse sobre a espinha lombar na posição sentada.

258. **c.** Estabilização rítmica envolve uma série de contrações isométricas do agonista, e então do antagonista.

259. **d.** O paciente com rompimento no ligamento cruzado anterior tem uma instabilidade rotatória significativa. Órtese pode evitar parte dessa instabilidade. Esportes que são especialmente difíceis para os joelhos (p. ex., esqui, tênis competitivo) são contraindicados.

260. **b.** Extensão passiva é o movimento mais importante de obter após uma reconstrução do ligamento cruzado anterior, não importa o tipo de enxerto. Extensão ativa pode ser obtida após a extensão passiva estar completa (ou igual bilateralmente).

261. **a.** Por causa do equilíbrio ruim, pacientes geriátricos devem aumentar o grau da esteira em vez da velocidade. O uso de máquinas permite melhor posiciona-

240. **c.** Rigidez do complexo muscular gastrocnêmio-sóleo podem causar uma perda da dorsiflexão do tornozelo. Ter dorsiflexão adequada do tornozelo durante todas as fases de apoio da marcha é importante para a cinemática do movimento tibial. Quando há dorsiflexão inadequada do tornozelo, que pode resultar de rigidez do complexo gastrocnêmio-sóleo, uma descoberta comum é hiperextensão do joelho, ou joelho recurvado.

241. **d.** Transferir de uma posição sentada para uma posição em pé irá colocar o maior desafio nos músculos extensores por causa da necessidade de gerar força. Ir da posição sentada para em pé requer o recrutamento das extremidades do quadril e joelho.

242. **c.** A escolha b descreve uma deformidade de pescoço de cisne.

243. **d.** Com uma separação desse tamanho, reforço abdominal delicado deve ser utilizado ao ligar a região abdominal.

244. **a.** Imobilizar as extremidades não permitiria crescimento e desenvolvimento normais. Deve ser tomado cuidado para posicionamento adequado e administração de possíveis fraturas, mas imobilizar as extremidades não permitiria que marcos motores fossem atingidos. Posicionamento adequado também irá promover reforço muscular e mineralização óssea.

245. **d.** Deve-se permitir que crianças com osteogênese imperfeita amadureçam na mesma proporção das outras crianças. Desenvolvimento de habilidades sociais pode ser comprometido se a criança não tiver permissão para participar em algumas atividades. Manter as extremidades imobilizadas não irá permitir um crescimento e desenvolvimentos mais normais.

246. **d.** A escolha a pode resultar em estresse indevido para a sínfise pubiana ou espinha sacroilíaco e pode ser perigosa por causa das mudanças no centro de gravidade. Extensão na posição em quatro apoios pode causar hiperextensão anormal da espinha lombar, e levantamentos de perna reta bilaterais poderiam causar diástase retal por causa do estresse adicional ao grupo muscular abdominal.

247. **a.** Centro da massa em seu ponto mais alto. O centro da massa está em seu ápice durante apoio em único membro.

248. **c.** Locais fraturados devem permanecer estáveis para promover cura e realinhamento dos ossos. No entanto, o fisioterapeuta deve encorajar o movimento das articulações adjacentes para auxiliar a manutenção da força muscular e alongamento dos tendões e músculos.

249. **d.** Ao classificar a flexão de ombro, a próxima etapa após atingir flexão total do ombro no lado deitado é começar a trabalhar na realização de uma atividade contra a gravidade para começar a aumentar a força. Flexão de ombro contra a gravidade é obtida com o indivíduo na posição sentada ou em pé.

250. **a.** Uma pessoa com uma fratura de quadril deve evitar qualquer atividade, como amarrar os sapatos, que possa potencialmente causar flexão do quadril a 90

229. **b.** O extensor radial do carpo breve absorve a maior parte do estresse colocado sobre a extremidade superior envolvida na posição de flexão do pulso, desvio ulnar, pronação do antebraço, e extensão do cotovelo (como no golpe de *backhand* no tênis).

230. **c.** Deformidade de pescoço de cisne envolve hiperextensão da articulação interfalangeal proximal (AIP) e flexão da articulação interfelangeal distal (AID). Tala para evitar essa deformidade é o tratamento de escolha. Deformidade em botoeira envolve flexão da AIP e hiperextensão da articulação. Contratura de Dupuytren é contratura da aponeurose palmar. A mão em garra é o resultado de laceração do nervo ulnar.

231. **b.** O extensor ulnar do carpo é com frequência subluxado após rompimento do complexo da fibrocartilagem triangular. A subluxação leva a muitas mudanças mecânicas no pulso comuns em pacientes com artrite reumatoide.

232. **d.** Um paciente com artelhos em garra exibe hiperextensão das articulações interfalangeais distais e articulações metatarsofalangeais e flexão das articulações interfalangeais proximais.

233. **c.** A raça não tem papel na progressão da escoliose, idiopática ou congênita.

234. **d.** No pé torto, o calcâneo é pequeno, o retropé está em varo, e há equino do tornozelo. Geralmente não há envolvimento tibial.

235. **b.** Embora esses diagnósticos possam ocorrer na maioria das articulações, o quadril é o mais comum.

236. **d.** Dor no quadril é comum com esse diagnóstico, e é um histórico traumático, embora um deslizamento de epífise femoral capital possa ter um início crônico também. Pelo fato de uma visualização padrão anterior ou posterior poder perder o deslizamento, a radiografia perna de rã irá precisar ser vista para determinar o diagnóstico correto.

237. **d.** Erros de treinamento são comuns se a técnicas corretas não forem ensinadas de forma vigorosa. Desequilíbrios musculotendíneos podem ocorrer se o treinamento enfatizar certo grupo muscular sobre seu antagonista. Mal alinhamento das extremidades inferiores é vista com desequilíbrios musculares sobre um período de tempo. Grama ou relva não demonstraram aumentar o risco de lesão por excesso de uso.

238. **d.** Clique que ocorre durante abertura e fechamento. Clique recíproco é causado pelo disco sendo deslocado parcialmente anteriormente. O côndilo desliza sob o disco e faz um clique para sua posição normal durante a abertura, e então desliza de volta durante o fechamento.

239. **b.** A única resposta correta possível é b. É o padrão típico que uma pessoa vê com a marcha de Trendelenburg, na qual, por causa da fraqueza do glúteo médio na perna que sustenta o peso, o quadril no lado contralateral abaixa.

estar associados a uma doença na articulação temporomandibular, eles não são causados pela doença.

275. **c.** 38 mm é uma amplitude de abertura razoável para as funções: comer, colocar comida na boca, escovar os dentes, cantar e bocejar.

276. **a.** Acrescentar exercícios de estabilização dentro da amplitude livre de cliques. Esses pacientes podem precisar de talas de estabilização anterior se persistirem o clique e pinçadas dolorosos.

277. **b.** Espasticidade do flexor plantar. Flexores plantares espásticos irão produzir flexão plantar excessiva, e também têm extensão de joelho em toda a fase de apoio, e evitam flexão passiva de joelho adequada no pré-balanço. Os tendões do jarrete não são responsáveis pela flexão de joelho na fase pré-balanço. Fraqueza nos flexores plantares causariam colapso tibial para frente e, portanto, excesso de flexão do joelho. Dorsiflexores não são responsáveis por flexão de joelho no pré-balanço.

278. **a.** Hipertonicidade do adutor da perna de balanço. A perna de balanço está aduzindo por causa da hipertonicidade. O quadríceps não desempenha um papel chave durante o balanço. Os flexores plantares não são ativos no balanço; fraqueza não vai criar um problema significativo nessa fase. Fraqueza no flexor plantar afeta a posição terminal. Uma pessoa com fraqueza no flexor plantar demonstraria excessiva flexão de quadris no balanço, não adução. Hipertonicidade no glúteo médio causaria excesso de abdução de quadris, NÃO adução.

279. **a.** Um fisioterapeuta utiliza uma FNP D1 diagonal para encorajar os movimentos combinados de flexão de quadril, adução, e flexão de joelho. A diagonal também encoraja os movimentos combinados da adução e extensão do quadril. Essa é a combinação de atividade muscular mais necessária para marcha.

280. **b.** Deve-se ensinar a pacientes com funções executivas diminuídas técnicas de gerenciamento de tempo, e o cliente deve ser incluído em atividades de grupo. Pacientes com processamento de informações retardado devem ter todas as distrações do ambiente removidas. Ajuda externa e múltiplas abordagens para melhorar a retenção de informações devem ser usadas para pacientes com déficit de memória.

281. **b.** Fraqueza seletiva moderada caracteriza o estágio II. O paciente terá independência levemente diminuída nas AVDs, como dificuldade de subir escadas, levantar os braços, e abotoar as roupas. AVD é geralmente classificada de estágio I a estágio VI, com o estágio VI sendo paciente acamado e completamente dependente em todas as AVDs.

282. **d.** Os exercícios devem ser curtos e simples e devem ser feitos na mesma ordem todas as vezes. Pacientes com doença de Alzheimer respondem a sessões de tratamento com insumo sensorial diminuído e repetição aumentada dos exercícios.

283. **c.** Crianças com distrofia muscular de Duchenne são identificadas quando a criança tem dificuldade em sair do chão, cai com frequência, tem dificuldade em subir escadas, e começa a andar com um padrão de marcha gingado secundário a fraqueza muscular proximal. Outro sintoma de fraqueza muscular proximal é lordose lombar aumentada. Embora um iliopsoas tenso possa contribuir para lordose, fraqueza muscular é mais comum nessa população.

284. **b.** A escolha a refere-se a lesões ASIA classe A, e a escolha c é indicativa de lesão classe C. A escolha d descreve uma lesão classe D. Em ASIA classe E, funções sensoriais e motoras são normais.

285. **c.** De acordo com a ASIA, o nível de inervação motora é determinado pelo músculo chave mais distal com um grau de 3 ou melhor, com o segmento acima sendo um 5.

286. **d.** Quanto os tratos descendentes estão envolvidos, flacidez imediata está presente, e os reflexos estão ausentes e abaixo do nível de lesão. Isso é seguido por sintomas autonômicos, incluindo suores e incontinência reflexa de bexiga e reto.

287. **a.** Inicialmente o sacro, calcanhar, e a escápula são os locais mais comuns de formação de úlcera por causa do tempo passado no leito. Conforme o indivíduo começa a usar uma cadeira para mobilidade, o trocanter e o ísquio se tornam locais mais comuns de úlceras de pressão.

288. **a.** Normalmente, o reflexo do pescoço assimétrico tônico é integrado por 6 a 8 meses. Em uma criança com paralisia cerebral quadriplégica, esse reflexo poderia continuar por vários anos, limitando a função.

289. **d.** O arranque anormal do iliopsoas e dos músculos adutores espásticos é a força deformadora inicial nos deslocamentos de quadril.

290. **a.** Restrições de articulação associadas a paralisia cerebral são resultado de uma diminuição no número de sarcômeros por fibra muscular. Os músculos também demonstram uma variação aumentada no tamanho e tipo da fibra com presença tanto de hipertrofia quanto atrofia possivelmente representando um processo dinâmico contínuo. Aumentos na gordura e no tecido fibroso e diminuição no fluxo sanguíneo foram identificados. Nesse processo, o osso cresce mais rápido do que o músculo, resultando em um relacionamento de extensão-tensão desvantajoso do músculo e um risco aumentado de contratura subsequente.

291. **d.** Uma criança que senta com uma base ampla está compensando por controle ruim do tronco. Isso diminui a capacidade de virar e rotacionar para e da posição sentada.

292. **a.** Escolhas b, c, e d são todas efeitos de hipertonia em uma criança com paralisia cerebral.

293. **c.** Botox é injetado diretamente dentro do músculo no ponto motor e é usado para bloquear a junção neuromuscular ao agir para reduzir a liberação de ace-

tilcolina. Fraqueza muscular e diminuição no espasmo muscular ocorrem em 3 a 7 dias e gradualmente reaparecem em 4 a 6 meses.

294. **a.** A presença de reflexos primitivos além dos dois anos de idade irá levar a deambulação potencial ruim. A ausência de reações posturais além dos dois anos de idade também tem um potencial de deambulação ruim.

295. **b.** Programação baseada em resultados cognitivos tem apoio relativamente mais forte do que programação voltada somente para resultados motores.

296. **d.** Um número significativo de crianças com diagnóstico de paralisia cerebral espástica se apresenta com baixo tônus muscular no início do primeiro ano de vida e mais tarde desenvolve espasticidade.

297. **b.** No caso de gesso pós-operatório, o fisioterapeuta pode instruir a família para lavar e secar a pele na borda do gesso com frequência, inspecionando com frequência para verificar se há sinais de rompimento. Reposicionamento e ventilação sob o gesso com um secador de cabelos usando ar frio pode auxiliar para evitar rompimento de pele. Uma lanterna pode ser usada diariamente para inspecionar sob o gesso. É crítico que um programa intensivo de terapia de intervenção comece após a cirurgia para auxiliar com reforço e melhorar o desempenho funcional.

298. **c.** Posicionamento adequado da cadeira de rodas demonstrou encorajar alcance mais regular e mais rápido, diminuir o tônus do extensor, aumentar a capacidade vital, e melhorar o teste cognitivo funcional.

299. **d.** Não deambuladores e iniciantes na posição em pé requerem uma órtese sólida neutra a +3 graus de dorsiflexão. Um deambulador com pronação excessiva nos tornozelos requereria uma órtese supramaleolar.

300. **d.** Como regra geral, quanto mais espessa a bainha de mielina, mais rápida a condução de velocidade de um nervo. Propriocepção tem a velocidade de condução mais rápida, e a dor tem a mais lenta.

301. **c.** Axonotmese ocorre quando o axônio foi danificado, mas os revestimentos de tecido conjuntivo que dão apoio e protegem o nervo permanecem intactos. Compressão prolongada que produz uma área de infarto e necrose causa uma axonotmese.

302. **b.** Achatamento da eminência hipotênar junto com abdução do dedo mindinho coincidem com fraqueza do palmar breve e abdutor do dedo mindinho. Paralisia do flexor ulnar do carpo produz um desvio radial da mão quando a flexão de pulso é tentada. Sensação prejudicada pode ser esperada junto com o quinto dedo e o aspecto ulnar do dedo anular.

303. **a.** Exercícios de postura e respiração e alongamento delicado são as pedras angulares do programa conservador inicial. São seguidos por exercícios de reforço para a musculatura do cinturão do ombro, especialmente o trapézio, elevador

da escápula, e romboides. Os fisioterapeutas são advertidos para tomar cuidado com alongamento forçado para mobilizar a primeira costela.

304. **b.** Músculo parcialmente desenervado não tem a capacidade fisiológica de responder a um programa de reforço convencional. Em vez disso, programas voltados para exercícios não exaustivos e condicionamento geral do corpo são preferíveis. O cliente nunca deve exercitar-se até o ponto de fadiga. Deve-se advertir o cliente para parar se dor ou fraqueza persistirem.

305. **a.** Embora indivíduos exibam sintomas de arreflexia, fraqueza não é comum, e quando ocorre geralmente está relacionada a uma incapacidade de sustentar as contrações secundárias a feedback proprioceptivo prejudicado.

306. **c.** Inicialmente a pele fica quente e seca com crescimento aumentado de unhas e cabelos. Conforme a síndrome de dor regional complexa se move para a fase distrófica, a pele se torna fina, lisa, fria e suada. Na fase atrófica a pele fica fina, brilhante, cianótica, e seca.

307. **b.** Dano aos nervos periféricos na extremidade superior distal terá pouco efeito no controle postural. Postura controlada vem do tronco e da musculatura da extremidade inferior.

308. **b.** O paciente irá requerer um período de adaptação secundário à perda do sistema vestibular. Os sistemas somatossensoriais e os sistemas visuais irão permitir que o paciente retorne às atividades normais. No entanto, a adaptação na população mais idosa será significativamente retardada.

309. **b.** O teste de Romberg é semelhante ao teste para dirigir alcoolizado. O paciente fica em pé com os pés juntos e mantém o equilíbrio com os olhos abertos, então fecha os olhos. Uma perda de equilíbrio é um teste positivo. Um teste positivo significa que há uma deficiência no sistema vestibular. Essa paciente está obviamente usando o sistema visual para compensar. Ela deve sempre usar o sistema visual; assim, manter a luz acesa à noite é benéfico.

310. **a.** A escolha a é a única resposta que fornece tratamento enquanto o paciente está na posição em pé. A escolha b tem pouco efeito no equilíbrio, e a escolha c é na posição sentada.

311. **d.** Os exercícios de Brandt-Daroff envolvem o paciente em posição sentada e se movendo para a posição supinada. A cabeça também fica voltada a 45 graus conforme o paciente deita. Isso estimula o sistema vestibular a voltar à função normal.

312. **b.** O sistema motor é responsável por selecionar e ajustar padrões de contração muscular para manter o controle do corpo. As outras escolhas são produtos do sistema sensorial.

313. **a.** A estratégia de tornozelo em princípio controla a oscilação corporal durante o apoio. Começa com contrações dos músculos dorsiflexores ou flexores planta-

res e pode continuar até a parte mais superior do quadril e musculatura do tronco se necessário.

314. **d.** Conforme envelhecemos, temos mais probabilidade de usar a estratégia de quadril do que a estratégia de tornozelo durante a marcha e a posição em pé. Sem uma estratégia de tornozelo funcional, a quantidade e duração da oscilação durante a fase em pé pode também afetar a progressão por toda a fase de apoio da marcha. Deve ser tomado cuidado especial para otimizar a estratégia de tornozelo no adulto mais velho.

315. **d.** Lesões no tronco cerebral irão mais provavelmente causar vertigem e falta de coordenação, e lesões nos gânglios basais irão causar movimentos involuntários mais lentos. Há porções específicas do cérebro para déficits de campo visual e percepção espacial deficiente. As lesões cerebelares controlam o movimento, e lesões nessa área têm mais probabilidade de causar ataxia.

316. **c.** Posição em única perna para postura ereta é a progressão correta de uma base de apoio pequena para uma base de apoio grande.

317. **b.** Escolhas a e d irão mais provavelmente utilizar a estratégia de tornozelo, e a escolha c irá usar a estratégia dos passos. A escolha b é adequada para iniciar a estratégia de quadris.

318. **c.** Embora todas as outras escolhas sejam boas como metas para trabalhar com um programa de prevenção de quedas, evitar lesões decorrentes de quedas é a meta número um de qualquer programa de prevenção de quedas e intervenção de equilíbrio.

319. **c.** Cada estágio do desenvolvimento motor se constrói sobre o estágio anterior. A escolha c lista esses estágios na ordem correta.

320. **b.** Mobilidade é caracterizada por desenvolvimento de movimento antigravidade, e mobilidade controlada é definida como movimento proximal em uma extremidade distal fixa. Habilidade combina mobilidade em uma posição de não sustentação de peso.

321. **d.** Noventa por cento dos bebês podem sentar sem apoio na extremidade superior mais ou menos aos oito meses de idade; 50% dos bebês podem realizar essa atividade com mais ou menos seis meses de idade.

322. **d.** A maioria dos bebês pode rolar de pronado para supinado com ou sem rotação de tronco com cerca de nove meses de idade. Cerca de 50% dos bebês podem realizar isso aos seis meses de idade.

323. **c.** Intervenção focada em atividade é repetição de ações funcionais. Podem ser transferências, atividades da vida diária ou, como nesse caso, subir escadas.

324. **d.** Intervenções focadas nas deficiências incluem tratamento neurodesenvolvimental, treinamento de força, estimulação elétrica, biofeedback, e condicionamento aeróbico. Intervenções focadas em atividades usam equipamentos adaptativos e algumas vezes equipamentos terapêuticos.

325. **c.** Todas as opções de respostas são exemplos de técnicas de facilitação neuromuscular proprioceptiva. Isométricos alternados seriam adequados para ganhar estabilidade em uma articulação. Reversão lenta e reversões agonísticas são adequadas para um paciente tentando ganhar mobilidade e habilidade controlada.

326. **d.** Pelo fato de a maioria das tarefas funcionais requerer uma variedade de movimentos, a escolha d é a mais adequada. Feedback é dado em testes alternados de forma que os pacientes possam refletir sobre seu desempenho passado e possivelmente resolver seus próprios problemas com a tarefa.

327. **a.** A sinergia da extremidade superior é com frequência emparelhada com a flexão do pulso e dos dedos. Essa é uma sinergia comum da extremidade superior após lesão cerebral traumática ou derrame.

328. **a.** Tratamento neurodesenvolvimental envolve redução de tônus muscular anormal e facilitação de padrão de movimento normal para o paciente.

329. **d.** As escolhas a, b, e c são todas princípios básicos de FNP. FNP é elaborada para aumentar a contração ou relaxamento de grupos musculares variados. O tônus não precisa ser normalizado antes de iniciar a FNP.

330. **d.** Feedback intrínseco inclui qualquer tipo de feedback que está naturalmente disponível para o indivíduo, como somatossensorial, proprioceptivo, ou insumo visual. As outras três escolhas envolvem sugestões verbais ou táteis, geralmente do fisioterapeuta.

331. **b.** Uma inclinação posterior na pélvis pode ser realizada com colocação de mão, mas as sugestões seriam posteriores em vez de anteriores. Para usar facilitação neuromuscular proprioceptiva nesse cenário, deve ser aplicada resistência através da espinha ilíaca anterossuperior para promover inclinação pélvica anterior na posição sentada.

332. **b.** Força de extensão do joelho está correlacionada à capacidade aumentada de sentar-e-levantar para uma variedade de diagnósticos, incluindo doenças neurológicas não progressivas.

333. **a.** Uma combinação desses movimentos facilitaria o rolamento de deitado de lado para posição pronada. O fisioterapeuta mais provavelmente usaria iniciação rítmica, reversões lentas, ou reversões agonísticas nessa situação.

334. **b.** Pacientes com doença de Parkinson exibem rigidez, equilíbrio comprometido, e controle postural ruim.

335. **a.** Pelo fato de a patologia da doença de Parkinson ser uma degeneração de neurônios que produzem dopamina no cérebro, fisioterapia não irá alterar o processo da doença.

336. **c.** Estudos mostraram que calor excessivo pode de fato aumentar os sintomas de esclerose múltipla. Fadiga excessiva também irá aumentar os sintomas. É ade-

quado com esse paciente reduzir a intensidade dos exercícios e possivelmente produzir técnicas de conservação de energia.

337. **b.** As escolhas a, c, e d geralmente se manifestam como espasticidade em músculos sem o alongamento passivo adicional. Há rigidez ou tremor nos músculos associados à doença de Parkinson.

338. **a.** Há possibilidade de dano por excesso de trabalho ou fadiga por excesso de uso em condicionamento aeróbico para pacientes com esclerose lateral amiotrófica. O terapeuta deve acompanhar os sintomas de excesso de uso durante o condicionamento.

339. **b.** O treinamento de equilíbrio deve começar com todos esses diagnósticos, mas o mal de Parkinson é o mais importante. Mal de Parkinson irá com frequência causar inclinação do tronco para frente e rigidez durante a marcha. Esses sintomas são geralmente vistos no início do processo da doença, então o treinamento de equilíbrio deve começar imediatamente.

340. **b.** Exercícios de Frenkel são uma série de exercícios enfatizando atividades diárias normais. Eles aumentam em dificuldade e são realizados nas posições deitado, sentado, em pé, e caminhando. Embora o paciente possa iniciar em qualquer ponto durante os exercícios, é prática geral começar com posição deitada e progredir até a caminhada.

341. **d.** Com um conhecimento completo do típico retorno de sensações, o terapeuta pode orientar a intervenção adequadamente. Quando há transecção nervosa completa, o terapeuta pode querer mover diretamente em direção à sensação protetora em vez de iniciar com toque discriminatório.

342. **d.** Técnicas de deslizamento nervoso são geralmente realizadas pelo fisioterapeuta. Reexame constante do paciente é necessário para certificar-se de que nenhum dano está sendo feito ao nervo envolvido. Aplicação de estimulação elétrica no músculo desenervado pode causar dano ao nervo, e a escolha d pode ser necessária, dependendo do nervo particular envolvido. A escolha b é mais aplicável durante esse cenário.

343. **d.** Por causa da fraqueza distal associada à doença de Charcot-Marie-Tooth, os pacientes com frequência irão apresentar pé caído e marcha de pé caído. Isso poderia ser corrigido com uma órtese tornozelo-pé.

344. **c.** Tropeçar constantemente é com frequência o resultado de fraqueza no dorsiflexor. Esses pacientes também se queixam de dificuldade de caminhar em superfícies irregulares. Todas as outras escolhas são indicativas de fraqueza muscular proximal.

345. **c.** Por causa da fraqueza distal associada à doença de Charcot-Marie-Tooth, pé cavo e dedos em garra são comuns.

346. **b.** Pelo fato do início retardado da dor muscular ter perdurado por mais de 24 horas, a intensidade dos exercícios do paciente deve ser diminuída. Exercícios

excêntricos irão aumentar o dano e a dor muscular. Exercícios excêntricos e aumento da intensidade do paciente devem ser evitados.

347. **a.** Respiração glossofaríngea usa os músculos acessórios inspiratórios superiores para expandir a cavidade oral e trazer ar para dentro da boca. Isso cria pressão negativa para facilitar a inspiração. O ar é então empurrado para dentro dos pulmões puxando o queixo e a língua de volta em direção ao pescoço, criando uma pressão positiva na boca. Embora esse não seja um método energético de respiração, pode ser usado como um procedimento de emergência se a ventilação mecânica falhar.

348. **d.** Pacientes com úlceras neuropáticas algumas vezes requerem exercícios aeróbicos ou exercícios de reforço. Isso é realizado melhor com uma intervenção sem sustentação de peso como com uma bicicleta. As outras escolhas possivelmente fariam com que a úlcera piorasse.

349. **c.** Descarga é a redistribuição das pressões do pé para eliminar áreas de alto pico de pressão durante a sustentação de peso. Isso diminuiria o estresse no local do ferimento.

350. **c.** Síndrome de túnel carpal é com frequência associada à menopausa, histerectomia, gravidez, obesidade, inatividade física, e boa forma física diminuída. Pressão aumentada no túnel carpal resulta em isquemia do nervo mediano, o que prejudica a condução nervosa e causa dor e parestesia.

351. **b.** Se o componente motor do sistema visual-ocular estiver danificado, movimentos visuais e vestibulares controlados dos olhos são anormais. Se o componente sensorial for danificado, movimentos dos olhos controlados visualmente são geralmente normais, mas movimentos dos olhos dependentes do vestíbulo são anormais.

352. **d.** O canal posterior é colocado na posição vertical se o corpo estiver na posição supinada e a cabeça estiver estendida além da posição neutra e rotacionada a 45 graus no mesmo lado.

353. **b.** Uma vez que a alta médica e ortopédica sejam obtidas, pode ser iniciado treinamento funcional vigoroso. Isso pode ocorrer no estágio agudo da recuperação do paciente, ou mais tarde quando o paciente for admitido em outras unidades de fisioterapia.

354. **d.** Desenvolvida pelo doutor Kabat, um neurologista associado às fisioterapeutas Margaret Knott e Dorothy Voss, a facilitação neuromuscular proprioceptiva enfatiza padrões específicos de movimentos no processo de retreinamento. De suas observações do movimento humano normal, ele enfatizou que a maioria das atividades humanas requer movimentos multidimensionais; isto é, vários músculos em várias articulações complementam e melhoram as atividades uns dos outros.

355. **b.** Treinamento locomotor com o corpo sustentado é a técnica que foca na facilitação de padrões automáticos de caminhada usando treinamento específico

de tarefas intensivas. O paciente utiliza um "arreio" que vai ao redor do tronco com tiras presas a um sistema de suspensão sobre a cabeça. O treinamento pode ser realizado em uma esteira, com o terapeuta facilitando padrão de caminhada automático.

356. **c.** Observação de gerações de crianças nos diz que a criança inicia caminhada com cerca de 10 a 13 meses, ainda que alguns bebês deem seus primeiros passos até com oito meses ou tão tarde quanto com 18 meses.

357. **c.** Terapeutas pediátricos desempenham um papel crucial na determinação de ausência dos componentes de movimentos que possam impedir o desempenho de marcos de desenvolvimento ou metas funcionais de uma criança.

358. **c.** Estudos mostraram que a estimulação elétrica não teve efeito na prevenção de progressão de curva idiopática; portanto, seu uso em uma prática clínica não é justificado.

359. **c.** Na teoria dos sistemas dinâmicos, os componentes internos do paciente e o contexto externo da tarefa são igualmente importantes e contribuem para o movimento funcional. Essa teoria enfatiza o processo de movimento em vez do produto do movimento.

360. **b.** Através do uso de um ambiente motivador com a participação ativa da criança, os terapeutas usam facilitação manual e técnicas de inibição para apresentar à criança uma experiência sensorial normal e assim encorajar facilitação de uma resposta motora mais funcional.

361. **a.** Bebês realizam essa tarefa entre cerca de cinco a dez meses de idade. A resposta na escolha a evitaria que a mãe se preocupasse desnecessariamente. As fontes variam amplamente sobre o mês exato em que os marcos de desenvolvimento são atingidos, mas a escolha a é a resposta correta nesse cenário.

362. **c.** Aumentar a capacidade motora não é independente do aprendizado motor. Um terapeuta deve facilitar o aprendizado motor com dicas sensoriais adequadas e ao promover atividade motora adequada. A resposta d é verdadeira porque bebês começam movimento espontâneo, que mais tarde se desenvolve em movimento motor deliberado. A resposta a é verdadeira porque movimento reflexo pode ser usado para desenvolver movimentos mais deliberados.

363. **a.** Controle isométrico se desenvolve antes do controle isotônico.

364. **a.** O resultado é típico no desenvolvimento normal porque, conforme a criança começa a se aclimatar na posição ereta, será obtido controle do pescoço para permitir à criança interação adequada com o ambiente.

365. **a.** Movimentos balísticos são movimentos de alta velocidade que requerem que grupos musculares antagonistas contraiam. A coativação não produz movimento, e orientação visual não é necessária para movimentos aleatórios, balísticos. Propriocepção não é uma questão.

366. **d.** Pelo fato de a cabeça ser grande (comparada ao resto do corpo) nesse estágio de desenvolvimento, o peso deve ser mudado para as coxas e abdome inferior para elevar a cabeça em posição pronada.

367. **c.** No desenvolvimento normal, ganhar controle postural irá permitir mudança mais rápida de posições. A mudança irá permitir padrões de movimento mais normais. Um bebê pode não ser capaz de entender feedback, e uma única forma de desempenhar a atividade não é aconselhável.

368. **b.** Crianças de quatro anos de idade geralmente conseguem manipular botões, e crianças de três anos de idade mostram dismetria ao empilhar blocos. Bebês que estão apenas começando a andar não têm medo de cair.

369. **a.** Sabe-se que luzes tremulantes ou ruídos repetitivos podem disparar episódios epiléticos. Embora anticonvulsivos sejam bastante eficazes, é recomendado evitar esses estímulos aversivos.

370. **a.** Andar arrastado e dificuldade de iniciar a marcha são sinais típicos de doença de Parkinson. Essa população também apresenta uma base de apoio pequena.

371. **b.** O nervo obturador inerva o adutor breve, adutor longo, grande adutor, obturador externo, e músculos gracilis. A escolha a não tem função motora. A escolha c inerva o sartório, pectíneo, ilíaco, e quadríceps femoral. O nervo ilioinguinal inerva o abdominal interno oblíquo e o abdominal transversal.

372. **c.** Nenhuma atividade = 0. Contração leve = 1+. Resposta normal = 2+. Resposta exagerada = 3+. Resposta gravemente exagerada = 4+.

373. **d.** Escolhas a, b, e c todas recebem inervação desse ramo do plexo braquial. O tríceps braquial é inervado por C7-C8.

374. **d.** Torcicolo esquerdo e plagiocefalia resultantes causariam achatamento do plexo braquial e das regiões occipitais direitas com protuberância das áreas opostas.

375. **a.** O perigo em usar uma banheira de água quente para uma pessoa com esclerose múltipla é que pode causar fadiga extrema. Não há necessidade de evitar as outras atividades listadas.

376. **c.** A escolha c é a mais adequada. Algumas das outras escolhas podem ser dominadas, mas a c é a mais necessária. A escolha b é atingida com cerca de três meses de idade, e a escolha d com cerca de nove meses de idade.

377. **c.** O deltoide é inervado pelo nervo axilar surgindo do nível vertebral C5-6. Flexão de ombro seria mais limitada nesse caso.

378. **c.** A área mais consistente de perda de sensação na L5 é entre o primeiro e segundo artelhos. O solavanco do tornozelo testa o nível S1. O nervo que sai do interespaço L5-S1 é S1. A perda de sensação na parte inferior do pé resulta de envolvimento de S1 ou S2. Fraqueza na panturrilha incrimina S1.

379. **c.** Para atingir o descrito na pergunta, o paciente deve mudar o peso para a nádega direita e alongar o lado direito do tronco. Com as mesmas circunstâncias dadas na pergunta, mas do lado esquerdo, o paciente mudaria o peso para a nádega esquerda e alongaria o lado esquerdo do tronco.

380. **d.** A habilidade de segurar e beber de uma mamadeira geralmente emerge com cerca de seis meses de idade.

381. **a.** O reflexo tônico cervical assimétrico (RTCA) está presente desde o útero até 6 a 8 meses de idade enquanto a criança estiver acordada e até cerca de 42 meses de idade enquanto a criança está dormindo. Por causa do reflexo, a cabeça da criança vira em direção ao braço e perna estendidos, e o braço e perna opostos dobram. Esse reflexo pode ajudar no processo de nascimento, auxiliar no desenvolvimento da integração motor-visual, e proteger as vias aéreas enquanto a criança está na posição pronada.

382. **a.** A posição pronada é a melhor para facilitar extensão do tronco e do pescoço seja em uma bola, almofadão, ou cunha.

383. **d.** A posição mais comum e eficaz para colocar uma criança é sentada, com atenção dada ao controle da cabeça e do pescoço, atenção visual, e acompanhamento visual. Embora a criança possa ser colocada nas posições supinada e deitada de lado, sentar é a posição mais comumente utilizada.

384. **b.** Esclerose lateral amiotrófica é uma doença degenerativa sem cura que resulta em morte. O estágio 3 é caracterizado por dependência moderada em autocuidados e atividades independentes da vida diária, junto com fraqueza grave dos braços e pernas. Nesse estágio da doença, conservar energia e manter a qualidade de vida são de máxima importância.

385. **a.** Modelos de triciclo impulsionados pelas mãos estão disponíveis para crianças que não têm a capacidade de pedalar com suas pernas. Eles podem fornecer mobilidade ao ar livre, em pátios, e corredores.

386. **c.** Pacientes com doença de Alzheimer com frequência têm dificuldade com mudança. Os membros da família podem contribuem com informações sobre que itens são valiosos e devem ser mantidos e podem também auxiliar o cliente para gradualmente mudar o ambiente para reduzir o estresse e permitir tempo para se ajustar.

387. **b.** Padrões de flexão D2 apoiam a extensão da parte superior do tronco, que é importante para pacientes com doença de Parkinson que tendem a desenvolver cifose excessiva.

388. **a.** Uma cadeira de rodas elétrica definitivamente usa menos energia, mas não requer o esforço físico necessário por essa paciente para manter a mobilidade funcional. Deambulação com uma órtese joelho-tornozelo-pé é provavelmente possível, mas requer muito mais energia do que locomoção com uma cadeira de rodas manual. Órteses tornozelo-pé sozinhas não fornecem apoio suficiente para o paciente tentar deambulação.

389. **d.** Para auxiliar um paciente a desenvolver um controle de tenodese, o terapeuta deve permitir que os flexores dos dedos do paciente apertem. Esse controle funciona com extensão ativa do pulso, o que permite flexão dos dedos por causa de tendões flexores encurtados.

390. **d.** A escolha d é a resposta correta porque na posição supinada os conteúdos abdominais estão localizados mais superiormente do que em outras posições. Isso coloca o diafragma em uma posição de repouso mais elevada, o que permite grande excursão do diafragma. Posição semi-Fowler lembra uma posição reclinada, com os joelhos dobrados e a parte superior do tronco levemente elevada. A posição semi-Fowler, sem uma cinta abdominal, permite que a gravidade puxe os conteúdos abdominais para baixo, o que não coloca o diafragma em posição ideal de repouso. A posição de semi-Fowler é, no entanto, a posição de escolha para pacientes com inervação não comprometida do diafragma que tem dificuldade respiratória crônica. As posições em pé e sentada apresentam o mesmo problema, mas em grande extensão como posição de semi-Fowler.

391. **d.** A pressão aplicada pelo fisioterapeuta deve ser aplicada conforme o paciente tosse para auxiliar em uma exalação forçada. Colocando a palma da mão a cerca de 2,5 cm acima do umbigo, aplicar pressão imediatamente inferior ao diafragma.

392. **a.** Conforme a percepção aumenta, os objetos devem ser movidos dentro da área do déficit (o lado direito nesse caso), mas inicialmente eles devem ser colocados claramente no campo de visão do paciente (o lado esquerdo nesse caso).

393. **a.** Posições pronada e deitado de lado encorajariam flexão das extremidades com esse paciente. Nessa população, o posicionamento pronado permite função cardiovascular mais eficiente. Deitar sobre o lado direito ou esquerdo não faz qualquer diferença nessa situação.

394. **c.** Um alongamento prolongado auxilia na diminuição do tônus.

395. **a.** Evitar as áreas interósseas ajuda a inibir o tônus. Pressão direta em qualquer musculatura de banda pode aumentar o tônus. Hiperextensão das articulações metacarpofalangeais também pode causar um aumento no tônus.

396. **a.** Alimentar com mamadeira ou amamentar são raramente realizados com sucesso antes de 34 semanas de idade gestacional. Posição deitada de lado permite que o bebê movimente as mãos em direção à boca. A posição pronada encoraja a flexão. Contato total com a mão é mais reconfortante para o bebê.

397. **d.** Embora a vibração com frequência provoque contração muscular, um terapeuta deve primeiro escolher estímulos que tenham mais probabilidade de ocorrer naturalmente.

398. **c.** Quando um reflexo labiríntico tônico simétrico exagerado está presente, o posicionamento supinado aumenta o tônus extensor e o posicionamento pronado aumenta o tônus flexor. Deitar de lado também fornece uma oportunidade para que o fisioterapeuta estimule a flexão. Deitar do lado direito ou esquerdo não faz diferença nesse caso.

399. **b.** Síndrome do túnel do tarso é causada pela compressão do nervo tibial posterior conforme ele viaja através do túnel do tarso. O túnel do tarso é formado pelo maléolo medial, ligamento colateral medial, talo, e calcâneo.

400. **b.** Posturas flexionadas devem ser evitadas com essa população de pacientes. Posições de adução de ombro, rotação interna, e flexão de pulso são contraindicadas, assim como flexão de pulso, dedo, polegar, e adução do dedo polegar.

401. **d.** Flexão cervical abre os espaços da articulação intervertebral cervical. Qualquer extensão de flexão lateral em direção ao afundamento irá resultar em compressão da raiz do nervo.

402. **c.** Manter flexão de dedo para proteger flexores extrínsecos dos dedos. Tenodese é insuficiência passiva para os flexores extrínsecos dos dedos. Após lesão na medula espinhal na C6, as pessoas podem usar extensão de pulso combinada com flexão de dedo passiva para agarrar objetos. Preservar a rigidez do flexor extrínseco do dedo é essencial para manter insuficiência passiva.

403. **c.** Uma lesão no plexo braquial é uma lesão neurônio motor inferior e, portanto, não causa espasticidade, um sinal de neurônio motor superior.

404. **a.** Atividades que aumentam de forma indevida a temperatura corporal não são recomendadas para pacientes com esclerose múltipla. Mantenha em mente que a espasticidade é uma complicação significativa da esclerose múltipla e pode afetar de forma adversa os parâmetros de marcha. Se o paciente estiver apresentando equilíbrio ruim e força diminuída, treinamento de inclinação e treinamento pliométrico podem ser agressivos demais para esse paciente em particular. Nessa idade, melhorar o equilíbrio, força, e coordenação é de máxima importância para evitar quedas e lesões futuras.

405. **c.** Tratamento de lesões cutâneas agudas na pele é geralmente sintomático. Antiperspirantes e talcos devem ser evitados no campo de radiação. Exercícios de amplitude ativa e passiva de movimento são importantes para retenção de mobilidade, e redução de contraturas, especialmente na região axilar.

406. **c.** O paciente está experimentando o fenômeno de Raynaud. Fechamento das artérias digitais musculares, arteríolas pré-capilares, e desvios arteriovenosos da pele fazem com que a mão se torne dormente e branca e então azulada na cor conforme o fluxo sanguíneo permanece bloqueado. Cerca de 10 a 15 minutos mais tarde, o fluxo sanguíneo irá retornar, e os dedos (ou artelhos) irão se tornar vermelho e quente. Esse é com frequência o primeiro sinal de esclerodema.

407. **d.** Esfregar ou massagear a área pode causar dano mais profundo ao tecido e deve ser evitado. Sustentação de peso deve ser evitada até que o paciente tenha sido avaliado mais profundamente.

408. **b.** Pelo fato desse paciente ter intactos o latíssimo do dorso e o tríceps, ele consegue realizar a técnica *push-up* a partir da posição sentada. Esse é o método de preferência para alívio da pressão.

409. **d.** Esse é o conselho correto para diminuir a chance de úlceras de pressão. A pele deve ser mantida limpa e seca, e o paciente deve ter nutrição adequada. Posicionamento adequado na cadeira de rodas também é crítico para diminuir a chance de desenvolver úlceras de pressão.

410. **d.** Embora posicionamento correto na cadeira de rodas também ajude temporariamente a normalizar o tônus e os reflexos, não irá aumentar a força. Todas as outras escolhas são metas de um programa de protocolo de posicionamento.

411. **c.** As intervenções mencionadas na pergunta devem ser parte de qualquer plano de tratamento para cuidar de ou evitar úlceras de pressão. Essas intervenções podem ser fornecidas por qualquer pessoa que esteja auxiliando o paciente com o ferimento.

412. **b.** Geralmente 30 a 40 mmHg de pressão no tornozelo são os níveis recomendados de compressão para auxiliar com insuficiência venosa. Geralmente o terapeuta deveria perguntar ao paciente, "Qual é a compressão mais forte com a qual você estaria complacente?"

413. **c.** Pelo fato de o sistema venoso estar comprometido e não poder retornar o sangue para o coração, intervenção de compressão é necessária. As outras escolhas são às vezes necessárias, mas terapia de compressão é a mais importante das escolhas oferecidas.

414. **b.** A pergunta descreve uma úlcera venosa. Úlceras arteriais têm leito de ferimento necrosado com margens regulares e distintas. Edema somente está presente em insuficiência arterial se um componente venoso estiver presente também.

415. **c.** O ferimento do paciente pode estar infectado. Infecções são difíceis de determinar em úlceras arteriais por causa da falta de fluxo sanguíneo para a área. O corpo não produz uma resposta inflamatória normal a essas úlceras.

416. **b.** Curativos não aderentes têm menos probabilidade de remover tecido viável ao serem removidos do ferimento. Curativos aderentes poderiam possivelmente lacerar o tecido viável arrancando-o do ferimento. Todos os ferimentos curam melhor em um ambiente úmido e limpo.

417. **a.** As escolhas b, c, e d devem todas ser realizadas por um profissional treinado. O paciente deve ser instruído a realizar inspeção diária do pé, com ênfase na proteção da pele.

418. **b.** Por causa da gravidade da lesão por queimadura dessa pergunta, há catabolismo muscular. Acredita-se que o corpo utiliza proteína dos músculos como combustível secundário à energia aumentada que ele precisa para curar a queimadura.

419. **d.** Essa posição coloca as porções anterior e inferior da cápsula do ombro em uma posição alongada. Se o ombro se moveu para adução, poderia possivelmente haver ombro congelado após uma queimadura axilar desse tipo.

420. **a.** É imperativo para qualquer paciente com uma possível contratura após uma lesão por queimadura para receber talas o mais rápido possível. Isso aliviaria a necessidade de uma fisioterapia dolorosa conforme o paciente começa reabilitação mais agressiva.

421. **c.** Durante a remodelagem, tecido cicatrizado é depositado de forma desorganizada sem alinhamento específico. A amplitude de movimentos nessa fase e durante a fase de proliferação irá permitir que a cicatriz seja depositada de forma mais desorganizada.

422. **b.** Se o paciente começa deambulação e tem edema excessivo na extremidade inferior, deve ser tomado cuidado para aumentar a compressão das bandagens das extremidades inferiores. O edema não pode ser excessivo nas extremidades inferiores quando o paciente começa a deambulação após uma lesão por queimadura.

423. **a.** Queimaduras superficiais são geralmente classificadas como queimaduras de sol e devem ser tratadas com uma loção hidratante para a pele com uma pomada antimicrobiana e curativo adequados. Queimaduras profundas de espessura parcial e espessura total devem ser tratadas com um agente antimicrobiano antes de possível intervenção cirúrgica.

424. **d.** Um enxerto de pele não deve ser perturbado por movimento ou pressão até que se torne vascularizado e adira ao leito do tecido. Isso geralmente leva ao menos 48 horas. No entanto, o cirurgião deve ser consultado antes que a intervenção seja iniciada.

425. **a.** Esse tipo de sensação final é normal para final abrupto de amplitude de movimentos como em extensão do joelho ou cotovelo. A despeito desse diagnóstico, sensações finais osso-a-osso de flexão do joelho são anormais.

426. **d.** Os trajes de suporte para pressão devem ser removidos apenas para banho do paciente e lavagem desses suportes. Eles devem ser usados em todos os outros momentos para minimizar a cicatrização.

427. **c.** Dependendo das circunstâncias, a fase de maturação pode também ser a fase em que os exercícios de trabalho de reforço e trabalho de condicionamento são energicamente seguidos. O fisioterapeuta pode geralmente ser mais agressivo com a manipulação do local do ferimento durante essa fase.

428. **b.** Outras áreas sob risco de desenvolvimento de úlceras de pressão em posição sentada são cotovelos, processos espinhais, sacro, cóccix, trocanteres maiores, e calcanhares. O occipício e escápulas estão associados a desenvolvimento de úlceras de pressão na posição supinada, e a posição deitado de lado promove desenvolvimento de úlceras de pressão nos maléolos.

429. **a.** Ferimentos arteriais e úlceras neuropáticas devem ser limpas quando os curativos são trocados. Curativos que mantêm ou aumentam a umidade no local do corte devem ser usados por causa da falta de exsudação do ferimento.

430. **c.** Ferimentos venosos deve ser administrados pelo cuidado com o ferimento e compressão da extremidade afetada. Compressão da extremidade ajuda a reduzir inchaço e hipertensão venosa no membro.

431. **d.** Posições anticontraturas são posições de extensão de cada região de articulação afetada, como extensão do cotovelo com supinação ou posição de tornozelo neutra sem flexão dos artelhos. Talas podem ser usadas como dispositivos de posicionamento estático para manter a articulação em determinada posição.

432. **c.** Horários programados para virar o paciente devem ser estabelecidos e seguidos por pacientes sob perigo de desenvolver úlceras de pressão. Em um típico programa para virar o paciente, o paciente é virado a cada duas horas com tempo igual despendido na posição supinada, pronada, deitado sobre o lado direito, e deitado sobre o lado esquerdo.

433. **d.** A fraqueza relativa da musculatura de uma criança irá permitir que o tecido cicatrizado contraia a aponeurose palmar. Colocação cuidadosa de talas nessa área deve ser considerada.

434. **b.** O compressor deve ser removido somente para o banho. Pelo fato de as cicatrizes cirúrgicas estarem curadas, o coto pode ser imerso em água.

435. **c.** Massagem transversal (ou perpendicular à cicatriz) ou circular auxilia na mobilização do tecido cicatrizado.

436. **c.** Essa resposta está correta porque as deformidades mais comuns após uma queimadura grave como essa estão relacionadas à flexão de quadris, adução de quadris, flexão de joelhos, e flexão plantar dos tornozelos.

437. **b.** Escolhas a, c, e d são chave para deambulação inicial após uma queimadura. Bandagens não devem ser afrouxadas a menos que sejam dolorosas. Afrouxar as bandagens pode causar edema.

438. **d.** Pacientes queimados perdem calor mais rapidamente do que outros indivíduos. É aconselhável manter as temperaturas ambientes em um nível mais alto do que o normal.

439. **d.** Uma taxa cardíaca em descanso de mais de 130 batimentos/minuto ou menos de 40 batimentos/minuto encerraria qualquer sessão de exercícios, assim como saturação de oxigênio de menos de 90%. Uma infecção aguda ou uma temperatura mais alta do que 37° C também encerrariam qualquer sessão de exercícios. Um aumento na pressão sanguínea sistólica para mais de 250 mmHg ou pressão sanguínea diastólica para mais de 115 mmHg também encerraria uma sessão.

440. **c.** Revascularização cirúrgica para restaurar perfusão é preferível quando possível. Os segmentos de vasos a serem tratados são identificados por angiografia. A artéria envolvida é então contornada com uma veia colhida em outro lugar do corpo ou um enxerto sintético.

441. **a.** Quando as medicações pulmonares são utilizadas através de um inalador dosador 15 a 20 minutos antes dos exercícios, seus efeitos devem melhorar a

capacidade do indivíduo de se exercitar e obter com mais eficácia os benefícios do treinamento.

442. **a.** Atividades que requerem explosões curtas de energia não trazem com frequência um episódio de asma induzida por exercícios. Esportes que envolvem exercícios de resistência como futebol, basquetebol, corrida de distância, ou trilha com frequência disparam um ataque.

443. **d.** Se a saturação de oxigênio de um paciente diminui durante a marcha, as respirações aumentam. As escolhas a, b, e c são todas indicadores de saturação de oxigênio diminuída durante a marcha.

444. **a.** Durante o curso do treinamento, a pressão sanguínea em repouso irá diminuir com o tempo. Esforço físico sempre aumenta a pressão sanguínea imediatamente.

445. **a.** Valores de saturação de oxigênio de 95% a 100% são geralmente considerados normais. Valores menores do que 90% poderiam ser um sinal vermelho para a deterioração do estado, e valores abaixo de 70% são considerados ameaça à vida.

446. **c.** Caminhar é a forma mais fácil de exercícios para essa população de pacientes. Não requer equipamentos, e os pacientes conseguem parar quando se sentem cansados. Caminhar pode ter o apoio de dispositivos de assistência no início da reabilitação.

447. **d.** A taxa cardíaca pode ser facilmente monitorada pelo terapeuta durante uma intervenção. No entanto, o terapeuta deve estar ciente quaisquer medicações que o paciente esteja tomando que possam afetar a taxa cardíaca. Certas medicações não permitem que a taxa cardíaca aumente durante exercícios intensos.

448. **d.** Sentar em repouso é considerado MET 1. Adicionar qualquer atividade a sentar em repouso aumenta a amplitude de MET para a atividade.

449. **c.** Uma taxa de 10 a 12 na escala é considerada esforço leve. Esse é um nível adequado para pacientes que estão apenas iniciando um programa de descondicionamento.

450. **b.** A taxa cardíaca de reserva é calculada subtraindo-se a taxa cardíaca em repouso da taxa cardíaca máxima, nesse caso 170 – 80 = 90 batimentos/minuto.

451. **c.** Treinamento de peso em circuito é proposto para acrescentar um componente aeróbico ao treino de peso tradicional. Por essa razão, a intensidade do exercício é diminuída a fim de aumentar as repetições do exercício.

452. **b.** Antes de iniciar um programa para aumentar a resistência do paciente, eles têm que estar prontos para mudar seu comportamento. O programa precisa ser mantido por um longo período de tempo. O terapeuta deve ser cuidadoso para personalizar o programa de exercícios para as necessidades e antecedentes específicos do paciente.

453. **c.** Esse paciente é considerado com excesso de peso pela escala do índice de massa muscular. Atividades extenuantes seriam contraindicadas para esse paciente nesse ponto. Elas devem começar com atividades de baixo nível e aumentar conforme tolerado.

454. **c.** Esse exercício reforça os músculos que abrem o esfíncter esofágico superior, o "portão" que permite que o alimento ou bebida deslize pelo esôfago até o estômago. Esse exercício funciona melhor para pessoas com um esfíncter esofágico fraco ou ineficaz.

455. **d.** Visto que parte do estômago sofre uma hérnia por causa de uma fraqueza no diafragma, regurgitação e deficiência motora irão causar as grandes manifestações clínicas associadas a esse tipo de hérnia. Qualquer coisa que enfraqueça o diafragma ou altere o hiato e aumente a pressão intra-abdominal pode predispor uma pessoa a uma hérnia de hiato.

456. **c.** Para refluxo noturno, encoraje o indivíduo a dormir sobre o lado direito com um travesseiro no local para manter essa posição. Deitar sobre o lado direito torna mais fácil para o ácido fluir para dentro do esôfago por causa do efeito da gravidade sobre o esôfago (o esôfago inferior se dobra para a esquerda e, portanto, fica harmonizado deitando sobre o lado esquerdo).

457. **a.** A posição semi-Fowler (cabeceira do leito levantada de 15 a 30 cm com os joelhos levemente flexionados) facilita a respiração e drenagem após qualquer tipo de gastrectomia.

458. **d.** Glúteo médio, tendões do jarrete, e músculos psoas são afetados primeiro e mais gravemente, resultando em deficiências de marcha, dificuldade em levantar de assentos baixos, ou dificuldade de realizar atividades funcionais como entrar e sair de uma banheira.

459. **b.** Indivíduos com doença renal crônica se beneficiam de protocolos de exercícios com bicicleta ergométrica que requerem exercícios três vezes por semana em intensidades de 40% a 70% da taxa cardíaca alvo. Clientes com doença renal irão com frequência ter níveis de MET mais baixos do que suas contrapartidas da mesma idade. Exercícios podem ser realizados em dias de diálise ou em dias em que a diálise não ocorre; essa decisão é geralmente deixada para o cliente tomar.

460. **a.** Restaurar a força normal do assoalho pélvico e o controle da bexiga são essenciais antes de realizar atividade física vigorosa. O fisioterapeuta é fundamental para ensinar contração dos músculos adequados sem contração da área anal ou dos músculos dos glúteos, com relaxamento completo dos músculos pélvicos entre contrações.

461. **c.** Pelo fato de a dor crônica pélvica ter períodos de exacerbação e remissão, o reforço do assoalho pélvico poderia ser indicado para essa população de pacientes.

462. **c.** Assentos de bicicleta podem agravar prostatite; assim, uma bicicleta reclinada é indicada porque coloca menos pressão na virilha.

CAPÍTULO 4

Temas que Não Pertencem ao Sistema

Perguntas

1. Um paciente se apresenta na fisioterapia necessitando de órtese secundária a escoliose. Quais são algumas das precauções comuns dadas a pacientes que usam este tipo de órtese?
   a. Usar uma camada protetora espessa sob a órtese.
   b. Monitorar a pele sob a órtese para verificar surgimento de vermelhidão.
   c. Aquecimento direto aumenta a integridade dos materiais da órtese.
   d. As órteses devem se encaixar firmemente.

2. Todos os pés protéticos fazem qual dos seguintes?
   a. Comprimem ao contato dos calcanhares
   b. Permitem que o usuário ande nas pontas dos pés
   c. Acomodam calçados de várias alturas de salto
   d. Armazenam energia no apoio final

3. A extremidade distal da quilha de um pé de calcanhar amortecido com tornozelo sólido (SACH) faz qual dos seguintes?
   a. Permite inversão do meio do pé
   b. É o local de hiperextensão do antepé
   c. Absorve choque
   d. Libera energia armazenada substancial

4. Um revestimento resiliente de base de prótese torna mais fácil para o cliente fazer qual dos seguintes?
   a. Fazer ajustes para acomodar mudanças de volume
   b. Usar calças confortáveis
   c. Eliminar a necessidade de usar meias
   d. Perspirar menos ao usar a prótese

5. Em comparação com uma bainha, suspensão supracondiliana da extremidade do pé fornece qual dos seguintes?
   a. Suporte de peso distal
   b. Resistência a hiperextensão do joelho

c. Ajustabilidade
d. Estabilidade médio-lateral

6. Em comparação com uma prótese exoesquelética transfemoral, uma prótese endoesquelética é mais:
   a. Fácil de ajustar
   b. Durável
   c. Não realista na aparência
   d. Pesada

7. Qual das afirmações seguintes é VERDADEIRA em relação às unidades de joelho hidráulico com controle na fase de balanço?
   a. São inadequadas para sistemas de eixo policêntrico
   b. Aumentam a resistência quando o cliente anda mais rápido
   c. Diminuem a estabilidade do apoio quando o cliente anda mais rápido
   d. Exageram a flexão do joelho na fase inicial de balanço

8. Uma prótese transfemoral tem uma unidade de joelho com uma trava manual. Qual das afirmações seguintes é VERDADEIRA em relação a essa prótese?
   a. Fornece estabilidade durante o apoio inicial
   b. Requer que o cliente permaneça sentando com o joelho estendido
   c. Deve ser levemente mais comprida do que a extremidade intacta contralateral
   d. É mais difícil de fazer do que uma prótese sem uma trava manual

9. Em comparação com um encaixe totalmente rígido, um encaixe transfemoral, que inclui plástico flexível, é mais:
   a. Durável
   b. Confortável
   c. Quente
   d. Difícil de ajustar

10. Qual é um desvio comum na deambulação após uma amputação transmetatarsiana?
    a. *Midswing* diminuído
    b. Extensão diminuída do joelho ao contato do calcanhar
    c. Tempo diminuído no apoio final
    d. Flexão aumentada de quadril em todo o ciclo da deambulação

11. Qual das seguintes é mais comumente conhecida como desarticulação de Chopart?
    a. Amputação falangeana
    b. Amputação transmetatarsiana
    c. Desarticulação mediotársica
    d. Ressecção de raio

12. Qual porção do pé permanece após uma amputação de Syme?
    a. Cabeças metatarsianas
    b. Osso cuboide
    c. Osso navicular
    d. Coxim gorduroso calcâneo

13. Um paciente foi recentemente submetido a uma amputação transtibial. O fisioterapeuta está começando a ensinar ao paciente sobre posição adequada após a cirurgia. Qual dos seguintes é o conselho correto para esse paciente?
    a. Colocar travesseiros sob o joelho todas as vezes
    b. Manter a extensão do joelho e a extensão do quadril dormindo na posição de pronação
    c. Colocar travesseiros sob a coluna lombar
    d. Colocar travesseiros sob o quadril quando estiver na posição supino

14. Qual das seguintes áreas no membro inferior residual após uma amputação transtibial tolera melhor a pressão do soquete protético?
    a. Ligamento patelar
    b. Tuberosidade tibial
    c. Crista tibial
    d. Cabeça fibular

15. Qual é uma desvantagem do sistema de suspensão da banda pélvica em uma prótese transfemoral?
    a. Melhor controle da abdução de quadril
    b. Melhor controle da adução de quadril
    c. Melhor controle da rotação de quadril
    d. Peso do sistema de suspensão

16. Um paciente está iniciando reabilitação após receber uma prótese preparatória para amputação transtibial. Quanto tempo a prótese deve ser usada antes que o paciente a remova para verificar se há rompimento na pele?
    a. 2 horas
    b. 15 minutos
    c. 1 hora
    d. 6 horas

17. O paciente acabou de iniciar ambulação após receber uma prótese transtibial. O paciente mostra flexão excessiva de joelho ou "dobramento" do joelho no apoio inicial. Qual das seguintes é uma causa possível desse desvio na deambulação?
    a. Salto baixo no calçado
    b. Flexão plantar excessiva
    c. Soquete excessivamente posterior
    d. Almofada do calcanhar rígida

18. Qual é o dispositivo terminal mais leve em uma prótese para extremidade superior após uma amputação transumeral?
    a. Mão mioelétrica
    b. Gancho
    c. Mão alimentada a bateria
    d. Mão controlada por cabo

19. Qual das seguintes seria uma vantagem de uma órtese pé-tornozelo usada por um paciente com polineuropatia?
    a. Melhorar o tônus muscular
    b. Melhorar a sensibilidade
    c. Reduzir o risco de quedas
    d. Auxiliar na regeneração dos nervos envolvidos

20. Paulo está aprendendo a subir em uma calçada com sua cadeira de rodas. Para realizar essa habilidade com sucesso, é crítico que ele faça qual dos seguintes?
    a. Ter boa noção de tempo e bom comando das habilidades com a cadeira
    b. Ter a extremidade superior excepcionalmente forte e controle motor normal da extremidade superior
    c. Ser capaz de utilizar suas funções preservadas das extremidades inferiores o suficiente para pelo menos auxiliar durante a técnica com controle pélvico e da extremidade inferior
    d. Ter uma cadeira de rodas especialmente modificada desenvolvida para auxiliar esse tipo de mobilidade

21. Em um ambiente clínico, quais são os tipos mais comuns de equipamentos para exercícios usados durante a avaliação da capacidade aeróbica?
    a. Esteira e bicicleta ergométrica
    b. Bicicleta ergométrica e remo ergométrico
    c. Esteira e caminhada com intensidade autosselecionada
    d. Esteira e teste manual de músculos

22. Qual dos seguintes NÃO é recomendado para intervenção de compressão em pacientes com uma úlcera venosa?
    a. Bandagens elásticas de curta elasticidade
    b. Meias customizadas
    c. Dispositivos ortóticos removíveis
    d. Bandagens elásticas de longa elasticidade (bandagens ACE)

23. Qual das afirmativas seguintes é incorreta para a avaliação de calçado adequado para um paciente com diabetes?
    a. A parte mais larga do calçado deve ser na primeira junta metatasofalangeana
    b. Deve haver aproximadamente ½ polegada de espaço entre a extremidade do artelho mais comprido e a extremidade do calçado com o paciente em pé
    c. A "gola" ou parte detrás do calçado deve deslizar para cima e para baixo no calcanhar
    d. Não deve haver áreas de comichão sobre o antepé do calçado

24. Qual das afirmações abaixo NÃO é verdadeira em relação ao uso de gesso de contato total para tratamento de úlceras neuropáticas?
    a. O gesso deve ser substituído a cada 5 dias em úlcera com grau 4 de Wagner
    b. Pele frágil é uma contraindicação relativa e deve ser monitorada de perto
    c. Gesso deve ser geralmente usado com uma úlcera plantar grau 2 de Wagner com perda de sensação protetora
    d. O tornozelo e o joelho devem estar posicionados em 90 graus

25. O dispositivo de assistência mais comum para mobilidade é qual dos seguintes?
    a. Muleta de antebraço
    b. Muleta axilar
    c. Bengala
    d. Andador

26. Que parte da casa interfere menos no uso de dispositivos de assistência à mobilidade?
    a. Superfície do chão
    b. Soleiras das portas
    c. Escadas
    d. Altura da cama

27. Qual dos seguintes NÃO é um objetivo de dispositivo de assistência para ambulação?
    a. Melhoria do equilíbrio
    b. Auxiliar a propulsão
    c. Reduzir carga em uma extremidade inferior
    d. Minimizar insumo sensorial

28. Uma bengala longa é mais útil para a pessoa com deficiência visual por causa de qual dos seguintes?
    a. Alertar os passantes para não impedirem a passagem do paciente
    b. Aumentar a carga nas extremidades inferiores
    c. Aumentar o conforto do usuário
    d. Proteger a pele

29. A muleta axilar deve terminar proximalmente em qual dos seguintes?
    a. Axilas
    b. Cotovelo
    c. Parte lateral do peito
    d. Antebraço médio

30. Uma bengala com ajuste adequado coloca o cotovelo em aproximadamente que ângulo?
    a. 30 graus de flexão
    b. 45 graus de flexão
    c. 15 graus de flexão
    d. Extensão total

31. Uso de cadeira de rodas pode melhorar todos os seguintes, EXCETO:
    a. Respiração
    b. Força na extremidade inferior
    c. Comunicação
    d. Inchaço

32. Quais músculos são mais importantes para propulsão de uma cadeira de rodas manual?
    a. Tríceps
    b. Bíceps
    c. Grande dorsal
    d. Peitoral maior

33. A forma mais comum de controlar uma cadeira de rodas a bateria é qual das seguintes?
    a. Mecanismo de *sip-and-puff* (sugar e soprar)
    b. Mecanismo com joystick
    c. Mecanismo de controle com a cabeça
    d. Mecanismo de controle pelos olhos

34. Uma cadeira de rodas destinada a um paciente com amputação na extremidade inferior deve ter qual dos seguintes?
    a. Descanso de costas estendido
    b. Rodas anteriores grandes
    c. Rodas traseiras localizadas mais distantes posteriormente
    d. Pneus sólidos

35. O paciente que tem pernas edematosas deve ter uma cadeira de rodas que inclua qual dos seguintes?
    a. Descansos de perna elevados
    b. Pneus pneumáticos
    c. Descansos de braço tipo escrivaninha
    d. Uma moldura de titânio

36. Um assento de cadeira de rodas que é estreito demais tem mais probabilidade de fazer qual dos seguintes?
    a. Facilitar transferência para e da cadeira
    b. Irritar a pele sobre os trocânteres maiores
    c. Interferir com a propulsão
    d. Reduzir pressão sobre as tuberosidades isquiais

37. Uma cadeira de rodas com um descanso para as costas mais alto fará qual dos seguintes?
    a. Aumentar a estabilidade da cadeira
    b. Proteger o paciente de tombar para frente
    c. Tornar o paciente vulnerável a cifose
    d. Impedir a mobilidade do cinto do ombro

38. Qual dos seguintes tornaria uma cadeira de rodas manual mais fácil de impulsionar com as extremidades superiores?
    a. Mover o assento mais próximo das rodas traseiras
    b. Rodas pneumáticas infladas em 50 psi
    c. Rodízio de diâmetro largo
    d. Apoio para o braço alto

39. Qual das seguintes é a melhor forma para determinar se uma almofada de cadeira de rodas está cumprindo sua função de forma adequada?
    a. Perguntar ao paciente as queixas objetivas para dor na tuberosidade isquial
    b. Contatar o fabricante da cadeira de rodas para suas especificações específicas
    c. Colocar a mão do fisioterapeuta entre a almofada e o assento da cadeira de rodas para proeminências ósseas palpáveis
    d. Observar as tuberosidades isquiais após 5 minutos sentado na cadeira de rodas

40. Se o andador de um paciente está ajustado alto demais, qual dos seguintes o fisioterapeuta deve mais provavelmente observar?
    a. Rotação limitada da roda frontal do andador
    b. Paciente andando com o andador longe demais à frente do tronco
    c. Inclinação para frente do tronco
    d. Extensão limitada do quadril durante a fase de apoio da deambulação

41. Qual dos seguintes é considerado um encaixe adequado para muletas de tríceps?
    a. Bainha superior no terço médio da parte superior do braço, bainha inferior 6 cm abaixo do processo do olécrano
    b. Bainha superior no terço distal da parte superior do braço, bainha inferior 1 a 4 cm abaixo do processo do olécrano
    c. Bainha superior no terço proximal da parte superior do braço, bainha inferior 6 cm abaixo do processo do olécrano
    d. Bainha superior no terço proximal da parte superior do braço, bainha inferior 1 a 4 cm abaixo do processo do olécrano

42. Qual dos seguintes é um objetivo de bolas de tênis e outros mecanismos de deslizamento na parte vertical traseira de andadores com rolamentos?
    a. Reduzir a fricção
    b. Auxiliar na subida de escadas
    c. Permitir que o paciente coloque mais peso na parte vertical traseira do andador durante a ambulação
    d. Permitir curva mais fácil do andador

43. Um homem de 65 anos de idade sofreu recentemente uma colisão com veículo motor. As ordens do médico são iniciar treinamento de deambulação imediatamente. As ordens também determinam que o paciente não tenha carga de peso sobre a extremidade inferior esquerda e sobre o pulso direito. Qual dos seguintes seria a melhor escolha de dispositivo de assistência para esse paciente?
    a. Muletas de antebraço
    b. Muletas de tríceps
    c. Andar com rolamentos com conexão na plataforma direita
    d. Andador de quatro rodas com rolamento com freios e assento anexado

44. Assumindo que o paciente esteja em posição ereta normal, onde a ponta de uma bengala deve estar localizada no solo em relação ao pé?
    a. A 20 cm dos artelhos em um ângulo de 90 graus
    b. A 5 cm dos artelhos em um ângulo de 45 graus

c. A 15 cm dos artelhos em um ângulo de 90 graus
d. A 15 cm dos artelhos em um ângulo de 45 graus

45. Uma mulher de 19 anos de idade recentemente sofreu uma colisão com veículo motor. Ela teve múltiplas fraturas nas extremidades inferiores bilateralmente e permanecerá sem poder sustentar carga de peso por vários meses. Ela continuará a frequentar a faculdade enquanto faz a reabilitação de suas lesões. Qual é o dispositivo de assistência mais adequado para essa paciente?
    a. Muletas de antebraço
    b. Andador com rolamento
    c. Cadeira de rodas
    d. Muletas axilares

46. Qual dos seguintes o fisioterapeuta deveria observar se a cadeira de rodas de um paciente foi construída de forma que o assento está fundo demais dentro da moldura da cadeira?
    a. Pressão aumentada sobre as tuberosidades isquiais
    b. Abdução excessiva de quadril na posição sentada
    c. Rotação externa excessiva do quadril na posição sentada
    d. Inclinação pélvica posterior excessiva com postura cifótica

47. Uma órtese tornozelo-pé (AFO) usada com um calçado que tem o salto mais alto do que aquele para o qual a órtese foi feita irá causar ao usuário qual dos seguintes?
    a. Experimentar força direcionada lateralmente no joelho em apoio médio
    b. Manter o joelho estendido durante a fase de apoio
    c. Experimentar força direcionada medialmente no tornozelo em apoio médio
    d. Flexionar o joelho excessivamente em apoio inicial

48. Qual das seguintes órteses cervicais restringe mais o movimento do pescoço?
    a. Quatro hastes
    b. Colar rígido
    c. Três hastes
    d. Duas hastes

49. A órtese que está presa diretamente ao crânio é qual das seguintes?
    a. Minerva
    b. Milwaukee
    c. Taylor
    d. Halo

50. O melhor candidato para uma órtese de escoliose tem qual dos seguintes?
    a. Espinha imatura com curvatura moderada
    b. Espinha imatura com curvatura grave
    c. Espinha madura com curvatura grave
    d. Espinha madura com curvatura moderada

51. Órteses NÃO são usadas para qual dos seguintes objetivos?
    a. Para auxiliar no movimento
    b. Para evitar movimento
    c. Para acelerar o processo de cura
    d. Para proteger uma parte do corpo

52. Órteses são com frequência úteis para qual das seguintes disfunções?
    a. Equilíbrio ruim
    b. Sensação diminuída
    c. Fraqueza
    d. Pouca resistência

53. Qual é a diferença entre uma tala e uma órtese?
    a. Uma tala é uma órtese temporária
    b. Talas e órteses são usadas em partes diferentes do corpo
    c. Uma tala é feita de material flexível, e uma órtese sempre é feita de matéria duro
    d. Uma órtese deve ser usada 23 horas por dia, e uma tala pode ser removida diversas vezes por dia

54. Órteses NÃO são desenvolvidas para fornecer qual das seguintes funções?
    a. Dar suporte a desvios musculoesqueléticos
    b. Corrigir desvios musculoesqueléticos
    c. Melhorar a função das partes móveis do corpo
    d. Melhorar a sensibilidade

55. Qual das afirmações seguintes é VERDADEIRA em relação ao conforto de uma órtese?
    a. A área coberta pela órtese deve ser minimizada para diminuir a pressão
    b. Uma órtese poderia ser estendida para oferecer conforto
    c. Uma órtese funcional seria usada pelo paciente mesmo se fosse desconfortável
    d. As tiras que prendem a órtese devem ser o mais apertado possível

56. Um fisioterapeuta decidiu usar uma órtese joelho-tornozelo-pé para controlar geno valgo nos joelhos. Onde a força deve ser aplicada para controlar essa deformidade?
    a. Força superior medialmente, força no joelho medialmente, força no tornozelo medialmente
    b. Força superior lateralmente, força no joelho lateralmente, força no tornozelo lateralmente
    c. Força superior lateralmente, força no joelho medialmente, força no tornozelo lateralmente
    d. Força superior medialmente, força no joelho lateralmente, força no tornozelo medialmente

57. Uma criança com uma órtese tornozelo-pé quebra sua órtese a cada dois ou três meses. Qual propriedade do material mais provavelmente causa essa falência na órtese?
    a. Tensão de compressão
    b. Tensão de tração
    c. Resistência à fadiga
    d. Tensão de cisalhamento

58. Qual dos seguintes materiais de órtese é mais facilmente adaptável para se encaixar no membro de um paciente?
    a. Termoplástico
    b. Plástico termo-ajustável
    c. Metal
    d. Aço

59. Que porção do calçado deve ser modificada de o calçado tiver que ser usado com órtese tornozelo-pé que tem uma inserção na conexão distal?
    a. Biqueira
    b. Sola
    c. Salto
    d. Parte superior

60. Qual dos seguintes tipos de órtese é moldado dentro da sola de um calçado para transferir força posteriormente das cabeças metatarsianas?
    a. Órtese tornozelo-pé
    b. Coxim metatarsiano
    c. Barra metatarsiana
    d. Cunha medial do salto

61. Qual dos seguintes tipos de órtese tornozelo-pé (AFO) contribui menos para o controle dos planos frontal e transversal?
    a. AFO espiral
    b. AFO de tornozelo sólida
    c. AFO articulada
    d. AFO com mola de lâmina posterior

62. Qual das afirmações seguintes é FALSA em relação a usar uma órtese tornozelo-pé após um derrame?
    a. Há maior amplitude de movimento de dorsiflexão no apoio inicial
    b. Está associada a tempo geral de reabilitação diminuído
    c. Há um tempo maior de apoio simples sobre a extremidade inferior envolvida
    d. Há maior atividade do quadríceps

63. Qual é o tipo de controle de joelho mais comum utilizado em uma órtese joelho-tornozelo-pé?
    a. Garra de trava
    b. Trava de anel
    c. Trava de fibra de carbono
    d. Trava de fase de fase de apoio do joelho

64. Qual é o efeito principal de um colete lombar?
    a. Diminuir a atividade da musculatura abdominal
    b. Diminuir a atividade do músculo eretor da coluna
    c. Comprimir o abdome para aumentar a pressão intra-abdominal
    d. Reduzir a dor

65. Que tipo de tala de extremidade superior é mais comumente prescrita para lesões de movimento repetitivas como síndrome de túnel de carpo?
    a. Tala no adutor longo
    b. Tala no adutor curto
    c. Tala do tipo *cockup*
    d. Órtese de preensão

66. Qual é o objetivo da maioria das órteses de ombro?
    a. Diminuir o envolvimento da rotação do pulso
    b. Reduzir a dor
    c. Evitar subluxação do ombro
    d. Reduzir o envolvimento do deltoide anterior na flexão do ombro

67. Qual dos seguintes é um exemplo de dispositivo de assistência?
    a. Cômoda de cabeceira
    b. Assento do vaso sanitário levantado
    c. Barra de apoio presa à parede do banheiro
    d. Bengala

68. O fisioterapeuta está tratando um paciente que recebeu uma amputação acima do cotovelo dois anos atrás. A prótese tem um cabo que controla o cotovelo e o dispositivo terminal. Com esse tipo de prótese, o paciente deve primeiro travar o cotovelo para permitir que o cabo ative o dispositivo terminal. Isso é conseguido com quais movimentos?
    a. Estendendo o úmero e elevando a escápula
    b. Estendendo o úmero e retraindo a escápula
    c. Estendendo o úmero e prolongando a escápula
    d. Estendendo o úmero e pressionando a escápula

69. O fisioterapeuta está treinando para usar muletas um homem de 26 anos que foi submetido a artroscopia de joelho dez horas atrás. O status de carga de peso do paciente é carga mínima de peso corporal na extremidade inferior direita. Se o paciente for subir escadas, qual das seguintes é a sequência correta de instruções verbais?
    a. Fazer com que alguém fique abaixo de você enquanto sobe as escadas, subir a perna esquerda primeiro, então as muletas e a perna direita
    b. Fazer com que alguém fique acima de você enquanto sobe as escadas, subir a perna esquerda primeiro, então as muletas e a perna direita
    c. Fazer com que alguém fique abaixo de você enquanto sobe as escadas, subir a perna direita primeiro, então as muletas e a perna esquerda
    d. Fazer com que alguém fique acima de você enquanto sobe as escadas, subir a perna direita primeiro, então as muletas e a perna direita

70. Um paciente está recebendo treinamento para uso de muletas um dia após uma cirurgia artroscópica no joelho direito. O status de carga de peso do paciente é carga mínima de peso corporal na extremidade inferior direita. O fisioterapeuta primeiro escolhe instruir o paciente como realizar uma transferência correta de sentado para em pé. Qual dos seguintes e o conjunto de instruções mais correto?
    a. (1) Deslize para frente até a ponta da cadeira; (2) coloque ambas as muletas à sua frente e segure ambos os punhos juntos com a mão direita; (3) pressione o descanso de braço esquerdo com a mão esquerda e os punhos com a mão direita; (4) incline-se para frente; (5) levante-se, colocando seu peso sobre a extremidade inferior esquerda; (6) coloque uma muleta lentamente sob o braço esquerdo, então sob o braço direito
    b. (1) Deslize para frente; (2) coloque uma muleta em cada mão, segurando os punhos; (3) coloque ambas as muletas em posição vertical; (4) pressione os punhos para baixo; (5) levante-se, mais peso sobre a extremidade inferior esquerda
    c. (1) Deslize para frente até a ponta da cadeira; (2) coloque ambas as muletas à sua frente e segure ambos os punhos juntos com a mão esquerda; (3) pressione o descanso de braço direito com a mão direita e os punhos com a mão esquerda; (4) incline-se para frente; (5) levante-se, colocando seu peso sobre a extremidade inferior esquerda; (6) coloque uma muleta lentamente sob o braço direito, então sob o braço esquerdo
    d. (1) Coloque as muletas próximas a você; (2) deslize para frente; (3) coloque as mãos nos descansos de braços; (4) pressione para baixo e levante-se; (5) coloque o peso sobre a extremidade inferior esquerda; (6) alcance as muletas lentamente e coloque-as sob as axilas

71. Qual dos seguintes NÃO é um benefício fisiológico associado ao uso de movimento passivo contínuo?
    a. Evitar atrofia muscular ao simular uma contração concêntrica normal
    b. Evitar adesões ao orientar as fibras de colágeno conforme elas são curadas
    c. Reduzir edema ao facilitar o movimento de fluido para dentro e para fora da junta
    d. Reduzir a dor por meio da estimulação dos mecanismos receptores da junta

72. O fisioterapeuta faz recomendações para um paciente após cirurgia de artroplastia de quadril para posicionamento na cadeira de rodas. Qual conjunto de instruções é fiel às precauções de segurança?
    a. Manter as pernas abduzidas com travesseiro abdutor e a perna afetada em posição neutra
    b. Manter as pernas juntas usando uma tira abdutora para evitar rotação externa das pernas
    c. Sentar em uma cadeira de rodas regular com os pés apoiados no descanso de pés
    d. Sentar em uma cadeira de rodas regular com a perna afetada em extensão total

73. O fisioterapeuta está auxiliando um paciente com uma amputação acima do joelho a deambular. A nova prótese faz com que o calcanhar do pé envolvido se mova lateralmente ao pisar com a ponta do pé. Qual das seguintes é a causa mais provável desse desvio?
    a. Muita rotação interna do joelho protético
    b. Muita rotação externa do joelho protético
    c. Abertura excessiva do pé protético
    d. O pé protético está configurado com excesso de dorsiflexão

74. O uso de meias de compressão nos pés e tornozelos é contraindicado em que população de pacientes?
    a. Doença venosa crônica
    b. Artroplastia total de joelho recente
    c. Pacientes queimados
    d. Doença arterial crônica

75. O fisioterapeuta está auxiliando um homem de 42 anos que acabou de receber prótese acima do joelho para a perna esquerda a deambular. O fisioterapeuta observa pistonamento da prótese conforme o paciente deambula. Qual das seguintes é a causa mais provável desse desvio?
    a. O soquete é muito pequeno
    b. O soquete é muito grande
    c. O amortecedor de choque do pé é muito mole
    d. O amortecedor de choque do pé é muito duro

76. Ao examinar um paciente que acabou de receber uma nova prótese abaixo do joelho esquerdo, o fisioterapeuta observa que o artelho da prótese fica fora do chão após colocar o calcanhar no chão. Qual das seguintes é uma causa improvável desse desvio?
    a. O pé protético está configurado anterior demais
    b. O pé protético está configurado com excessiva dorsiflexão
    c. A cunha do calcanhar é muito rígida
    d. O pé prostético está com abertura excessiva

77. Qual das seguintes é a órtese mais adequada para um paciente com pronação excessiva do pé durante a posição estática?
    a. Coxim escafoide
    b. Coxim metatarsiano
    c. Barra metatarsiana
    d. Balancim

78. Um fisioterapeuta está instruindo um paciente sobre o uso de uma órtese de preensão de punho. O que deve ser feito para obter a abertura da mão envolvida?
    a. Estender ativamente o punho
    b. Estender passivamente o punho
    c. Flexionar ativamente o punho
    d. Flexionar ativamente o punho

79. O fisioterapeuta acabou de dar ao paciente uma cadeira de rodas. O paciente tem um longo histórico de contraturas no tendão do jarrete resultando em fixação do joelho em 60 graus de flexão. O paciente também tem tendência a desenvolver úlceras de decúbito. Qual dos seguintes é um conselho incorreto para o fisioterapeuta dar à família e ao paciente?
    a. Manter as nádegas do paciente limpas e secas
    b. Certificar-se de que a almofada da cadeira de rodas esteja sempre no assento da cadeira
    c. Manter os descansos de pernas da cadeira de rodas totalmente elevados
    d. Nunca transferir usando uma prancha de deslizamento de uma superfície para outra

80. Um fisioterapeuta recebeu o pedido de fornecer treinamento de deambulação para uma garota de 18 anos de idade que recebeu uma meniscectomia medial parcial no joelho direito um dia antes. A paciente era independente na ambulação sem um dispositivo de assistência antes da cirurgia e não teve déficits cognitivos. O status de suporte de carga é atualmente carga parcial na extremidade inferior envolvida. Qual dos seguintes é o dispositivo de assistência mais adequado e padrão de deambulação?
    a. Muletas, padrão de deambulação de três pontos
    b. Andador padrão, padrão de deambulação de três pontos
    c. Andador padrão, padrão de deambulação de quatro pontos
    d. Muletas, padrão do balanço e deambulação

81. Um fisioterapeuta recebeu o pedido de fornecer treinamento de deambulação para um homem de 78 anos de idade que recebeu uma artroscopia rígida de joelho total 24 horas antes. O paciente também teve uma amputação traumática na extremidade superior esquerda 3 polegadas abaixo do cotovelo há 40 anos. Se o paciente mora em casa sozinho, qual dos seguintes é o dispositivo de assistência mais adequado?
    a. Andador com rolamentos
    b. Andador padrão
    c. Andador *hemiwalker*
    d. Cadeira de rodas por duas semanas

82. Qual das seguintes é uma afirmação FALSA sobre amputações abaixo do joelho?
    a. As inserções de soquete em gel devem ser deixados na prótese a noite toda
    b. O fisioterapeuta deve fazer a punção em qualquer bolha que apareça na alça
    c. Áreas de irritação da pele sobre a alça podem ser cobertas com um curativo, e então uma meia calça de nylon antes de vestir a prótese
    d. Quando não estiver em uso, a prótese deve ser colocada ao lado no chão

83. Um fisioterapeuta está dando assistência a um paciente que foi provido com uma prótese de desarticulação de quadril nas atividades pré-deambulação. Para deambular com o padrão de deambulação mais correto, o que deve ser dominado primeiro?
    a. Mudança de peso para frente sobre a prótese
    b. Andar pendular com a prótese

c. Manutenção da estabilidade enquanto em apoio em um só membro sobre a prótese
d. Inclinação pélvica posterior para avançar a prótese

84. Um homem de 68 anos está sendo tratado por um fisioterapeuta após uma amputação abaixo do joelho direito. O paciente está iniciando ambulação com uma prótese preparatória. Na fase inicial de apoio da extremidade inferior envolvida, o fisioterapeuta observa um aumento na flexão do joelho. Qual das seguintes é uma causa possível desse desvio de marcha?
   a. O calcanhar está muito rígido
   b. O pé está colocado excessivamente anterior em relação ao joelho
   c. O pé está colocado com excessiva flexão plantar
   d. O calcanhar é mole demais

85. Um paciente começa a deambulação com muletas axilares pela primeira vez. A deambulação requerida será sem carga para o pé direito. Qual é o melhor conselho a ser dado em relação à colocação da muleta durante a posição estática?
   a. Ficar em pé com as muletas e o pé que suportará a carga paralelos
   b. Ficar em pé com ambas as muletas sob o braço direito
   c. Ficar em pé com ambas as muletas sob o braço esquerdo
   d. Ficar em pé com ambas as muletas cerca de 10 cm para frente e lateral aos ombros

86. Dos andadores listados abaixo, qual é o menos estável?
   a. Andador dobrável
   b. Andador recíproco
   c. Andador com rolamentos
   d. Andador padrão não dobrável

87. O fisioterapeuta está fornecendo intervenção para um paciente com derrame recente. O treinamento de ambulação com uma nova órtese tornozelo-pé (AFO) irá começar hoje. Qual é o aspecto mais importante para o encaixe da AFO?
   a. O tornozelo deve ser flexionado a 90 graus
   b. A ponta da AFO deve estar 10 cm abaixo da junta do joelho
   c. Quaisquer queixas de dor ou desconforto devem ser tratadas
   d. A parte inferior da AFO deve parar nas cabeças metatarsianas

88. Um médico pede treino de deambulação para um menino de 16 anos de idade com fixação interna com redução aberta do fêmur esquerdo recente. O paciente não deve ter carga de peso sobre a perna afetada. Qual dos seguintes dispositivos de assistência é mais adequado para esse paciente?
   a. Muletas de antebraço
   b. Andar com rodas dianteiras
   c. Muletas axilares
   d. Bengala quádrupla

89. Suportes pós-operatórios de joelho estão associados com todas as seguintes complicações, EXCETO:
    a. Trombose venosa profunda
    b. Lesão no nervo peroneal
    c. Necrose avascular
    d. Edema no tornozelo

90. Qual dos seguintes é indicado para tratamento diretamente sobre um tumor?
    a. Ultrassom
    b. Diatermia
    c. Bolsa de gelo
    d. Bolsa quente

91. Qual modalidade NÃO deve ser usada para aumentar a extensibilidade do tecido antes de uma sessão de alongamento?
    a. Diatermia de ondas curtas
    b. Bolsas de gelo
    c. Bolsas quentes
    d. Ultrassom

92. Um paciente se apresenta para fisioterapia ambulatorial hoje para iniciar reabilitação em seguida a uma entorse de tornozelo de grau I. O tratamento hoje consiste em amplitude de movimentos (ADM) do tornozelo, exercícios de carga, exercícios de resistência do tornozelo, e crioterapia. Quando a crioterapia seria MAIS adequadamente utilizada para esse paciente?
    a. Antes que o tratamento comece
    b. Após os exercícios de carga
    c. Após os exercícios ADM
    d. Na conclusão do tratamento

93. Um fisioterapeuta deseja usar uma modalidade de calor superficial nos extensores lombares de um paciente antes do tratamento de hoje. Qual das seguintes modalidades NÃO seria adequada para uso na produção de calor superficial?
    a. Ultrassom
    b. Diatermia
    c. Estimulação elétrica
    d. Bolsas térmicas

94. Qual dos seguintes parâmetros de estimulação elétrica é adequado para redução de edema?
    a. Corrente pulsada polifásica com taxa de pulsação de 120 pulsos por segundo e o cátodo no local da inflamação
    b. Corrente pulsada monofásica com uma taxa de pulsação de 240 pulsos por segundo, e o ânodo no local da inflamação
    c. Corrente pulsada polifásica com taxa de pulsação de 240 pulsos por segundo e o cátodo no local da inflamação
    d. Corrente pulsada monofásica com taxa de pulsação de 120 pulsos por segundo e o cátodo no local da inflamação

95. Qual das seguintes é a modalidade primária para aliviar a dor em um local de fratura?
    a. Corrente elétrica pulsada monofásica
    b. Estimulação nervosa elétrica transcutânea
    c. Ultrassom
    d. Estimulação elétrica neuromuscular

96. Qual dos seguintes NÃO é um mecanismo proposto para a eficácia de ultrassom pulsado de baixa intensidade na cura de uma fratura não consolidada?
    a. Formação aumentada de vasos sanguíneos
    b. Síntese aumentada de matriz de cartilagem
    c. Vasoconstrição local
    d. Formação aumentada de cartilagem no calo da fratura

97. Qual das seguintes modalidades seria contraindicada em relação a uma artroplastia total de quadril recente?
    a. Ultrassom
    b. Unidade de estimulação nervosa elétrica transcutânea
    c. Bolsa de gelo
    d. Estimulação elétrica neuromuscular

98. Qual dos seguintes é adequado para uso após reparo cirúrgico do nervo ulnar?
    a. Bolsas térmica
    b. Aplicação de frio
    c. Ultrassom contínuo
    d. Diatermia

99. Estimulação nervosa transcutânea pode ajudar a controlar dor neuropática por qual dos seguintes mecanismos?
    a. Estimulando fibras sensoriais beta-A
    b. Estimulando crescimento nervoso
    c. Estimulando fibras C
    d. Estimulando fibras musculares

100. O fisioterapeuta decide usar aquecimento profundo em queixa secundária de dor na panturrilha de um paciente. O paciente tem diagnóstico de neuropatia diabética avançada. Das escolhas dadas, qual é o melhor agente de aquecimento profundo para uso nessa situação?
    a. Ultrassom pulsado
    b. Ultrassom contínuo
    c. Calor úmido
    d. Agentes de aquecimento são contraindicados

101. O fisioterapeuta decide usar bomba de compressão pneumática para extremidade inferior edematosa do paciente. Quanta pressão deveria exercer a bomba de compressão para esse paciente em particular?
    a. 15 mmHg
    b. 45 mmHg

c. 60 mmHg
d. 90 mmHg

102. Uma úlcera sacral estágio IV tem uma grande quantidade de tecido necrosado e uma quantidade mínima a moderada de exsudação nos curativos antigos. O paciente não tem febre, calafrios, ou outros sinais de infecção sistêmica. A modalidade adjunta mais adequada para facilitar a cura do corte nesse ponto seria qual das seguintes?
    a. Estimulação elétrica
    b. Ultravioleta C
    c. Fechamento assistido por vácuo
    d. Lavagem com sucção pulsada

103. Qual dos seguintes mecanismo NÃO é uma forma pela qual fechamento assistido a vácuo (VAC) facilita a cura de feridas?
    a. Reduzir a carga bacteriana
    b. Administrar com eficácia a exsudação e portanto evitar dano na pele ao redor da ferida posteriormente
    c. Aumentar a quantidade de granulação de tecido no leito da ferida
    d. Remover tecido necrosado

104. Qual das seguintes é uma afirmação falsa em relação à aplicação de calor superficial na área lombar do cliente?
    a. Irá diminuir o fluxo sanguíneo
    b. Irá aumentar o metabolismo
    c. Irá diminuir a dor
    d. Irá diminuir a rigidez

105. Diatermia de ondas curtas é um exemplo de que tipo de agente físico usado em fisioterapia?
    a. Calor superficial
    b. Aquecimento profundo
    c. Frio
    d. Estimulação elétrica

106. Que agente de aquecimento utiliza espigas de milho fatiadas finamente em uma substância tipo serragem?
    a. Tratamento com parafina
    b. Fluidoterapia
    c. Compressas quentes
    d. Diatermia de ondas curtas

107. Qual das seguintes NÃO é uma indicação clínica normal para o uso de estimulação elétrica em um cliente?
    a. Dor
    b. Inflamação
    c. Rigidez nas juntas
    d. Feridas

108. Os termos abaixo se referem a propriedades de água que tornam a hidroterapia valiosa para uma variedade de populações de pacientes. Combine os termos seguintes com a afirmação que melhor se relacione a cada termo.
    1. Viscosidade
    2. Flutuabilidade
    3. Densidade relativa
    4. Pressão hidrostática
    A. A propriedade pode auxiliar na prevenção de acúmulo de sangue nas extremidades inferiores de um paciente na piscina acima do nível da cintura.
    B. Essa propriedade torna mais difícil caminhar mais rápido na água.
    C. Uma pessoa com uma alta quantidade de gordura corporal pode flutuar mais facilmente do que uma pessoa esguia por causa dessa propriedade.
    D. Essa propriedade torna fácil mover uma parte do corpo até a superfície da água e mais difícil mover uma parte para longe da superfície.
    a. 1-B, 2-C, 3-D, 4-A
    b. 1-B, 2-D, 3-C, 4-A
    c. 1-C, 2-B, 3-A, 4-D
    d. 1-A, 2-C, 3-B, 4-D

109. Um fisioterapeuta começa a tratar um paciente usando iontoforese. O pedido indica que o objetivo do tratamento é tentar dissolver um depósito de cálcio na área do tendão de Aquiles. Ao preparar o paciente para o tratamento, o fisioterapeuta conecta o eletrodo medicado ao polo negativo. Qual das seguintes medicações o fisioterapeuta mais provavelmente está se preparando para administrar?
    a. Dexametasona
    b. Sulfato de magnésio
    c. Hidrocortisona
    d. Ácido acético

110. Um fisioterapeuta está realizando ultrassom sobre a paravertebral lombar de um paciente. Qual das seguintes condições iria fazer com que o fisioterapeuta usasse uma intensidade menor e dosagem mais curta de tratamento?
    a. Diabetes
    b. Hipertensão
    c. Hipertiroidismo
    d. Mal de Parkinson

111. Um fisioterapeuta é instruído a fornecer estimulação elétrica para uma paciente com uma úlcera de estase venosa na extremidade inferior direita. Qual é o tipo correto de estimulação elétrica para promover cura da ferida?
    a. Corrente pulsada bifásica
    b. Corrente direta
    c. Corrente interferencial
    d. Estimulação elétrica transcutânea

112. Qual das seguintes é uma contraindicação para ultrassom a 1,5 watts/cm² com um cabeçote de som de 1-MHz?
    a. Sobre um local de fratura recente
    b. Sobre um implante de metal não cimentado

c. Sobre um tendão reparado cirurgicamente recentemente
d. Sobre a barriga do músculo do quadríceps

113. O fisioterapeuta rotineiramente coloca gelo no tornozelo de um paciente com entorse aguda no tornozelo. Aplicação de gelo tem muitos benefícios terapêuticos. Qual das seguintes é a primeira resposta do corpo à aplicação de gelo?
    a. Vasoconstrição dos vasos locais
    b. Velocidade da condição nervosa diminuída
    c. Sensibilidade local diminuída
    d. Queixas de dor

114. Qual das seguintes teorias dá suporte ao uso de unidade de estimulação nervosa elétrica transcutânea para controle da dor no nível sensorial?
    a. Teoria do portão para o controle da dor
    b. Teoria da interação sensorial
    c. Teoria da soma central
    d. Teoria da integração sensorial

115. Qual dos seguintes tecidos absorve a menor quantidade de feixe de ondas de ultrassom a 1 MHz?
    a. Osso
    b. Pele
    c. Músculo
    d. Sangue

116. O fisioterapeuta decide utilizar estimulação elétrica para aumentar a força do quadríceps de um paciente. Qual dos seguintes é o melhor protocolo?
    a. Eletrodos colocados sobre o quadríceps superior/lateral e o vasto medial oblíquo – estimulação contínua por 15 segundos, e então descanso de 15 segundos
    b. Eletrodos sobre o nervo femoral no quadríceps proximal e no oblíquo medial vasto – estimulação por 50 segundos, então descanso por 10 segundos
    c. Eletrodos sobre o vasto medial oblíquo e quadríceps lateral – frequência de estimulação estabelecida entre 50 e 80 Hz, pps
    d. Eletrodos sobre o nervo femoral no quadríceps proximal e no vasto medial oblíquo – frequência de estimulação estabelecida entre 50 e 80 Hz, pps

117. Um fisioterapeuta deve considerar a utilização de uma forma de tratamento que não seja aplicação de calor úmido sobre a região lombar posterior em todos os seguintes pacientes, EXCETO;
    a. Paciente com histórico de hemofilia
    b. Paciente com histórico de câncer maligno sob o local da aplicação de calor
    c. Paciente com histórico de fenômeno de Raynaud
    d. Paciente com histórico incluindo muitos anos de terapia com esteroides

118. Um fisioterapeuta escolheu trabalhar com um paciente usando fluidoterapia em vez de cera de parafina. O paciente tem perda de amplitude de movimentos e também precisa diminuir a hipersensibilidade. Não há feridas abertas na mão a

ser tratada. Qual das seguintes NÃO seria uma vantagem de utilizar fluidoterapia *versus* cera de parafina no cenário acima?
a. O fisioterapeuta pode auxiliar a amplitude de movimentos manualmente enquanto a mão estiver na fluidoterapia e não pode enquanto estiver com a cera de parafina
b. A fluidoterapia pode ser utilizada para dar assistência da dessensibilização ajustando a intensidade do ar
c. A fluidoterapia pode ser fornecida ao mesmo tempo em que talas dinâmicas, e isso não pode ser feito com cera de parafina
d. Os dedos podem ser unidos, para auxiliar no ganho de flexão dos dedos, com fita enquanto na fluidoterapia, mas não com a cera de parafina

119. Um fisioteapeuta está tratando de um homem de 35 anos de idade que sofreu perda de controle motor na extremidade inferior direita devido à neuropatia periférica. O fisioterapeuta aplica eletrodos de biofeedback no quadríceps direito em um esforço para aumentar o controle e a força desse grupo muscular. O biofeedback pode ajudar a alcançar a meta em todas as maneiras seguintes, EXCETO:
a. Fornecer insumo visual para que o paciente saiba com que força ele está contraindo o quadríceps direito
b. Dar assistência ao paciente no recrutamento de mais unidades motoras no quadríceps direito
c. Fornecer uma medida do torque no quadríceps direito
d. Fornecer ao fisioterapeuta insumos sobre a capacidade e esforço do paciente para contrair o quadríceps direito

120. Um paciente [ilegível] dríceps esquerdo. Um eletrodo de um fio de chumbo, com 4 × 4 polegadas de tamanho, é colocado na porção proximal anterior do quadríceps esquerdo. Os dois outros eletrodos de um fio de chumbo têm cada um 2 × 2 polegadas de tamanho. Um dos eletrodos é colocado no lado medial inferior do quadríceps esquerdo e um no lado lateral inferior do quadríceps esquerdo. Esse é um exemplo de que configuração de eletrodos?
a. Monopolar
b. Bipolar
c. Tripolar
d. Quadripolar

121. Ao comparar o uso de tratamentos com bolsa de gelo e com bolsa térmica, qual das seguintes afirmações é FALSA?
a. Bolsas de gelo penetram mais profundamente do que bolsas térmicas
b. O fio aumenta a viscosidade do fluido, e o calor diminui a viscosidade do fluido
c. O frio diminui os espasmos diminuindo a sensibilidade a fusos musculares, e o calor diminui o espasmo diminuindo a velocidade de condução nervosa
d. O fio diminui a taxa de captação de oxigênio, e o calor aumenta a taxa de captação de oxigênio

122. Um paciente está sendo tratado com iontoforese, conduzindo dexametasona, para inflamação ao redor do epicôndilo lateral do cotovelo esquerdo. O fisioterapeuta é cuidadoso ao estabelecer os parâmetros e com a limpeza do local de aplicação do eletrodo para evitar uma possível bolha. Essa possibilidade não é tão forte com algumas outras formas de estimulação elétrica, mas devem ser tomadas precauções para garantir que o paciente não receba uma queimadura leve ou bolha durante a sessão de tratamento com iontoforese usando que forma de estimulação?
    a. Corrente alternada
    b. Corrente direta
    c. Corrente pulsada
    d. Estimulação nervosa elétrica transcutânea

123. Um médico solicitou um tipo específico de estimulação elétrica que usa uma frequência de 2500 Hz com uma frequência base de 50 Hz e com um ciclo de trabalho de 50% para atingir tetania consolidada. Que tipo de estimulação elétrica o médico solicitou?
    a. Iontoforese
    b. Estimulação nervosa elétrica transcutânea
    c. Configuração de fluxo intermitente
    d. Estimulação com corrente russa

124. Uma fisioterapeuta que está grávida tem estudado o uso de estimulação elétrica trabnscutânea durante o parto e nascimento para diminuir a percepção de dor. Qual das seguintes é a técnica mais eficiente nessa situação?
    a. Colocar os eletrodos sobre o abdome superior durante os primeiros estágios do trabalho de parto e sobre o abdome inferior durante os estágios posteriores
    b. Colocar os eletrodos sobre os paraespinais no nível da L5 e no nível da S1 durante todo o trabalho de parto e nascimento
    c. Colocar os eletrodos em padrão de V sobre a região pubiana durante o trabalho de parto e nascimento
    d. Colocar os eletrodos sobre os paraespinais nos níveis da L1 e S1 inicialmente durante o trabalho de parto, e sobre a região pubiana durante os estágios posteriores

125. Um paciente com dor crônica nas costas é encaminhado à fisioterapia para aplicação de uma unidade de estimulação nervosa elétrica transcutânea. Os parâmetros escolhidos pelo fisioterapeuta são estabelecidos para fornecer um estímulo nocivo descrito como um tipo de estímulo de acupuntura. Qual das seguintes listas de parâmetros produz esse tipo de estímulo?
    a. Baixa intensidade, duração de 60 μsegundos (microssegundos), e uma frequência de 50 Hz
    b. Alta intensidade, duração de 150 μsegundos, e uma frequência de 100 Hz
    c. Baixa intensidade, duração de 150 μsegundos, e uma frequência de 100 Hz
    d. Alta intensidade, duração de 150 μsegundos, e uma frequência de 2 Hz

126. O uso de estimulação elétrica funcional e pacientes com lesão de longa duração na medula espinhal NÃO melhora qual das seguintes?
    a. Capacidade aeróbica
    b. Força muscular
    c. Osteopenia
    d. Massa muscular

127. Um fisioterapeuta está usando uma bolsa de gelo para diminuir inflamação após uma sessão de exercícios terapêuticos. Qual das seguintes áreas precisa ser monitorada mais proximamente durante a aplicação da bolsa de gelo?
    a. Lateral do joelho
    b. Área lombar
    c. Área do quadríceps
    d. Junta acromioclavicular

128. Em qual das seguintes condições de paciente seria seguro aplicar tração espinhal para ajudar a descomprimir uma raiz de nervo espinhal?
    a. Artrite reumatoide aguda
    b. Doença degenerativa nas juntas
    c. Osteoporose
    d. Tumor espinhal

129. Qual das seguintes descreve melhor a posição do paciente ao administrar tração posicional?
    a. Pendurado de cabeça para baixo durante uma mesa de inversão (ou com botas de inversão)
    b. Pendurado pelas mãos (lado direito para cima) de uma barra de sobrecarga
    c. Deitado de lado com um travesseiro colocado sob um lado da coluna lombar
    d. Sentado com a cabeça em um halter que está preso a um sistema de tração sobre a porta

130. Você planeja administrar tração lombar conforme orientada pelo plano de cuidados em um paciente que tinha dor nas costas e afundamento na raiz do nervo. Você determina a partir do histórico fornecido na avaliação inicial que esse paciente não tem contraindicações para o uso de tração. Que outra informação você necessita obter desse paciente a fim de determinar a intensidade adequada para seu tratamento de tração?
    a. Idade
    b. Peso corporal
    c. Medicações tomadas atualmente
    d. Classificação da dor

131. Você administra tração cervical em uma paciente em seu consultório para ajudar a alongar os tecidos moles ao longo do aspecto posterior do pescoço dela. Ela responde bem ao tratamento inicial, então você arranja para que ela alugue uma unidade doméstica de tração cervical para continuar o tratamento em base diá-

ria. Em que posição você a instruiria para que ela colocasse a unidade de tração para produzir o melhor efeito?
   a. Em um ângulo para baixo que puxe o pescoço dela em uma leve extensão
   b. Em um ângulo para cima que flexione levemente o pescoço dela
   c. Em um ângulo para cima que flexione totalmente o pescoço dela
   d. Deitado sem nenhum ângulo (extensão ou flexão)

132. Quando o objetivo de um tratamento de tração lombar é causar distração das vértebras, a magnitude da força de tração deve se aproximar de qual porcentagem em relação ao peso corporal do paciente?
   a. 10
   b. 25
   c. 50
   d. 75

133. Um paciente com insuficiência venosa em suas extremidades inferiores é encaminhado para instrução sobre o uso de uma bomba de compressão pneumática em casa. Que pressão de inflação e tempo de tratamento você irá usar para iniciar esse tratamento de compressão?
   a. Pressão contínua igual à pressão sanguínea diastólica do paciente por 20 a 30 minutos
   b. Pressão contínua entre 30 e 50 mmHg por 20 a 30 minutos
   c. Pressão intermitente não maior do que 30 mmHg por 1 hora
   d. Pressão intermitente entre 40 e 80 mmHg por 2 horas

134. Qual das seguintes condições contraindicaria o uso de uma bomba de compressão pneumática intermitente?
   a. Falência cardíaca congestiva
   b. Linfedema
   c. Artroplastia de junta recente
   d. Úlceras de estase venosas

135. Se você estiver usando iontoforese para entregar dexametasona (-) em um tecido inflamado, quais dos seguintes seriam os parâmetros de tratamento mais adequados?
   a. (+) Eletrodo ativo; intensidade = 1,5 mA; tempo de tratamento = 30 minutos
   b. (-) Eletrodo ativo; intensidade = 2 mA; tempo de tratamento = 20 minutos
   c. (+) Eletrodo ativo; intensidade = 4 mA; tempo de tratamento = 10 minutos
   d. (-) Eletrodo ativo; intensidade = 8 mA; tempo de tratamento = 5 minutos

136. Se você quiser movimentar íons dentro do tecido, como na aplicação de iontoforese, que tipo de corrente elétrica você precisará utilizar?
   a. Bifásica contínua
   b. Monofásica contínua
   c. Bifásica pulsada
   d. Monofásica pulsada

137. Você está tratando um paciente que está se recuperando de uma entorse muscular, e você quer ajudar a aumentar o fluxo sanguíneo para aquele músculo assim como melhorar sua extensibilidade. Que agente térmico tem mais probabilidade de produzir esses efeitos em um tecido muscular?
    a. Bolsa térmica
    b. Radiação infravermelha
    c. Ultrassom pulsado
    d. Diatermia de ondas curtas

138. Você está tratando um atleta que teve uma entorse em seu músculo do tendão do jarrete. Qual das seguintes modalidades seria contraindicada se esse paciente tivesse um marca-passo cardíaco?
    a. Massagem com gelo
    b. Hidroterapia
    c. Diatermia de ondas curtas
    d. Ultrassom

139. Você é orientado pelo fisioterapeuta a usar estimulação nervosa elétrica transcutânea (TENS) no nível sensorial (isto é, convencional) para fornecer algum alívio para dor de incisão em seu paciente que recentemente foi submetido a cirurgia de joelho. O mecanismo fisiológico pelo qual acredita-se essa forma de TENS forneça alívio para a dor é conhecido como:
    a. Inibição autogênica
    b. Inibição descendente
    c. Inibição pré-sináptica
    d. Inibição recíproca

140. Ao aplicar crioterapia em um paciente, de que forma você pode esperar que isso afete a velocidade de condução nervosa sensorial e motora?
    a. Diminua
    b. Aumente
    c. Inicialmente aumente, então diminua
    d. Não há mudança

141. Você tem uma paciente com artrite reumatoide subaguda em suas mãos que também tem histórico de doença de Raynaud. Qual das seguintes modalidades seria contraindicada para essa paciente?
    a. Bolsa de gelo
    b. Fluidoterapia
    c. Banho de cera de parafina
    d. Luz ultravioleta

142. Você planeja administrar uma combinação de ultrassom e estimulação elétrica em um paciente que está experimentando espasmo muscular em seu trapézio superior e músculos posteriores do pescoço em seguida a uma lesão recente

com uma correia de chicote. Para realizar esse tipo de tratamento, que tipo de configuração de eletrodo você usaria?
a. Técnica bipolar usando uma bolsa dispersiva que é igual ao tamanho do cabeçote
b. Técnica monopolar usando uma bolsa dispersiva que é muito maior do que o cabeçote
c. Técnica monopolar usando uma almofada dispersiva que é muito menor do que o cabeçote
d. Técnica quadripolar usando dois cabeçotes e duas almofadas dispersivas de tamanhos iguais

143. Você está tratando um paciente de 12 anos de idade com doença de Osgood-Schlatter e quer aplicar uma modalidade de tratamento sobre sua tuberosidade tibial para ajudar a aliviar sua dor. Qual das seguintes modalidades você deveria provavelmente evitar usar em um paciente dessa idade?
a. Massagem com gelo
b. Iontoforese
c. Estimulação nervosa elétrica transcutânea
d. Ultrassom

144. Você tem uma paciente mais velha com problemas de equilíbrio que você acredita que se beneficiaria de caminhada em uma piscina terapêutica. No entanto, essa paciente também tem algum edema na extremidade inferior com insuficiência venosa. Que efeito a terapia na piscina teria sobre o edema dela?
a. A pressão hidráulica exercida pela água reduziria o edema
b. O efeito relaxante da água provavelmente tornaria mais lenta sua circulação e diminuiria o edema
c. O edema dela irá provavelmente piorar porque as piscinas terapêuticas são geralmente aquecidas a pelo menos 38° C
d. Não deve ter efeito sobre o edema dela porque caminhar na água não é um esforço tão vigoroso

145. Você está tratando de um paciente com capsulite adesiva da junta glenoumeral. Você decide administrar algum ultrassom a fim de aumentar a extensibilidade da cápsula das juntas do paciente antes de seus procedimentos de mobilização das juntas. Que parâmetros de ultrassom têm mais probabilidade de produzir os resultados desejados nesse tecido em particular?
a. 1 MHz de ultrasosm contínuo
b. 1 MHz de ultrassom pulsado
c. 3 MHz de ultrassom contínuo
d. 3 MHz de ultrassom pulsado

146. Quais das seguintes condições de paciente contraindicaria o uso da maioria das modalidades térmicas, mecânicas e elétricas?
a. Neuropatia diabética
b. Hipertensão
c. Câncer metastásico
d. Incontinência urinária

147. Qual dos seguintes pacientes NÃO seria um candidato adequado para treinamento de biofeedback com eletromiografia?
    a. Dores de cabeça individuais com tensão
    b. Adulto mais velho com demência de Alzheimer
    c. Paciente pós-derrame que precisa de treinamento de equilíbrio
    d. Paciente quadriplégico que teve transferência de tendão recente

148. Qual das seguintes mudanças psicológicas NÃO estaria associada com a aplicação de calor superficial?
    a. Fluido intersticial diminuído
    b. Percepção de dor diminuída
    c. Extensibilidade aumentada de colágeno do tecido
    d. Atividade metabólica aumentada

149. Qual das seguintes modalidades produz seus efeitos térmicos através de evaporação?
    a. Bolsa térmica
    b. Massagem com gelo
    c. Cera de parafina
    d. Spray frio

150. Se você aplicar uma bolsa de gelo ou massagem com gelo no músculo do bíceps de um paciente por 5 minutos antes de uma sessão de exercícios de resistência, que mudança você esperaria ver nesse músculo?
    a. Um aumento imediato na força isométrica
    b. Uma diminuição imediata no tônus muscular e reflexo do tendão
    c. Eliminação de qualquer dor muscular induzida por exercício
    d. Recrutamento mais rápido das fibras musculares do tipo II

151. Modalidades de calor são geralmente contraindicadas na presença de uma lesão infecciosa porque elas podem fazer qual dos seguintes?
    a. Aumentar a circulação, o que pode espalhar o organismo para outras partes do corpo
    b. Aumentar a taxa de mitose celular, o que pode fazer com que o organismo sofra mutação
    c. Mascarar a dor associada à lesão, o que pode causar dano posterior ao tecido
    d. Reduzir a eficácia do sistema imunológico do corpo

152. Na maioria dos casos, é considerado seguro aplicar ultrassom sobre ou próximo a qual dos seguintes?
    a. Implantes cimentados e plásticos
    b. Parafusos, placas e implantes de metal
    c. Um marca-passo
    d. Órgãos reprodutores

153. Você está administrando ultrassom em uma área localizada ao redor do tendão patelar de uma paciente quando ela começa a se queixar de dor intensa em seu tuberosidade tibial. Qual é a causa mais provável dessa resposta?
   a. Você colocou a intensidade do ultrassom muito baixa
   b. Há uma atenuação muito baixa de ultrassom no tecido ósseo
   c. Você está usando uma unidade de ultrassom com uma taxa de não uniformidade de alto feixe de ondas e/ou estão se movendo muito lentamente
   d. O cristal no cabeçote foi danificado

154. Você planeja um tratamento de diatermia de ondas curtas em uma paciente de 42 anos de idade que tem dor na parte inferior das costas. Qual das seguintes perguntas NÃO seria necessária ou adequada de se fazer a essa paciente antes de iniciar seu tratamento?
   a. Você está no período menstrual?
   b. Você acha possível estar grávida?
   c. Você sabe se você pode estar com uma infecção urinária ou um tumor pélvico?
   d. Você toma pílulas anticoncepcionais?

155. Por que a pele de um paciente deve estar limpa e desbridada antes de aplicar eletrodos?
   a. Para evitar contaminar seus eletrodos
   b. Para determinar se a sensibilidade do paciente está intacta
   c. Para ajudar a diminuir a resistência da pele
   d. Para reduzir a densidade da corrente na interface eletrodo-tecido

156. Para qual das seguintes condições do paciente a eletroterapia seria uma modalidade de tratamento inadequada?
   a. Uma ferida infectada
   b. Histórico anterior de convulsões
   c. Espasticidade muscular
   d. Incontinência urinária

157. Uma forma de onda sinusoidal de alta frequência (isto é, bifásica) que é geralmente entregue em explosões de cerca de 50 por segundo e usadas para reforço muscular é geralmente mencionada como?
   a. Estimulação galvânica de alta voltagem
   b. Corrente interferencial
   c. Microcorrente
   d. Corrente russa

158. Por que a maioria dos protocolos de estimulação elétrica neuromuscular recomenda configurações de frequência entre 30 e 50 pulsos por segundo?
   a. Frequências mais baixas do que essa amplitude não podem produzir contração muscular
   b. Frequências mais altas estimulam os nociceptores e deixam o paciente desconfortável
   c. Produz uma contração muscular tetânica lisa sem fadiga excessiva
   d. A maioria dos estimuladores musculares não podem produzir frequências acima ou abaixo dessa amplitude

159. Em qual das seguintes situações seria adequado usar uma baixa frequência (isto é, 1-5 Hz0 para estimular um músculo?
   a. Quando o músculo é somente parcialmente inervado e muito fraco
   b. Quando estimulando os músculos intrínsecos das mãos ou dos pés
   c. Quando você está tentando relaxar um músculo que está com espasmo
   d. Quando você está tentando alugar uma contratura de junta

160. Ao usar estimulação elétrica neuromuscular, quando você usaria um tempo de ascensão longa/rampa (isto é, 2-3 segundos)?
   a. Quando estimulando um músculo completamente desnervado
   b. Quando estimulando um músculo hipotônico (isto é, flácido)
   c. Quando estimulando um músculo hipertônico (isto é, espástico)
   d. Quando estimulando o antagonista de um músculo hipertônico (isto é, espástico)

161. Qual músculo estimularia se você estivesse usando estimulação elétrica neuromuscular para ajudar a corrigir uma junta glenoumeral subluxada em um paciente que teve um derrame?
   a. Deltoide anterior e posterior
   b. Romboide e serratus anterior
   c. Supraespinal e grande dorsal/redondo maior
   d. Supraespinal e deltoide posterior

162. Se você está usando estimulação elétrica para limitar formação de edema em uma junta agudamente lesionada, a amplitude deve ser ajustada para produzir o que?
   a. Contração muscular leve (batida leve)
   b. Contração muscular forte (batendo)
   c. Resposta sensorial somente
   d. Resposta subsensorial

163. Por que uma corrente modulada é recomendada quando usando estimulação nervosa elétrica transcutânea (TENS) para controle da dor?
   a. Fornece efeitos combinados de TENS de nível sensorial e motor
   b. Ajuda a evitar adaptação/habituação sensorial
   c. Reduz o efeito placebo da TENS
   d. Ativa se forma seletiva fibras beta A

164. Os nervos não conseguem atingir um estado contínuo de excitação por causa de que período?
   a. Limiar
   b. Período de despolarização
   c. Período de repolarização
   d. Período refratário

165. Ao utilizar a estimulação elétrica, qual é a amplitude de frequência de pulsação para tetania?
   a. 25 a 50 pps
   b. 0 a 10 pps

c. 10 a 20 pps
d. 75 a 100 pps

166. Qual é o ciclo de trabalho para um programa de estimulação elétrica com 6 segundos ligada e 18 segundos desligada?
   a. 25%
   b. 15%
   c. 33%
   d. 50%

167. Ao estimulares os extensores do punho, qual é o melhor tipo de corrente e configuração de eletrodo?
   a. Bifásico simétrico e monopolar
   b. Bifásico simétrico e bipolar
   c. Bifásico assimétrico e monopolar
   d. Bifásico assimétrico e bipolar

168. Uma mulher de 29 anos de idade fraturou a parte média da tíbia direita em um acidente de esqui três meses atrás. Após remoção do gesso, foi observada uma queda grave do pé. A paciente deseja tentar substituição ortótica por estimulação elétrica. Você estabeleceria a estimulação elétrica para contrair os músculos adequados durante que fase?
   a. Colocar a ponta do pé no chão
   b. Empurrar
   c. Planta do pé no chão
   d. Fase de balanço

169. Você está aplicando corrente pulsada ao quadríceps para melhorar o rastreamento patelar durante a extensão do joelho. Seu paciente se queixa de que a corrente é desconfortável. Para tornar a corrente mais tolerável para o paciente, e ainda manter um efeito terapêutico bom, você deve considerar ajustar qual dos seguintes?
   a. Intensidade da corrente
   b. Taxa de pulsação
   c. Duração de pulsação
   d. Polaridade da corrente

170. Exposição a qual dos seguintes fluidos corporais apresenta o risco mais alto para transmissão de HIV?
   a. Lágrimas
   b. Suor
   c. Saliva
   d. Sêmen

171. Gripe é comumente disseminada por que modo de transmissão?
   a. Transmissão de contato
   b. Transmissão por vias aéreas
   c. Transmissão por partículas
   d. Transmissão por veículo

172. De acordo com os Centers for Disease Control e Prevention, quando é *essencial* lavar as mãos com sabão e água?
    a. Antes de colocar luvas de látex
    b. Após remover as luvas de látex
    c. Após as mãos estarem visivelmente sujas com fluidos corporais
    d. Após contato de rotina com um paciente

173. Um fisioterapeuta contraiu vírus varicela-zóster (herpes-zóster). Quando o fisioterapeuta deve ter permissão para retornar ao contato com pacientes?
    a. Após a febre ter diminuído
    b. Em 14 dias
    c. Após todas as lesões estarem secas e com crostas
    d. Após todas as lesões terem curado completamente

174. Qual das seguintes é uma contraindicação absoluta para técnicas de limpeza das vias aéreas?
    a. Feridas abertas no peito
    b. Edema pulmonar
    c. Hipotensão
    d. Efusão pleural grande

175. Qual dos seguintes descreve o modo de transmissão da tuberculose?
    a. Troca de fluidos corporais
    b. Contato pele a pele
    c. Inalação de particulares aéreas afetadas
    d. Através de material fecal

176. Qual das seguintes complicações após uma fratura é considerada uma emergência médica?
    a. Embolia gordurosa
    b. Refratura
    c. Consolidação retardada
    d. Consolidação viciosa

177. O fisioterapeuta está iniciando tratamento para um cliente com lesão cerebral traumática na unidade de tratamento intensivo. O paciente tem um tubo torácico secundário a hemotórax. Qual das afirmações seguintes é a correta em relação á administração de tubo torácico durante o tratamento?
    a. O tubo de drenagem deve ser mantido abaixo do nível do peito todo o tempo
    b. O tubo de drenagem deve ser mantido no nível do peito todo o tempo
    c. O tubo de drenagem deve ser mantido acima do nível do peito todo o tempo
    d. Pacientes com tuno torácico não devem receber intervenção do fisioterapeuta

178. Qual é a disfunção hemodinâmica primária em disreflexia autonômica?
    a. Hipotensão e vasodilatação
    b. Hipertensão e vasoconstrução
    c. Hipotensão e vasoconstrição
    d. Hipertensão e vasodilatação

179. Qual das seguintes intervenções deve ser evitada se um paciente tem teste de artéria vertebral positivo?
    a. Tração cervical
    b. Gama de movimentos da extremidade superior
    c. Reforço da extremidade superior
    d. Exercícios de estabilização lombar

180. Um paciente que sustentou uma fratura de úmero três semanas atrás pode participar de todos os exercícios seguintes para aptidão cardiovascular, EXCETO qual?
    a. Elíptica
    b. Bicicleta ergométrica
    c. Caminhada na esteira
    d. Ergômetro para parte superior do corpo

181. Qual é o risco primário à saúde para um paciente em seguida a uma artoplastia de joelho total?
    a. Falta de amplitude de movimento
    b. Falta de força
    c. Dor
    d. Formação de trombose venosa profunda

182. Um paciente que foi submetido à artoplastia total de juntas do quadril se queixa de inchaço aumentado na perna, dor na panturrilha, e falta de fôlego. Você suspeita de qual dos seguintes?
    a. Pneumonia
    b. Afrouxamento da prótese
    c. Trombose venosa profunda
    d. Capacidade aeróbica diminuída e dor pós-operatória

183. Um paciente se apresenta na fisioterapia ambulatorial após uma cirurgia de reparo no ligamento lateral do tornozelo. Qual das seguintes NÃO é um aviso para contatar o médico para uma avaliação médica posterior?
    a. Sensação na pele diminuída sobre a área do edema após a cirurgia
    b. Drenagem amarelada da ferida do paciente
    c. Temperatura corporal de 39° C
    d. Edema significativo e vermelhidão na área da panturrilha

184. Um paciente diagnosticado com esclerose múltipla está iniciando exercícios aquáticos. O fisioterapeuta diminui a temperatura da piscina para 29° C. Por que o fisioterapeuta diminuiu a temperatura da piscina para esse paciente?
    a. Temperaturas mais frias na piscina estimulam aumentos na força
    b. É mais fácil se exercitar na água quando está mais fria
    c. Pacientes com esclerose múltipla terão reações adversas a temperaturas mais altas
    d. A água tem mais flutuabilidade em temperaturas mais frias

185. Em relação a qual dos seguintes pacientes o fisioterapeuta está mais preocupado com contusões e fraturas dos ossos longos das extremidades?
    a. Pacientes com doença de Parkinson
    b. Pacientes com doença de Huntington
    c. Pacientes com esclerose lateral amiotrófica
    d. Pacientes com esclerose múltipla

186. Qual dos seguintes testes é contraindicado caso acredita-se que o paciente possa ter a coluna cervical instável?
    a. Teste de reflexo oculovestibular
    b. Teste de reflexo oculocefálilco
    c. Teste de reflexo pupilar
    d. Teste de reflexo córneo

187. O médico solicitou que o fisioterapeuta faça leituras de temperatura antes da sessão de exercícios de um paciente. Esse paciente em particular tem tuberculose. Que tipo de termômetro deve ser usado para avaliar a temperatura desse paciente?
    a. Termômetro eletrônico
    b. Termômetro descartável
    c. Termômetro timpânico
    d. Termômetro de mercúrio em vidro

188. Em qual das seguintes circunstâncias você finalizaria uma sessão de exercícios com um paciente com falência cardíaca?
    a. Classificação de índice de dispneia de 3/4
    b. Classificação na Escala de Borg de Percepção de Esforço de 12
    c. Classificação de escala de angina de 1
    d. Aumento de taxa cardíaca de 15 batidas/minuto em relação à taxa cardíaca de descanso

189. Qual dos seguintes grupos de pessoas tem mais probabilidade de se apresentar com dores de cabeça, no pescoço, e lesões faciais após um episodio de violência doméstica?
    a. Crianças
    b. Parceiro íntimo das vítimas de violência
    c. Idosos vítimas de abuso
    d. Alcoólatras vítimas de abuso

190. Qual das seguintes doenças relacionadas ao calor é uma emergência médica?
    a. Sincope cardíaca
    b. Cólicas por causa do calor
    c. Derrame por causa do calor
    d. Exaustão por causa do calor

191. Um fisioterapeuta está fornecendo intervenção para um cliente na unidade de tratamento intensivo de um hospital. O paciente foi recentemente submetido à excisão cirúrgica de neoplasma cerebral. O fisioterapeuta observa uma pressão

intracraniana de 20 mmHg. O que o fisioterapeuta deveria fazer em relação a essa informação?
a. Aumentar nível de intervenção
b. Diminuir nível de intervenção
c. Continuar com o mesmo nível de intervenção
d. Contatar a enfermeira ou o médico

192. Qual das seguintes é considerada uma emergência médica?
a. Convulsões tonico-clônicas
b. Status epilético
c. Convulsões mioclônicas
d. Convulsões atônicas

193. Qual das afirmações seguintes é FALSA em relação à epilepsia?
a. Você deve conter alguém durante uma convulsão.
b. É impossível engolir sua língua durante uma convulsão.
c. Estado epilético pode causar morte.
d. Pessoas com epilepsia têm empregos com alto grau de responsabilidade.

194. Qual das seguintes condições é uma emergência médica?
a. Hiperplasia prostática benigna
b. Orquite
c. Epididimite
d. Torção testicular

195. Quando a intervenção da fisioterapia deve começar e os drenos serem removidos do local cirúrgico após mastectomia?
a. 2 horas pós-operatoriamente
b. 1 dia pós-operatoriamente
c. 3 dias pós-operatoriamente
d. 5 dias pós-operatoriamente

196. Uma paciente com diabetes tipo I se apresenta no ambulatório da clínica de fisioterapia. O cliente informa ao fisioterapeuta que ela não comeu o dia todo e está sentindo tonturas. Com o glicosímetro manual, descobre-se que o nível de glicose no sangue é de 54 mg/dL. O que o fisioterapeuta deveria fazer primeiro?
a. Contatar o fisioterapeuta supervisor
b. Chamar a emergência
c. Contatar o médico que encaminhou
d. Administrar suco de frutas na paciente

197. Um paciente iniciando o uso de medicações anti-hipertensivas deve ser observado ao levantar ou sair de uma piscina aquecida a fim de evitar um episódio de qual dos seguintes? -
a. Bradicardia
b. Hipotensão ortostática
c. Disritmia
d. Fraqueza musculoesqueletal

198. Qual é a medida mais importante para evitar a disseminação de doenças infecciosas?
   a. Lavar as mãos
   b. Cozimento adequado
   c. Preparação de conservas
   d. Pasteurização

199. Uma paciente de 30 anos de idade se apresenta com dor na panturrilha direita e pode ter trombose venosa profunda (TVP). Qual seria o curso inicial de ação MAIS adequado?
   a. Prescrever descanso e inatividade até que os sintomas diminuam
   b. Tratar com protocolos RICE até que os sintomas diminuam
   c. Tratar com massagem, desnudamento muscular, e procedimentos de alongamento
   d. Encaminhar para avaliação médica

200. O passo mais importante a ser tomado no envolvimento em uma emergência é qual dos seguintes?
   a. Deixar o paciente saber que você chegou
   b. Avaliar a cena e o ambiente
   c. Certificar-se de que há luvas suficientes
   d. Cuidar imediatamente do paciente

201. Qual o MELHOR método para controlar hemorragia e que deve ser tentado primeiro?
   a. Elevação
   b. Pressão direta
   c. Curativo do trauma
   d. Torniquete

202. Ao cuidar de uma extremidade fraturada, deslocada, ou com entorse, quando é importante verificar o pulso, sensações, e funções motoras?
   a. Após a tala ter sido removida no hospital
   b. Antes de aplicar uma tala
   c. Antes e após aplicar uma tala
   d. Durante o exame físico detalhado do paciente, geralmente a caminho do hospital

203. Um paciente em uma instalação ambulatorial experimenta o início de uma convulsão grande mal. Qual dos seguintes é o curso de ação mais adequado para o fisioterapeuta?
   a. Ajudar o paciente a deitar, mover a mobília que estiver próxima, afrouxar roupas apertadas, e sustentar a boca do paciente aberta
   b. Ajudar o paciente a deitar, mover a mobília que estiver próxima e afrouxar roupas apertadas
   c. Ajudar o paciente a sentar, mover a mobília que estiver próxima e afrouxar roupas apertadas
   d. Ajudar o paciente a sentar, mover a mobília que estiver próxima, afrouxar roupas apertadas e sustentar a boca do paciente aberta

204. Um fisioterapeuta está instalando uma unidade de hidromassagem no quarto de um paciente gravemente imobilizado. Qual a tarefa mais importante do fisioterapeuta antes que o paciente seja colocado na hidromassagem?
   a. Verificar se há um interruptor com circuito de falha de aterramento
   b. Verificar para certificar-se de que a temperatura da água esteja abaixo de 43° C.
   c. Certificar-se de que o agitador da hidromassagem está submerso na água
   d. Obter a assistência adequada para realizar uma transferência

205. Um homem de 37 anos cai e bate a área da têmpora esquerda no canto de uma mesa. Ele começa a sangrar profusamente, mas permanece consciente e alerta. Tentativas de estancar o fluxo de sangue com pressão direta na área da lesão não têm sucesso. Das seguintes, qual é uma área adicional na qual a pressão deve ser aplicada para estancar o sangramento?
   a. Osso parietal esquerdo 2,5 cm posterior à orelha
   b. Osso temporal direito exatamente anterior à orelha
   c. Arco zigomático do osso frontal
   d. Arco zigomático superior ao processo mastoide

206. Um fisioterapeuta é agendado para fornecer intervenção para o ombro de um paciente com hepatite B. O fisioterapeuta não observa feridas abertas ou abrasões e também observa que o paciente tem boa higiene. O fisioterapeuta solicitou amplitude de movimentos passivos para o ombro direito, por causa da capsulite adesiva. Qual das seguintes precauções é absolutamente necessária para evitar que o fisioterapeuta seja infectado?
   a. O fisioterapeuta deve usar um avental
   b. O fisioterapeuta deve usar uma máscara
   c. O fisioterapeuta deve usar luvas
   d. Não há necessidade de qualquer equipamento de proteção pessoal

207. Uma atividade contraindicada para uma criança com osteogênese imperfeita seria qual das seguintes?
   a. Movimento espontâneo de extremidade ativa
   b. Manobra erguido-sentado
   c. Atividade pronada em prancha
   d. Pesos leves presos próximos às articulações

208. A melhor recomendação para treinamento de força em crianças na pré-adolescência é qual das seguintes?
   a. Nenhum treinamento de força é recomendado
   b. Programas de treinamento de força devem ser os mesmos que para adolescentes
   c. Treinamento de força deve ser somente para as extremidades inferiores
   d. Treinamento de força deve ser supervisionado proximamente, ensinado corretamente, e envolver tarefas de baixa carga/altamente repetitivas

209. Você está trabalhando com uma criança de dois anos de idade que tem um tumor na fossa posterior. Ela demonstra torcicolo significativo do lado direito. Qual intervenção é mais provavelmente contraindicada?
   a. Amplitude de movimentos ativos facilitada
   b. Deslizamento delicado anteroposterior na região cervical superior
   c. Programa de posicionamento doméstico
   d. Reforço do trapézio superior

210. Um fisioterapeuta determinou que alongamento dos ísquiotibiais deve ser incorporado na intervenção de uma mulher de 75 anos de idade que se queixa de dor lombar. Qual das condições abaixo é contraindicação para alongamento do grupo de músculos do tendão do jarrete pelo estagiário?
   a. Dor durando de duas a três horas após a terapia
   b. Hemofilia
   c. Idade da paciente
   d. Queixas mínimas de dor na área lombar

211. Um fisioterapeuta está a ponto de começar uma intervenção para um paciente com artoplastia total de quadril recente usando uma abordagem anterior. Qual dos seguintes é um movimento contraindicado do quadril durante a reabilitação inicial?
   a. Flexão do quadril acima de 90 graus
   b. Hiperextensão do quadril
   c. Adução de quadril além do ponto neutro
   d. Rotação interna do quadril

212. Qual das seguintes é a colocação adequada de uma bolsa de cateter?
   a. No colo do paciente enquanto estiver em uma cadeira de rodas
   b. Sobre o estômago do paciente enquanto estiver na posição supina em um leito de hospital
   c. Enganchada no bolso do fisioterapeuta durante a deambulação
   d. Abaixo da cintura do paciente

213. Um fisioterapeuta decide usar tração cervical para um paciente com queixas de dor cervical. O fisioterapeuta é consultado para intervenção. Qual das seguintes condições é uma contraindicação para tração cervical?
   a. Hipertiroidismo
   b. Hipertensão
   c. Diabetes
   d. Síndrome de Down

214. Qual das seguintes posições deve ser evitada em pacientes pós-parto?
   a. Deitar sobre o lado esquerdo
   b. Deitar sobre o lado direito
   c. Supino com um travesseiro sob os joelhos
   d. Pronada com o joelho puxado para o peito

215. Que movimentos NÃO devem ser alongados no início da reabilitação após um reparo aberto do manguito rotador?
    a. Abdução horizontal, extensão, e rotação interna
    b. Adução horizontal, extensão, e rotação interna
    c. Abdução horizontal, flexão, e rotação interna
    d. Abdução horizontal, extensão, e rotação externa

216. Qual das seguintes questões relacionadas a sinais vitais deveria causar preocupação?
    a. Pressão sanguínea sistólica cai durante os exercícios
    b. A taxa do pulso aumenta em 15 batidas/minuto com atividade e é recuperada em 2 minutos
    c. O paciente relatou que a atividade foi classificada como 13 na Escala de Borg de Percepção de Esforço
    d. A criança de seis anos de idade tem uma taxa de pulso em descanso de 90 batidas/minuto

217. Trombose venosa profunda (TVP) pode ser descrita como qual dos seguintes?
    a. Pode se romper e causar embolia pulmonar
    b. Geralmente ocorre em pessoas que tem elevada mobilidade
    c. É geralmente evitada por administração diária de trombolítico
    d. É um coágulo que se desenvolve em uma veia superficial

218. Fisioterapeutas devem ser imunizados contra muitas doenças. Qual das seguintes doenças requer injeção de imunização todo ano?
    a. Hepatite B
    b. Gripe
    c. Sarampo
    d. Tétano

219. Uma paciente relata ao fisioterapeuta que ela sente dor à noite que faz com que ela acorde. O que o fisioterapeuta deve fazer com essa informação?
    a. Aumentar a intensidade da reabilitação atual
    b. Diminuir a intensidade da reabilitação atual
    c. Continuar na intensidade atual de reabilitação e monitorar o paciente proximamente
    d. Contatar o médico que encaminhou ou o fisioterapeuta supervisor

220. Fisiatras são descritos como qual dos seguintes?
    a. Fisioterapeutas que se especializam em pacientes com lesão na medula espinhal
    b. Fisioterapeutas que se especializam em pacientes com lesão na medula espinhal
    c. Médicos que se especializam em medicina física e reabilitação
    d. Fisioterapeutas especialmente treinados que administram unidades de reabilitação em um hospital

221. Que parte da administração do paciente pelo fisioterapeuta inclui intervenções e metas para o paciente?
    a. Exame
    b. Avaliação
    c. Diagnóstico
    d. Prognóstico

222. Fisioterapeutas fornecem que parte da administração do paciente?
    a. Intervenções
    b. Exame
    c. Prognóstico
    d. Diagnóstico

223. Um paciente com diagnóstico de pneumonia está recebendo reabilitação em regime de internamento. Antes da intervenção de hoje, a enfermeira informa ao fisioterapeuta que a temperatura oral mais recente foi 38,6° C. Qual é a medida adequada a ser realizada pelo fisioterapeuta?
    a. Contatar o médico
    b. Proceder com a intervenção como planejado
    c. Cancelar a intervenção
    d. Contatar o fisioterapeuta supervisor

224. Qual o nome do documento produzido pela American Physical Therapy Association que descreve a abordagem do fisioterapeuta no cuidado com o paciente?
    a. *Guide to Physical Therapist Practice* (Guia para a Prática do Fisioterapeuta)
    b. *Model Definition of Physical Therapy for State Practice Acts* (Definição de Modelos de Fisioterapia para Leis de Prática Estaduais)
    c. *Physical Therapist Scope of Practice* (Escopo da Prática do Fisioterapeuta)
    d. *Guide to State Practice Acts* (Guia das Leis de Prática Estaduais)

225. Qual parte do modelo de tratamento fisioterapêutico do paciente inclui estabelecer um diagnóstico e um prognóstico que inclua um plano de cuidados?
    a. Exame
    b. Avaliação
    c. Intervenção
    d. Pesquisa

226. Para que o programa de educação de um fisioterapeuta seja credenciado, que tipo de graduação o aluno deve fazer?
    a. Bacharelado
    b. *Associate of Applied Science* (Associado de Ciências Aplicadas)
    c. Pós-bacharelado
    d. Doutorado

227. Qual das seguintes é a razão mais adequada para reavaliação periódica de um cliente recebendo um programa estruturado de fisioterapia?
    a. Garantir a eficácia do programa
    b. Manter um relacionamento faturável com o cliente

c. Fornecer atualizações para o médico
d. Fornecer atualizações para o plano de saúde

228. Qual das seguintes é uma avaliação abrangente que seria realizada por um fisioterapeuta antes de iniciar o cliente em um programa de trabalho de reforço ou trabalho de condicionamento?
    a. Avaliação de treinamento de trabalho
    b. Avaliação de treinamento funcional
    c. Avaliação do trabalho de condicionamento
    d. Avaliação de capacidade funcional

229. Em que parte do modelo de administração de cliente um fisioterapia obtém um histórico médico recente?
    a. Exame
    b. Avaliação
    c. Diagnóstico
    d. Prognóstico

230. Qual é geralmente o componente final do exame realizado por um fisioterapeuta?
    a. Histórico
    b. Revisão dos sistemas
    c. Testes e mensurações
    d. Prognóstico

231. Em que ponto no modelo de administração do cliente um fisioterapeuta deve desenvolver um plano de cuidados?
    a. Exames
    b. Avaliação
    c. Diagnóstico
    d. Prognóstico

232. Qual das seguintes NÃO é parte do plano de cuidados no modelo de administração do cliente?
    a. Metas de curto prazo e de longo prazo
    b. Informações para o plano de saúde
    c. Resultados
    d. Intervenções

233. Qual parte das tradicionais observações SOAP inclui o histórico do cliente?
    a. Subjetiva
    b. Objetiva
    c. Avaliação
    d. Plano

234. Qual parte das tradicionais observações SOAP incluiria julgamento clínico com base nas observações feitas pelo fisioterapeuta durante a sessão de tratamento?
    a. Subjetiva
    b. Objetiva

c. Avaliação
d. Plano

235. Em que ponto na reabilitação de um cliente um fisioterapeuta se tornaria substancialmente envolvido nos cuidados com o cliente?
    a. Exame
    b. Avaliação
    c. Diagnóstico
    d. Intervenção processual*

236. O que um fisioterapeuta deveria fazer se houver dúvidas sobre os planos de cuidado com um paciente após revisar o exame e avaliação iniciais de um cliente em particular?
    a. Proceder com as intervenções cuidadosamente
    b. Contatar o médico que encaminhou o paciente
    c. Contatar o fisioterapeuta supervisor
    d. Recusar o tratamento para a seção de hoje do paciente

237. Que documento controla o relacionamento diário do fisioterapeuta e do estagiário?†
    a. *Balanced Budget Act* (Lei de Orçamento Equilibrado) de 1997
    b. Legislação Medicare e Medicaid de 1965
    c. A declaração de posição de um estagiário na comunicação entre fisioterapeuta e estagiário
    d. Leis de prática estaduais

238. Qual dos seguintes está fora do escopo de cuidados de um fisioterapeuta?
    a. Realizar teste de musculatura manuais
    b. Desenvolver um plano de cuidados
    c. Realizar hidroterapia
    d. Realizar mensurações de amplitude de movimentos com um goniômetro

239. Inspeção da documentação para serviços prestados a cada cliente em cada sessão de fisioterapia é responsabilidade de qual médico?†
    a. O fisioterapeuta
    b. O médico que encaminhou
    c. O fisioterapeuta em contato com o cliente
    d. A coordenação clínica da instalação de reabilitação

240. De acordo com documento da American Physical Therapy Association, "Orientação e Supervisão do Fisioterapeuta", quando deve ocorrer uma visita de supervisão pelo fisioterapeuta?**
    a. Em resposta a uma mudança no status médico do cliente
    b. Após uma solicitação do médico que encaminhou

---
†Referem-se à realidade dos Estados Unidos da América.
*A RT desconhece este termo na fisioterapia.
**Referem-se à legislação dos Estados Unidos da América.

c. Uma vez a cada duas semanas
d. Em uma a cada três visitas do fisioterapeuta

241. Qual dos seguintes NÃO é geralmente incluído na visita de supervisão?*
    a. Um re-exame do cliente no local
    b. Revisão no local do plano de cuidados com revisão adequada ou finalização
    c. Avaliação da necessidade e recomendação para uso de recursos externos
    d. Comunicação escrita pelo médico que encaminhou notificando que é necessária visita de supervisão

242. De acordo com a American Physical Therapy Association, em que nível da supervisão do fisioterapeuta em relação ao estagiário é adequado se comunicar por telefone?*
    a. Supervisão geral
    b. Supervisão direta
    c. Supervisão pessoal direta
    d. Supervisão no local direta

243. Qual é o requisito de supervisão do Medicare para um fisioterapeuta assistente atualmente trabalhando em uma agência de *Home Care*?
    a. Supervisão no local direta
    b. Supervisão pessoal direta
    c. Supervisão direta
    d. Supervisão geral

244. De acordo com a American Physical Therapy Association, qual das seguintes tarefas deve ser realizada por um fisioterapeuta, NÃO por um estagiário?*
    a. Realizar ultrassom na espinha lombar de um paciente
    b. Transportar um paciente para as áreas de tratamento
    c. Auxiliar o paciente a entrar e sair de um equipamento
    d. Limpar equipamentos

245. Que duas intervenções específicas de fisioterapia estão além do escopo do treinamento de um fisioterapeuta de acordo com a American Physical Therapy Association (APTA)?*
    a. Desbridamento aliado seletivo e hidroterapia
    b. Mobilizações e hidroterapia nas juntas espinhais
    c. Desbridamento aliado seletivo e mobilizações espinhais
    d. Hidroterapia e estimulação elétrica

246. Qual é o período comum para um curso elaborado para manter a licença de um fisioterapeuta?*
    a. Curso de licenciamento continuado
    b. Curso após o horário de trabalho
    c. Unidades de educação continuada
    d. Créditos de educação continuada

---

*Referem-se à legislação dos Estados Unidos da América.

247. Qual dos seguintes componentes da American Physical Therapy Association (APTA) é considerado ser de nível nacional?*
    a. Associação
    b. Distritos
    c. Comitês
    d. Seções

248. Para se tornar um membro da American Physical Therapy Association (APTA) que documento um fisioterapeuta deve assinar e se comprometer a agir em conformidade com ele durante toda sua carreira?*
    a. Código de Ética
    b. Declaração de Missão da APTA
    c. Padrão de Conduta Ética para a American Physical Therapy Association
    d. APTA Vision Statement for Physical Therapy (Declaração de Visão da APTA para Fisioterapia) 2020

249. Que organização é responsável por desenvolver, manter, e administrar o exame de licenciamento nacional para fisioterapeutas e estagiários?*
    a. American Academy of Physical Therapy (Academia Americana de Fisioterapia)
    b. Federation of State Boards of Physical Therapy (Federação das Juntas Estaduais de Fisioterapia)
    c. American Physical Therapy Association
    d. Foundation for Physical Therapy (Fundação para Fisioterapia)

250. Que estatuto federal requer que todos os fornecedores de planos de saúde que transmitem informações eletronicamente aos pacientes ajam de acordo com as diretrizes federais em relação ao tipo de informação que eles divulgam para proteger a confidencialidade do paciente?*
    a. Americans with Disabilities Act (Lei dos Americanos com Deficiências)
    b. Health Insurance Portability and Accountability Act (Lei de Portabilidade e Responsabilidade dos Planos de Saúde)
    c. Social Security Amendments (Emendas ao Seguro Social) de 1965
    d. Individuals with Disabilities Education Act (Lei de Educação dos Indivíduos com Deficiência)

251. Qual é o estatuto mais importante com relação à fisioterapia em cada estado?*
    a. Physical Therapy Practice Act
    b. Americans with Disabilities Act
    c. Physical Therapy Act (*Lei da Fisioterapia*)
    d. Social Security Amendments de 1965

252. Qual dos seguintes NÃO é geralmente encontrado nas leis estaduais de práticas?*
    a. Definição da prática de fisioterapia
    b. Tabela de reembolsos

---

*Referem-se à legislação dos Estados Unidos da América.

c. Identificação de fornecedores que legalmente fornecem serviços de terapia
d. Requisitos de supervisão

253. Qual a penalidade por violar a lei de práticas de um estado em particular?*
    a. Repreensão pela American Physical Therapy Association
    b. Acusação em um tribunal estadual
    c. Acusação em uma corte federal
    d. Varia de estado para estado

254. Qual dos seguintes cria um escopo de práticas, autoriza o indivíduo a praticar em um dado estado, e legalmente protege o uso de um título profissional?*
    a. Licença
    b. Certificação
    c. Registro
    d. Nomeação

255. Qual parte do Medicare cobre os serviços ambulatoriais de fisioterapia?*
    a. Parte A
    b. Parte B
    c. Parte C
    d. Parte D

256. Qual dos seguintes está fora do escopo da junta regulatória de fisioterapia de um estado?*
    a. Aconselhar a legislatura para esclarecer o escopo de prática
    b. Mudança na lei estadual de práticas
    c. Auxiliar na administração de licenças estaduais
    d. Agir como consultores para promotores em casos de má conduta profissional

257. Qual dos seguintes exemplos poderia ser considerado má conduta?
    a. Um paciente cai em um chão escorregadio
    b. Um plinto quebra e um paciente cai
    c. Um paciente é lesionado por alongamento excessivamente agressivo dos ísquiotibiais
    d. Uma bicicleta de exercícios quebra causando lesão em um paciente

258. Qual é equipamento médico durável?
    a. Luvas e aventais usados para proteção profissional
    b. Documentos do seguro
    c. Máquinas complexas como escâneres de ressonância magnética
    d. Equipamentos médicos pessoais como cadeiras de rodas ou leitos hospitalares

259. Qual das afirmações seguintes é VERDADEIRA em relação a fornecedores de serviços de saúde em uma organização gerenciada de saúde?†
    a. Podem cobrar o que quiserem
    b. Devem cobrar de acordo com o Medicare Fee Schedule

---

*Refere-se à legislação dos Estados Unidos da América.
†Refere-se à realidade dos Estados Unidos da América.

c. Devem faturar o paciente diretamente
d. Concordam com um calendário de pagamentos fixos

260. Ao trabalhar com indivíduos de uma cultura diferente da sua, qual dos seguintes você deve fazer?
    a. Estudar a cultura extensamente
    b. Estereotipar a cultura de forma que você possa estudá-la posteriormente
    c. Evitar estereótipos com base nas expectativas étnicas e culturais
    d. Ir à casa do paciente e obervar a família para verificar expectativas culturais

261. O estilo de aprendizado preferido do paciente é geralmente obtido durante que parte do processo de anotações SOAP?
    a. Subjetiva
    b. Objetiva
    c. Avaliação
    d. Plano

262. O advogado de um paciente liga para a clínica de terapia solicitando o prontuário médico do seu cliente. O advogado diz que precisa do prontuário para pagar a conta do paciente. Qual o melhor curso de ação a ser tomado pelo fisioterapeuta?[†]
    a. Dizer ao advogado para pedir que o paciente solicite uma cópia do prontuário ou pedir que o paciente assine uma liberação médica
    b. Enviar por fax o prontuário requisitado pelo advogado
    c. Enviar por correio uma cópia do prontuário do paciente
    d. Ligar para o paciente e contar a ele/ela o acontecimento recente

263. Durante uma visita para cuidados com um paciente em casa, o fisioterapeuta observou diversos itens que requerem modificação na casa de um paciente idoso. Em termos de prioridade, qual perigo ambiental precisa ter a atenção mais imediata?
    a. O assento do vaso sanitário rachado
    b. Um termostato que está funcionando mal
    c. Um tapete
    d. Uma cozinha entulhada

264. Qual é o MELHOR exemplo de uma declaração que estaria documentada na porção de avaliação de uma observação SOAP (subjetiva, objetiva, avaliação e plano)?
    a. Cliente e cônjuge participaram em uma discussão sobre o planejamento das atividades de interesse para o paciente
    b. O cliente se queixa de dificuldade em colocar a tala noturna e solicita que a tala seja reavaliada pelo fisioterapeuta
    c. A família foi encaminhada ao Serviço Social para considerações sobre localização alternativa
    d. O cliente demonstra boa compreensão do programa doméstico, mas requer supervisão para realizar as tarefas de forma independente

---

[†]Refere-se à realidade dos Estados Unidos da América.

265. Qual declaração seria a MAIS adequada para o fisioterapeuta documentar a seção de plano das observações SOAP?
    a. O cliente recebeu material educacional para praticar postura correta e equilíbrio do tronco durante a rotina diária
    b. O cliente consegue responder a instruções verbais e perguntas com respostas corretas três em três vezes
    c. O cliente indica que a meta de longo prazo é voltar ao trabalho em base de tempo integral
    d. O cliente foi avaliado para uso de técnicas compensatórias enquanto cozinhava na cozinha da clínica

266. Após conversar com o pessoal de enfermagem da manhã, o fisioterapeuta que cuida da reabilitação de pacientes internados tratou do paciente no quarto dando instruções sobre segurança e equipamentos de adaptação para o banheiro, junto com atividades como vestir-se e arrumar-se. O paciente estava motivado e trabalhou duro durante toda a sessão de tratamento. Qual a MELHOR escolha para a porção subjetiva da observação SOAP diária?
    a. O paciente foi cooperativo e engajou-se em bate-papo social durante toda a sessão de tratamento
    b. O paciente relatou sentir-se bem hoje
    c. O paciente não consegue movimentar a extremidade superior direita tão bem hoje quanto ontem, embora não esteja de fato doendo, mas ele sente "tensão"
    d. A equipe de enfermagem noturna relata que o paciente está inseguro para usar o vaso sanitário de forma independente

267. Após um derrame, um paciente teve dificuldade em pegar os comprimidos na mesa, dificuldade em abotoar as roupas, e dificuldade em completar quebra-cabeças, que era uma atividade de lazer favorita. Durante parte da sessão de tratamento, o paciente trabalhou colocando e removendo peças de um quebra-cabeça, e praticou manipulando moedas diferentes em uma mesa de superfície lisa. Ao documentar o tratamento, que é a MELHOR escolha para uma declaração objetiva?
    a. O paciente trabalhou por 15 minutos colocando e removendo peças de um quebra-cabeça
    b. O paciente trabalhou empunhadura em tripé usando várias moedas e peças de um quebra-cabeça
    c. O paciente trabalhou empunhadura em tripé por 15 minutos a fim de conseguir agarrar objetos usados para atividades de lazer e atividades da vida diária
    d. O paciente trabalhou empunhadura em tripé para conseguir realizar atividades de lazer e atividades da vida diária

268. Um fisioterapeuta entra no quarto de um paciente e encontra o paciente deitado no chão próximo à porta. O fisioterapeuta já tinha sido anteriormente repreendido por esquecer-se de colocar as grades do leito após o tratamento. Após verificar para certificar-se de que o paciente não tem ossos quebrados e não está sentindo dor grave, o fisioterapeuta ajuda o paciente a voltar para o leito,

então sai do quarto sem relatar o incidente. Que termo melhor descreve a conduta do fisioterapeuta?
a. Legal e ética
b. Legal, mas não ética
c. Ética, mas ilegal
d. Ilegal e não ética

269. Para facilitar a comunicação eficaz entre um supervisor de fisioterapia e um empregado, o supervisor deve fazer o quê?
a. Comunicar o que é esperado do empregado
b. Expressar desapontamento em relação ao comportamento do empregado
c. Oferecer críticas para estimular a discussão
d. Encontrar-se com o empregado fora do local de trabalho para facilitar a comunicação

270. O termo que se refere ao processo de fornecer informações para indivíduos para auxiliá-los no processo de tomada de decisões sobre os cuidados com sua própria saúde é qual dos seguintes?
a. Beneficência
b. Fidelidade
c. Autonomia
d. Consentimento informado

271. Um paciente diz ao fisioterapeuta o quanto os serviços fornecidos ajudaram-no a lidar com sua depressão. O paciente então oferece um presente para mostrar seu apreço ao fisioterapeuta. Qual a melhor resposta do fisioterapeuta?
a. Eu adorei o presente, mas preciso relatar ao meu administrador a fim de seguir o regulamento
b. Obrigado, isto é ótimo. O que é?
c. Apenas saber que você apreciou minha ajuda é recompensa suficiente. Aprecio o gesto, mas não posso aceitar o presente
d. Por favor, encaminhe por correio para minha casa. Eu não posso aceitar o presente dentro das instalações do hospital

272. Um menino de 12 anos de idade foi encaminhado à fisioterapia após recentemente estar envolvido em um acidente de carro. A mãe do paciente assinou toda a papelada necessária para internação na clínica, incluindo um formulário permitindo a liberação do prontuário do seu filho para as partes listadas no formulário. A mãe do paciente incluiu a si mesma, os médicos envolvidos nos cuidados com o paciente, e o advogado deles na lista. O padrasto do paciente vem até a clínica após o paciente receber alta e solicita uma cópia do prontuário do enteado. Qual das seguintes seria a resposta correta do pessoal da clínica?
a. Dar ao padrasto uma cópia do prontuário
b. Dar ao padrasto uma cópia do prontuário após ele ter assinado um formulário de liberação
c. Informar ao padrasto do paciente que ele não está na lista que autoriza que os prontuários sejam liberados para ele
d. Ligar para a mãe do paciente e pedir permissão verbal para liberar o prontuário para o padrasto

273. O fisioterapeuta que atende nos cuidados domésticos chega atrasado à casa de um paciente para uma sessão de tratamento exatamente no momento em que o terapeuta ocupacional terminou. O paciente está zangado porque as sessões estão muito próximas. O paciente se torna verbalmente agressivo com o fisioterapeuta. Qual é a resposta mais adequada para o paciente?
   a. Sinto muito estar atrasado, mas você deve tentar entender que sou extremamente ocupado
   b. Eu sei que você está irritado. É inconveniente quando alguém não aparece no momento em que é esperado. Vamos fazer nosso melhor nessa sessão e farei um esforço para garantir que não tenhamos fisioterapia e terapia ocupacional agendadas tão próximas de agora em diante
   c. Você tem que esperar visitas a qualquer momento do dia com assistência doméstica
   d. O terapeuta ocupacional e eu não chegamos de propósito em horários tão próximos. Peço desculpas, por favor, vamos iniciar a terapia agora

274. O fisioterapeuta está realizando uma revisão no prontuário e descobre que os resultados do laboratório revelam que o paciente tem câncer maligno. Ao examinar o paciente, o paciente pergunta ao fisioterapeuta, "Os resultados do laboratório chegaram, e meu câncer é maligno?" Qual é a resposta mais adequada do fisioterapeuta?
   a. Dizer a verdade ao paciente e contatar o assistente social para auxiliar na consulta com a família
   b. "Seria inadequado que eu comentasse seu diagnóstico antes que o médico tenha avaliado os resultados do laboratório e falado com você primeiro"
   c. "Os resultados são positivos para câncer maligno, mas eu não tenho treinamento para determinar seu prognóstico"
   d. Dizer ao paciente que os resultados chegaram, mas que os fisioterapeutas não têm permissão para falar sobre o assunto

275. Qual das seguintes leis forçou todas as instalações apoiadas pelo poder público federal a aumentarem a largura dos corredores para um mínimo de 1m40cm para acomodar cadeiras de rodas?*
   a. Americans with Disabilities Act (Lei dos Americanos Portadores de Deficiência)
   b. National Healthcare and Resource Development Act (Lei Nacional da Assistência à Saúde e Desenvolvimento de Recursos)
   c. Civil Rights Act (Lei dos Direitos Civis)
   d. Older Americans Act (Title III) (Lei dos Idosos Americanos – Título III)

276. Durante a documentação após uma intervenção, é cometido um erro nas observações. Qual dos seguintes NÃO é um passo adequado a ser realizado para corrigir o erro?
   a. Traçar uma linha sobre o erro de forma que ainda seja legível
   b. Escrever suas iniciais na margem próxima ao erro

---

*Refere-se à legislação dos Estados Unidos da América.

c. Escrever "entrada incorreta" ou "erro" próximo ao erro
d. Usar fluido corretivo líquido ou uma borracha sobre o erro

277. Ao retirar o roupão e preparar o paciente para uma intervenção, qual dos seguintes é o conselho mais importante?
    a. Evitar rugas na colocação do avental cirúrgico
    b. Não usar as roupas do paciente como avental cirúrgico
    c. Obter o consentimento do paciente antes de tirar o roupão
    d. Solicitar assistência adequada em situações nas quais o sexo do paciente possa ser uma preocupação

278. De acordo com o American Physical Therapy Association Guide for Physical Therapist Practice (Guia da Associação Americana de Fisioterapia para a Prática do Fisioterapeuta), qual é a ordem correta de processo dos seguintes elementos de administração de um paciente durante uma sessão inicial?*
    a. Exame, avaliação, comprometimento, tratamento
    b. Estimativa, tratamento, documentação, avaliação
    c. Exame, avaliação, diagnóstico, prognóstico
    d. Entrevista, avaliação, testes e mensurações, diagnóstico

279. Qual das seguintes peças de legislação garante aos pacientes o direito de tomar decisões autônomas sobre sua assistência de saúde?*
    a. Americans with Disabilities Act (Lei dos Americanos Portadores de Deficiência)
    b. Emergency Medical Treatment and Active Labor Act (Lei do Tratamento Médico de Emergência e Trabalho de Parto Ativo)
    c. Health Insurance Portability and Accountability Act (Lei da Portabilidade e Responsabilidade do Plano de Saúde)
    d. Patient Self-Determination Act (Lei da Autodeterminação do Paciente)

280. Qual princípio da bioética trata do dever de um fisioterapeuta de fornecer informações aos seus pacientes?
    a. Beneficência
    b. Fidelidade
    c. Justiça
    d. Veracidade

281. Você está tratando de um adulto mais velho que recentemente caiu em casa. A paciente não teve grandes lesões decorrentes da queda; no entanto, a avaliação do fisioterapeuta indica que ela está sob alto risco de cair novamente, e a triagem cognitiva sugere que ela provavelmente tem demência leve. A paciente mora sozinha e quer desesperadamente ficar em sua própria casa. No entanto, você e o fisioterapeuta não acreditam que ela possa ficar em segurança nesse

---
*Refere-se à legislação dos Estados Unidos da América.

ambiente sozinha e pensam que é do melhor interesse dela investigar arranjos alternativos de moradia. Que dever ético isso exemplifica?
a. Autonomia
b. Beneficência
c. Divulgação
d. Não maleficência

282. Você está deambulando um paciente pós-operação no corredor do hospital usando um cinto de deambulação e técnicas adequadas de proteção. Subitamente o paciente escorrega em uma mancha de água no chão que não havia sido notada e cai. Embora não esteja gravemente lesionado, o paciente está com muita dor, tem que passar dias extras no hospital, e requer serviços de reabilitação adicionais. A família do paciente processa o hospital e recebe um acordo financeiro para cobrir os custos de hospitalização adicional e cuidados domésticos. Esse acordo financeiro é exemplo de:
a. Justiça comparativa
b. Justiça compensatória
c. Justiça distributiva
d. Justiça fiduciária

283. Você está tratando de uma paciente que recentemente foi submetida à artroplastia total de quadril quando ela diz que precisa urgentemente usar o banheiro. Você imediatamente a leva para o banheiro, observando todas as precauções posicionais, ajuda a paciente a sentar-se e levantar-se do vaso sanitário usando seu andador, um cinto de deambulação, e o assento de vaso sanitário levantado. No entanto, conforme a paciente senta novamente em sua cadeira de rodas, ele declara que sente uma "sensação engraçada" em seu quadril. Você verifica a posição e movimentos dos quadris dela, mas não encontra nada fora do comum. Antes de voltar para o quarto, a paciente é transportada para a radiologia para uma radiografia agendada anteriormente. No dia seguinte uma das enfermeiras informa a você que a paciente voltou para a cirurgia porque "deslocou o quadril no dia anterior na fisioterapia." Você não acredita ter sido responsável pela lesão nessa paciente. Qual sua melhor defesa em relação à sua responsabilidade nessa situação?
a. A paciente estava confusa e não seguiu bem as instruções
b. Você seguiu o protocolo padrão e as precauções de segurança durante sua sessão de tratamento
c. Um de seus transportadores relatou que os técnicos da radiologia com frequência tratam os pacientes com rudeza
d. Foi uma situação de emergência, de forma que você está protegido da responsabilidade pela lei do Bom Samaritano

284. Um fisioterapeuta do sexo masculino está realizando um *check-out* protético inicial em uma paciente com uma amputação transfemoral. Ela está se queixando de beliscões da prótese quando ela levanta peso ou se senta. Para determinar se o soquete está ou não muito apertado, o fisioterapeuta leva a paciente para uma sala de tratamento privada e pede a ela para despir-se para que ele possa apalpar melhor os tecidos da região da virilha. A paciente não diz nada no momento, mas posteriormente registra uma queixa contra o fisioterapeuta por

má conduta sexual. Que outra medida esse fisioterapeuta poderia ter tomado para protegê-lo desse tipo de acusação?
a. Pedir à paciente para assinar um formulário específico de consentimento por escrito para procedimentos de palpação
b. Distrair a paciente com uma conversa casual para fazê-la sentir-se mais confortável
c. Solicitar a presença de uma acompanhante do sexo feminino durante o exame da paciente
d. Usar luvas ao realizar o exame

285. De acordo com a American with Disabilities Act (ACDA) (Lei dos Americanos Portadores de Deficiência), quais circunstâncias poderiam legalmente evitar que um empregador tenha que empregar, ou fornecer acomodações, para um empregado com deficiência?*
a. Se o empregador suspeitar que a deficiência do empregado não é legítima
b. Se o empregador tiver que gastar mais de 500 dólares em acomodações
c. Se o empregado não estiver qualificado para realizar as tarefas da função
d. Se o ambiente de trabalho for particular e empregar menos de 100 pessoas

286. Um fisioterapeuta foi solicitado a determinar se uma rampa para entrar em um *shopping center* local atende os padrões mínimos de acessibilidade requeridos por lei. O nível máximo para rampas de cadeiras de rodas é melhor identificado como tendo quantos centímetros de largura para cada centímetro de elevação?
a. 7,5 cm
b. 15 cm
c. 23 cm
d. 30 cm

287. Durante uma sessão de tratamento com um novo paciente da unidade psiquiátrica, o paciente pergunta ao fisioterapeuta se ele deve se divorciar de sua esposa. Qual seria a melhor resposta?
a. Essa não é uma decisão que eu possa tomar. Eu não sei como é estar na sua situação, mas podemos conversar sobre isso e ver se ajuda você a tomar uma boa decisão por si só
b. Por que você não pergunta ao seu médico?
c. Sim. Sua esposa parece não ser boa, pelo que você me contou. Vá em frente e divorcie-se
d. Se fosse comigo, eu daria o fora em sua esposa

288. Em uma tentativa de estabelecer um programa de exercícios doméstico, o fisioterapeuta dá ao paciente exercícios por escrito. Após uma semana, o paciente retorna e não realizou nenhum dos exercícios. Após questionamentos posteriores, o fisioterapeuta determina que o paciente é analfabeto. Qual é o curso de ação inadequado?
a. Revisar os exercícios em uma sessão de revisão face a face
b. Dar ao paciente uma foto dos exercícios

---
*Refere-se à legislação dos Estados Unidos da América.

c. Dar uma cópia dos exercícios a um membro alfabetizado da família
d. Contatar o médico para uma consulta com o serviço social

289. Um supervisor em uma clínica de fisioterapia observa um recém-graduado realizando exercícios incorretos em um paciente. Os exercícios não são ameaça à vida, mas estão incorretos. Qual é a melhor forma de lidar com essa situação?
    a. O supervisor deve imediatamente dizer ao novo terapeuta para parar de exercitar o paciente e instruir o paciente e o terapeuta sobre o procedimento correto
    b. O supervisor deve dizer com tato ao novo terapeuta para vir ao consultório do supervisor e discutir a situação em particular
    c. O supervisor deve colocar uma observação sobre a escrivaninha do novo terapeuta para encontrar o supervisor depois do trabalho
    d. O supervisor deve dar ao novo terapeuta artigos acadêmicos sobre as opções corretas

290. O fisioterapeuta acabou de voltar de uma capacitação oferecendo um novo tratamento em cuidados com ferimentos. O fisioterapeuta gostaria de compartilhar as informações com os membros interessados da equipe do hospital. Qual é a melhor forma de compartilhar essas informações?
    a. Preparar um folheto sobre as novas técnicas de tratamento e dá-las aos membros da equipe do hospital
    b. Agendar uma capacitação obrigatória durante o horário de almoço para todos os membros da equipe do hospital que participam de alguma forma de cuidados com ferimentos
    c. Colocar boletins que sejam vistos por toda a equipe do hospital e enviar memorandos para os chefes de departamento convidando a todos para comparecer a uma capacitação durante o horário de almoço
    d. Ligar para cada chefe de departamento e convidá-los e as suas equipes para uma capacitação durante o horário de almoço

291. Um paciente é agendado para ser submetido a uma cirurgia cardíaca extremamente arriscada. O paciente parece realmente preocupado. Durante a sessão de tratamento, o paciente e a família confiam no fisioterapeuta para confortá-los. Qual das seguintes é uma resposta adequada do fisioterapeuta para o paciente?
    a. Não se preocupe, tudo ficará bem
    b. Seu médico é o melhor, e ele tomará conta de você
    c. Eu sei que deve ser perturbador enfrentar uma situação tão difícil. Sua família e amigos estão aqui para apoiá-lo
    d. Tente não se preocupar. Preocupar-se aumenta sua pressão sanguínea e taxa cardíaca, que são dois fatores que precisam ser estabilizados antes da cirurgia

292. Qual é a MELHOR estratégia para se comunicar com um paciente diagnosticado com afasia de Wernicke?
    a. Use uma lousa para comunicação
    b. Prestar atenção nos comportamentos não verbais e conteúdo emocional da mensagem

c. Corrigir os erros do paciente com frequência para auxiliar suas estratégias de ensino
d. Usar perguntas fáceis com quem, o quê, e quando

293. Prática baseada em evidências requer que os médicos NÃO sejam orientados por qual dos seguintes?
    a. Dados relevantes de pesquisa clínica
    b. Patofisiologia da condição do paciente
    c. Sucesso de intervenções no passado baseadas na experiência pessoal do médico
    d. Valores e preferências individuais do paciente

294. Qual dos seguintes NÃO é um componente primário de prática baseada em evidências?
    a. Preferências do paciente
    b. Expertise do médico
    c. Evidências de pesquisa
    d. Técnicas mais recentes de intervenção

295. Qual é o projeto de estudo mais simples?
    a. Estudo de pesquisa de sujeito único
    b. Relatório de caso
    c. Estudo de pesquisa de grupo grande
    d. Teste controlado randomizado

296. Que grupo de sujeitos forneceria os melhores resultados em um estudo controlado para uma intervenção de fisioterapia?
    a. Animais
    b. Humanos sem a patologia que está sendo estudada
    c. Humanos com a patologia que está sendo estudada
    d. Sujeitos *in vitro*

297. Que critério um estudo deve atender para ser considerado duplo cego?
    a. O médico deve ser cego quanto à verdadeira intervenção e placebo
    b. O paciente deve ser cego quanto à verdadeira intervenção e placebo
    c. O paciente e o médico devem ser cegos quanto à verdadeira intervenção e placebo
    d. A intervenção e o placebo devem ser cegos para o testador

298. Qual dos seguintes representa a consistência ou reprodutibilidade de dados de um teste em particular?
    a. Validade
    b. Confiabilidade
    c. Probabilidade
    d. Correlação

299. Que tipo de teste mede com precisão o que ele se propõe a medir?
    a. Válido
    b. Confiável

c. Provável
d. Correlativo

300. Qual das seguintes é considerada uma revisão quantitativa?
a. Relatório sistemático
b. Meta-análise
c. Teste clínico randomizado
d. Teste clínico randomizado duplo-cego

301. Qual dos seguintes tipos de estudo tem o potencial para viés do autor?
a. Meta-análise
b. Revisão sistemática
c. Teste clínico randomizado
d. Relatório narrativo

302. Um teste que comprove ter uma alta probabilidade de resultado positivo em indivíduos com a patologia em questão é considerado como tendo um alto grau de qual dos seguintes?
a. Especificidade
b. Sensibilidade
c. Correlação
d. Valor *p*

303. Qual das seguintes afirmações é VERDADEIRA em relação à eficácia e efetividade?
a. Efetividade é mais relevante para o ambiente clínico
b. Efetividade é mais fácil de avaliar em testes de pesquisa
c. Eficácia é o benefício da intervenção em ambiente clínico
d. Eficácia é mais importante, porque leva em conta a variabilidade dos pacientes e médicos

304. Amplitude de movimentos e mensurações de força são que tipo de mensuração?
a. Qualitativa
b. Aleatória
c. Incluídas na porção "S" das observações SOAP
d. Quantitativa

305. Prática baseada em evidências é a determinação de estratégias de intervenção baseadas em qual dos seguintes?
a. Descobertas de pesquisa existentes
b. Descobertas de pesquisa, as experiências do próprio fisioterapeuta e do estagiário, e prioridades familiares
c. A opinião de especialistas do fisioterapeuta e do estagiário
d. Prática de outras disciplinas

306. Um fisioterapeuta está preparando um pôster que irá esclarecer alguns dos dados em uma apresentação de capacitação. O pôster reflete o modo, mediana, e média de um conjunto de dados. Os dados consistem dos números 2, 2, 4, 9, e

13. Se apresentados na ordem acima (modo, mediana, média), qual das seguintes é a lista correta de respostas calculadas a partir dos dados?
   a. 4, 2, 6
   b. 2, 4, 6
   c. 6, 2, 4
   d. 6, 4, 2

307. Qual das seguintes mensurações clínicas exemplifica um nível ordinal de mensuração?
   a. Velocidade da deambulação
   b. Taxa cardíaca
   c. Amplitude de movimentos das juntas
   d. Classificação de dor na Escala Visual Analógica

308. Para atender a definição de "confiável", um teste deve ser tanto consistente quanto o quê?
   a. Custo-efetivo
   b. Eficiente para ser utilizado em ambiente clínico
   c. Livre de erros
   d. Altamente específico

309. Se você ilustrar graficamente o relacionamento de duas variáveis, que tipo de gráfico você selecionaria?
   a. Gráfico de barras
   b. Gráfico linear
   c. Gráfico de pizza
   d. Gráfico de dispersão

310. Um fisioterapeuta conduziu um estudo para comparar os efeitos de radiação a laser real *versus* placebo na dor nas articulações e mobilidade de pacientes com articulações dos joelhos artríticas. A dor e a mobilidade dos sujeitos foram mensuradas antes e depois de duas semanas de tratamentos diários com laser. Qual foi a variável dependente nesse estudo?
   a. Intensidade do laser
   b. Dor e mobilidade
   c. Duração do tratamento (duas semanas)
   d. Tipo de tratamento a lazer recebido (real *versus* placebo)

311. Uma ameaça à validade interna pode ocorrer em um estudo de pesquisa no qual os sujeitos sabem quando estão sendo estudados, de forma que agem de forma diferente da que comumente agem, produzindo resultados tendenciosos. Como é conhecido esse fenômeno?
   a. Efeito de Hawthorne
   b. Maturação
   c. Placebo
   d. Seleção

Respostas

1. **b.** A pele sob a órtese deve retornar à cor e textura normais em 10 minutos após a remoção da órtese. A órtese deve se encaixar confortavelmente com a espessura de um dedo de espaço. Não deve ser encaixada muito justa ou ser colocada em calor direto.

2. **a.** Todos os pés protéticos comprimem levemente no contato do calcanhar para aceitar o peso do usuário. Um pé protético não permite alturas variáveis de calcanhar, nem o paciente consegue andar na ponta dos pés. Pés protéticos armazenam energia durante a fase inicial da deambulação.

3. **b.** A extremidade distal da quilha em um pé SACH (calcanhar amortecido com *tornozelo* sólido) se inclina para imitar hiperextensão do antepé. Não permite inversão porque a quilha é geralmente rígida ao longo dessa área.

4. **a.** Pacientes com amputações geralmente têm mudanças no membro residual. Essas mudanças podem ser de uma variedade de fatores, incluindo ingestão de sal e fluidos. O revestimento resiliente de base permite ajuste para acomodar essas mudanças.

5. **d.** As suspensão supracondilar apresenta uma borda se estendendo sobre os côndilos femorais medial e lateral, tornando-os muito estáveis. O soquete também cobre a patela e é recomendado para pacientes co membro residual curto.

6. **a.** Além de ser mais fácil de ajustar, a prótese endoesquelética é mais cosmética e é mais leve em termos de peso do que uma prótese exoesquelética.

7. **b.** As unidades de joelho hidráulico com controle na fase de balanço aumentam a resistência quando o cliente anda mais rápido para dar ao andar uma aparência mais natural. Óleo ou ar fornecem fricção nos cilindros desses joelhos com fricção de fluido.

8. **a.** Uma unidade de joelho protético com uma trava manual não somente é mais estável durante o apoio inicial, mas também mais estável por todo o ciclo da deambulação. Com esse tipo de dispositivo, o usuário caminha com o joelho rígido, mas deve destravar o dispositivo ao sentar.

9. **b.** O soquete de plástico flexível é muito mais confortável porque se conforma ao contorno da cadeira quando uma pessoa senta. O plástico fino também transmite melhor o calor, então a prótese é mais fresca.

10. **c.** Posição tardia é alterada pela perda de hiperextensão metatarsofalangeana. Durante a fase de balanço, o pé encurtado poderia também escorregar do sapato.

11. **c.** Desarticulação de Chopart envolve amputação entre o talo e o navicular sobre o lado medial do pé e entre o calcâneo e o cuboide sobre o lado lateral do pé.

Temas que Não Pertencem ao Sistema **329**

12. **d.** O coxim gorduroso calcâneo é preservado após uma amputação de Syme com objetivos de sustentar carga de peso sobre o membro residual. Esse paciente irá requerer uma prótese para deambulação de longa distância e para equalizar extensão da perna.

13. **b.** Uma das metas da habilitação inicial após esse tipo de amputação é evitar contraturas de flexão do quadril e flexão de joelho. O fisioterapeuta deve realizar todos os esforços durante esse tempo para educar o paciente para que esse mantenha extensão de joelho e quadril.

14. **a.** O ligamento da patela, ventre do tríceps sural, e pata de ganso (pés anserinus) toleram melhor a pressão. Áreas que não toleram bem a pressão são a tuberosidade tibial, crista tibial, côndilos tibiais, cabeça fibular, tendões do jarrete, e extremidades distais da tíbia e da fíbula.

15. **d.** Embora a banda pélvica forneça melhor controle da musculatura do quadril, é mais volumosa e mais apta a irritar a parte inferior das costas quando o usuário senta.

16. **b.** Inicialmente, o paciente deve verificar o membro residual a cada 5 a 15 minutos para checar se não há lacerações na pele. Durante esse tempo a pele fica mais vulnerável a bolhas e outras más formações da pele.

17. **d.** Escolhas a, b, e c poderiam ser causas de flexão insuficiente no joelho na posição inicial. Se o coxim do calcanhar do paciente estiver rígido demais, não está permitindo extensão suficiente do joelho na posição inicial.

18. **b.** Escolhas a, c, e d requerem algumas vezes baterias e motores pesados para operação correta. Embora o gancho seja o menos cosmeticamente agradável, é a opção mais leve e mais popular.

19. **c.** A órtese tornozelo-pé usada por pessoas com polineuropatias pode evitar contraturas de flexão plantar e dar assistência na deambulação. Polineuropatias no tornozelo geralmente causam fraqueza no dorsiflexor.

20. **a.** Pelo fato dessa manobra ser resultado de prática e habilidade, força excepcional na extremidade superior não é necessária. Força normal na extremidade superior é necessária para motivação para frente e habilidade com a cadeira. Subir em uma calçada é realizado melhor quando o paciente pode se equilibrar na cadeira de rodas usando controle do tronco em vez de confiar em força excepcional na extremidade superior.

21. **a.** A bicicleta ergométrica e a esteira são geralmente usadas para testar capacidade aeróbica porque são fáceis para o paciente entender e fáceis para o fisioterapeuta ajustar durante o teste. Escolhas b e c teriam um movimento corporal excessivo durante o teste.

22. **d.** Bandagens ACE não são recomendadas para pacientes com úlceras venosas porque elas aplicam alta pressão de repouso quando o paciente não está se

movimentando, e elas esticam demais quando o músculo da panturrilha se contrai e assim fornecem baixa compressão quando o paciente anda.

23. **c.** Quando o calçado desliza sobre o calcanhar, cria uma área para possível formação de bolha. O sapato deve se ajustar de forma suficientemente confortável de forma que não escorregue para cima e para baixo no calcanhar. As outras escolhas são todas adequadas para ajuste adequado do calçado.

24. **a.** Gesso de contato total é absolutamente contraindicado em uma úlcera neuropática com um grau de Wagner de 3 a 5. Também é absolutamente contraindicado para infecção ativa ou gangrena.

25. **c.** Mais de 4 milhões de americanos usam bengalas, e mais de 1,5 milhão usam andadores para melhorar sua mobilidade.

26. **d.** Obstáculos funcionais como calçadas, degraus e batentes de portas são os com mais probabilidade de interferir com os dispositivos de assistência. Embora a altura do leito possa interferir com uma transferência de sentado a em pé, não irá interferir com o uso do dispositivo de assistência.

27. **d.** Embora um dispositivo de assistência possa ajudar a realizar as escolhas a, b, e c, não irá mudar o insumo sensorial. Dispositivos de assistência também podem diminuir o risco de quedas.

28. **a.** A típica bengala longa de uma pessoa com deficiência visual é branca com ponta vermelha. Isso alerta os passantes de que o paciente é deficiente visual. A bengala também pode ser usada para encontrar obstáculos funcionais como paredes e cadeiras.

29. **c.** A muleta axilar não deve ficar em contato com as axilas. Contato prolongado com a axila pode causar irritação na pele, impacto nos nervos superficiais, e dano aos vasos sanguíneos locais.

30. **a.** Isso permite que a posição ideal do tríceps aceite o peso corporal durante a mobilidade com uma bengala. Pode-se avaliar rapidamente fazendo o paciente ficar em pé em uma postura normal. A bengala deve ser ajustada de forma que fique no pulso do paciente. Após esse ajuste ser feito, o fisioterapeuta pode avaliar se o cotovelo está no ângulo ideal de 30 graus.

31. **b.** Embora uma cadeira de rodas possa melhorar a força nas extremidades superiores com uso prolongado, a força nas extremidades inferiores irá diminuir em última instância com o uso da cadeira de rodas.

32. **d.** Pelo fato de a flexão do ombro ser primariamente usada para propelir a cadeira de rodas, o grupo muscular peitoral maior será responsável por esse movimento. O deltoide anterior também é essencial na mobilidade para frente da cadeira de rodas.

33. **b.** A maioria dos pacientes tem boas funções e destreza nas mãos para controlar um joystick para a cadeira de rodas motorizada. Para aqueles com destreza manual limitada, a cadeira poderia ser equipada com uma das outras escolhas.

34. **c.** As rodas traseiras localizadas muito atrás na estrutura da cadeira de rodas permitem estabilidade aumentada, particularmente ao subir rampas. Por causa da falta de extremidades inferiores, a base de suporte do paciente é modificada posteriormente.

35. **a.** Elevar os descansos de perna irá permitir a esse paciente realizar o componente de elevação de PRICE (sigla em inglês para proteção, descanso, gelo, compressão e elevação). Embora a cadeira de rodas desse paciente pudesse ter qualquer das escolhas mencionadas, a escolha a é a mais importante.

36. **b.** Pelo fato de o trocanter maior poder ficar em contato com braço lateral da cadeira, é importante que a cadeira de rodas seja larga o suficiente para acomodar o paciente.

37. **d.** Um encosto alto pode ser indicado para um paciente com controle ruim do pescoço. Um encosto alto poderia limitar a mobilidade do cinto se as escápulas ficarem em contato com o encosto.

38. **a.** Pneus pneumáticos devem ser inflados em 100 psi. Rodízios de diâmetro largo tornam o percurso da cadeira de rodas mais regular, enquanto rodízios de diâmetro pequeno fornecem facilidade de manobrabilidade e mobilidade. Braços da cadeira que são altos demais no permitem ao paciente amplitude adequada de movimento para propelir a cadeira de rodas para frente.

39. **c.** Embora os outros métodos possam ser usados para alívio de pressão adequado, o melhor método é o fisioterapeuta tentar apalpar a tuberosidade isquial enquanto o paciente está sentado na cadeira de rodas.

40. **b.** Se os punhos do andador estiverem altos demais, o paciente pode empurrar o andador para muito longe do tronco durante a deambulação. As outras escolhas seriam prováveis se os punhos do andador estiverem ajustados baixo demais. Pacientes podem empurrar com mais força sobre o andador por causa de punhos baixos e prejudicar a rotação das rodas. Inclinação para frente do tronco também pode inibir extensão do quadril durante a fase da posição de deambulação.

41. **d.** O punho superior deve entrar em contato com o terço proximal da parte superior do braço cerca de 5 cm abaixo da dobra anterior da axila. O punho inferior deve ficar 1 a 4 cm abaixo do processo do olecrano, evitando contato ósseo, mas fornecendo estabilidade adequada.

42. **a.** Bolas de tênis ou outros mecanismos de deslizamento traseiros na posição vertical reduzem a fricção durante a deambulação e podem diminuir a quantidade de trabalho requerido para deambulação.

43. **c.** Esse dispositivo de assistência permite que tanto a extremidade inferior quanto à extremidade superior sejam sem sustentar carga de peso. O peso da extremidade superior direita do paciente seria suportado através do cotovelo e não do punho.

44. **d.** Essa é a localização ideal para uma bengala. Durante a posição o cotovelo deve estar levemente flexionado em um ângulo de menos de 30 graus.

45. **c.** Pelo fato de a paciente permanecer sem poder sustentar carga de peso bilateralmente por vários meses, a cadeira de rodas é a escolha mais adequada para essa paciente. Ela irá permanecer no campus de uma faculdade durante toda a reabilitação de sua lesão. Seria correto para o fisioterapeuta assumir que a paciente teria desafios de longa distância a cada dia. A cadeira de rodas irá permitir que a paciente carregue seus livros e outros artigos para e da sala de aula. As outras escolhas seriam adequadas para deambulação de curta distância.

46. **d.** Pressão aumentada sobre as tuberosidades isquiais com abdução de quadril e rotação externa seriam vistas com um assento pouco fundo de cadeira de rodas. Um assento excessivamente profundo causaria pressão na fossa poplítea. Os pacientes compensam isso inclinando a pélvis posteriormente e adotando uma postura cifótica para evitar escorregar para frente.

47. **d.** Um salto mais alto do que o normal irá causar flexão plantar excessiva durante a posição inicial. A resposta à flexão plantar aumentada será flexão excessiva do joelho durante a posição inicial,

48. **a.** A órtese cervical de quatro hastes é comumente mencionada com colete halo. O colete halo é uma banda circular de metal que é fixada ao crânio por quatro parafusos, e então quatro hastes se conectam ao halo e ao colete halo. Essa órtese em particular não permite movimento cervical.

49. **d.** O halo é preso ao crânio por quatro parafusos. Todas as outras escolhas são aplicadas com velcro ou tiras de couro.

50. **a.** Uma coluna madura não irá responder á correção de uma órtese para escoliose. Uma coluna imatura com uma curva grave também irá resistir às forças aplicadas pela órtese.

51. **c.** Embora uma órtese possa auxiliar na cura protegendo a parte do corpo ou evitando movimento, ela não irá acelerar o processo de cura. A resposta do corpo à lesão não pode ser modificada com uma órtese.

52. **c.** Órteses são com frequência usadas para ajudar fraquezas em juntas simples como fraqueza de dorsiflexão associada a derrame. Órteses não irão ajudar com questões de equilíbrio, sensação, ou resistência.

53. **a.** Tantos as talas quanto as órteses poderiam ser feitas de material duro ou macio. Uma tala é geralmente pensada como uma órtese temporária para uma disfunção de curto prazo. Uma órtese é usada para grandes déficits musculoesqueletais que poderiam durar por anos.

54. **d.** Embora as órteses sirvam para proteger e dar suporte a disfunções musculoesqueletais, elas não podem melhorar o equilíbrio. Órteses também não ajudam a diminuir resistência ou sensibilidade ruim.

55. **b.** Uma órtese desconfortável provavelmente não será usada pelo paciente, mesmo se for completamente funcional. Um elemento importante para garantir conforto é minimizar a pressão maximizando a área coberta pela órtese. Outra forma de melhorar o conforto é tornar a órtese mais comprida para fornecer alavancagem maior para os segmentos longitudinais da órtese para aplicar força.

56. **c.** Uma deformidade de geno valgo é comumente definida como uma deformidade de joelhos para dentro. A órtese deve delicadamente empurrar os joelhos do paciente medialmente. Isso é obtido com uma força lateral superior e inferior ao joelho, com uma força medial na junta do joelho.

57. **c.** Resistência à fadiga é a capacidade do material de aguentar cargas cíclicas. Uma criança ativa que tem tendência a quedas frequentes ou comportamento rude pode fazer com que o material não tenha sucesso por causa de danos constantes. Estresse de compressão ocorre quando uma força comprime o material, e o estresse tênsil envolve puxar o material. Laceração ocorre quando o material desliza sobre outra superfície.

58. **a.** Termoplásticos requerem temperatura relativamente baixa para tornar o material maleável. Geralmente, termoplásticos são aquecidos com água quente e moldados diretamente no paciente. Plásticos termoendurecíveis como poliéster não pode ser reformatado após ser moldado. Metal e aço são difíceis de moldar ao membro de um paciente.

59. **d.** A parte superior é a porção do calçado sobre o dorso do pé. Se tiver que ser usada uma órtese tornozelo-pé, a parte superior deve se estender até a porção proximal do dorso do pé para prender a órtese alto sobre o pé. A parte superior deve ser uma separação na margem distal do ilhós do cadarço para permitir que o pé entre facilmente no calçado e para ajustabilidade.

60. **c.** Barra metatarsiana é uma tira lisa de couro ou outro material firme colocado sobre a sola posterior às cabeças metatarsianas. Na posição final, a barra transfere a pressão das juntas metatarsofalangeanas para as cunhas metatarsianas. Um coxim metatarsiano consegue realizar essa mesma tarefa, mas não é moldado na sola do calçado. Um coxim metatarsiano é geralmente incorporado dentro do design de uma inserção ou um componente separado que é colado à sola do calçado.

61. **d.** AFO com mola de lâmina posterior tem uma única posição vertical e não contribui para estabilidade medial e lateral do tornozelo. A AFO espiral contribui de alguma forma para a estabilidade medial e lateral, mas não elimina o movimento em todos os planos. AFOs de tornozelo sólidas e OTOs articuladas têm laterais rígidas para restringir o movimento em todos os planos.

62. **b.** Embora a órtese pé-tornozelo desempenhe as outras escolhas listadas, não há evidências que sugiram que o tempo de reabilitação total do paciente diminuiu. Há, no entanto, risco diminuído de quedas.

63. **b.** Quando o paciente fica em pé com o joelho totalmente estendido, o anel cai, evitando que a estrutura vertical dobre. Tanto as juntas medial quanto lateral da órtese devem ser travadas para estabilidade máxima. A trava de Pawl travaria ambas as estruturas verticais simultaneamente, mas esse tipo de trava é volumoso e pode soltar inesperadamente se o usuário bater contra um objeto rígido. A posição da fase de travamento do joelho travaria na fase de balanço final e destravaria no início do próximo balanço, mas isso poderia ser perigoso para o paciente sem coordenação.

64. **c.** Maior pressão intra-abdominal aumenta a estabilidade da coluna e reduz estresse na musculatura superior da coluna. Dependência de longo prazo de uma cinta é contraindicada, porque pode promover atrofia e contratura muscular.

65. **c.** Essa órtese evita que o pulso caia na flexão palmar, assim dando assistência aos músculos inervados pelo nervo mediano colocando-os em uma posição mais funcional. As outras talas são projetadas para manter o coxim do polegar sob a superfície palmar dos dedos indicador e médio para ajudar o paciente a atingir preensão palmar. Órteses de preensão são exemplos de aplicativos de substituição. Essas órteses ajudam o usuário a segurar um objeto.

66. **c.** A maioria das órteses de ombro destina-se a proteger a junta gelnoumeral de subluxação causada por hemiplegia flácida ou lesão à capsula da junta do ombro. A órtese de ombro mais simples e mais amplamente usada é uma tipoia.

67. **d.** Equipamentos adaptativos permitem que um indivíduo realize uma tarefa funcional com facilidade aumentada ou de forma independente. Escolhas a, b, e c são todas exemplos de equipamentos adaptativos. Um dispositivo de assistência é o que fornece ao indivíduo assistência durante períodos de mobilidade.

68. **d.** Para travar o cotovelo com esse tipo de prótese, o paciente deve estender o úmero e pressionar a escápula.

69. **a.** A escolha a é a sequência de deambulação correta para subir escadas no cenário dado. Um cuidador deve ficar em pé abaixo do paciente porque o paciente tem probabilidade de cair da escada. Essa mesma regra vale para descer as escadas.

70. **a.** O método usado na escolha a é o mais seguro. O método usado na escolha c é demasiadamente instável.

71. **a.** Pelo fato de ser um movimento passivo somente, movimento passivo contínuo não causa contração muscular, nem pode evitar atrofia.

72. **a.** Seguindo-se precauções de quadril, é essencial evitar hiperextensão ou flexão do quadril além de 90 graus. Em uma cadeira de rodas, uma almofada ou travesseiro devem ser colocados no assento para reduzir o ângulo do quadril

enquanto sentado, e as pernas devem ser posicionadas de forma neutra para evitar rotação interna ou externa com o uso de um travesseiro abdutor.

73. **a.** Esse desvio é comumente mencionado como chicote lateral do calcanhar. Rotação interna excessiva do joelho protético é uma das causas desse desvio. Rotação externa excessiva do joelho causa um chicote medial do calcanhar.

74. **d.** Meias de compressão (p. ex., Jost, meia calça TED) são usadas em pacientes com retorno venoso ruim. Um paciente com doença arterial crônica já tem dificuldade em fazer o sangue chegar às extremidades inferiores; não há necessidade de inibir mais o fluxo.

75. **b.** Um soquete que é muito grande pode fazer com que o membro protético "caia" durante a deambulação.

76. **d.** Se o início do movimento do pé for excessivo, é provável que faça com que o joelho protético incline-se para dentro quando o paciente estiver em pé.

77. **a.** Coxins metatarsianos, barras metatarsianas, e balancim transferem o peso sobre a cunha metatarsianas. Um coxim escafaoide é para pacientes com pronação excessiva.

78. **d.** Esse tipo de órtese usa tenodese para conseguir abertura e fechamento da mão. Para fechar a mão, o paciente estende ativamente o pulso. Para abrir a mão, o paciente flexiona passivamente o pulso.

79. **c.** Elevar completamente os descansos de pernas da cadeira do paciente aumenta a flexão de quadril. Os tendões do jarrete já tensos (secundários à contratura) inclinariam a pélvis posteriormente. Essa manobra aumentaria o peso sobre a tuberosidade isquial, arriscando uma úlcera de decúbito. A escolha d é o conselho correto porque a transferência com prancha de deslizamento pode levar a abrasões. As escolhas a e b também são medidas corretas para diminuir a chance de desenvolver úlceras.

80. **a.** Uma paciente dessa idade geralmente pode começar com muletas em vez de andador padrão. Se a paciente não tem déficits cognitivos e estava independente na deambulação sem um dispositivo de assistência antes da cirurgia, ela muito provavelmente terá o equilíbrio e coordenação necessários para deambular com muletas. Um padrão de deambulação de três pontos é necessário por causa do status atual de sustentação de carga de peso. Um padrão de balanço também pode ser usado, mas um padrão de três pontos auxilia mais rapidamente no retorno a um padrão de deambulação mais normal.

81. **c.** Embora o paciente tenha que usar andador *hemiwalker* com a extremidade superior direita, a escolha c ainda é a melhor resposta para esse paciente. Escolhas a e b são inseguras com uma extremidade superior. Escolha d não encoraja sustentação de carga de peso e não é a opção mais funcional. Uma pessoa com prótese cimentada pode carregar peso conforme tolerado na extremidade inferior envolvida na reabilitação inicial.

82. **b.** Deve-se permitir que as bolhas sumam naturalmente. Soquetes de gel perdem a forma se não deixados na prótese a noite toda. A prótese deve ser escorada em um canto ou colocada no chão para evitar que caia e rache.

83. **d.** Todas as escolhas são habilidades importantes de serem dominadas por um paciente com uma prótese de desarticulação do quadril, mas inclinação pélvica posterior deve ser dominada primeiro para avançar a prótese.

84. **a.** Um salto que está rígido demais causa flexão excessiva do joelho. Escolhas b e c causam extensão excessiva do joelho durante esse estágio da deambulação.

85. **d.** A escolha a fornece uma base muito pequena de suporte, enquanto a escolha d amplia a base de apoio. Muletas nunca devem ser colocadas sob o mesmo braço.

86. **b.** O andador recíproco tem articulação que permite que cada lado do andador se movimente com a extremidade inferior sendo avançada. Esse andador não é seguro. A ordem de menos estável é: padrão não dobrável, dobrável, com rolamento, e recíproco.

87. **c.** Quaisquer queixas devem ser investigadas imediatamente. A dor seria um sinal de possíveis áreas de pressão ou síndrome de compartimento. O encaixe da órtese deve ser examinado após não haver mais queixas.

88. **c.** Muletas axilares são o dispositivo mais adequado com base na idade e diagnóstico do paciente.

89. **c.** Órteses podem causar problemas por causa da pressão direta ou constrição. Necrose avascular não foi encontrada em órteses.

90. **c.** Todas as modalidades de aquecimento são contraindicadas diretamente sobre um tumor. Uma bolsa de gelo pode ser usada para alívio da dor, mas deve ser monitorada pelo fisioterapeuta.

91. **b.** Qualquer modalidade que aumente a temperatura do tecido deve ser usada antes de estirar. Modalidades frias são adequadas após um estiramento para mediar a dor causada pelo procedimento.

92. **d.** Crioterapia é usada nesse ambiente para controlar qualquer inflamação localizada que possa ocorrer por causa do tratamento. A resposta natural à crioterapia, de vasoconstrição, ajuda a controlar edema. Aplicação de gelo também mostrou reduzir a dor após intervenção de fisioterapia.

93. **c.** Ultrassom e diatermia são ambas consideradas modalidades de aquecimento. Bolsas quentes aquecem as estruturas superficiais que são menos de 1 cm de profundidade. Estimulação elétrica não é uma modalidade térmica.

94. **d.** A escolha d tem os parâmetros adequados para redução de edema com estimulação elétrica. As amplitudes de corrente devem ser suficientes para produzir uma sensação forte, e a duração do tratamento é geralmente de 20 a 90 minutos.

95. **b.** Escolha b é a única escolha que envolve controle da dor. Corrente pulsada monofásica tem se mostrado capaz de controlar o edema, e estimulação neuromuscular elétrica mostrou aumentar a força nos músculos. Ultrassom não é uma modalidade de controle para dor e fraturas.

96. **c.** Ultrassom pulsado de baixa intensidade não causa vasoconstrição no local pretendido. No entanto, promove todas as outras escolhas. Também aumenta o fluxo de sangue no local da fratura durante e logo após o tratamento com ultrassom.

97. **a.** O ultrassom pode rapidamente aquecer o plástico ou cimento em uma junta cimentada total. Todas as outras escolhas são modalidades possíveis de serem usadas após uma artoplastia total de quadril.

98. **b.** Como qualquer outro procedimento cirúrgico, haverá edema e inflamação após um reparo cirúrgico de nervo. Aplicação de frio deve ser usada para diminuir isso. Qualquer aplicação de calor é contraindicada. Ultrassom pulsado pode ser usado, mas não ultrassom contínuo.

99. **a.** Uma unidade de estimulação elétrica nervosa transcutânea irá estimular as fibras sensoriais A-beta enquanto evita a estimulação de fibras C e A-Delta. Isso é mais eficaz em pacientes com mais dor, mas sensação de toque intacta.

100. **d.** Pelo fato de pacientes com neuropatia diabética avançada normalmente terem perda de sensação, agentes de aquecimento profundo são contraindicados. Há risco de queimadura se um paciente não conseguir distinguir sensações de temperatura.

101. **e.** Pressões nas extremidades superiores devem ser de 45 mmHg, com 60 mmHg para as extremidades inferiores. O tratamento recomendado inclui 30 segundos de compressão seguidos por um período de descanso de 5 segundos para a extremidade superior ou um período de descanso de 10 segundos para a extremidade inferior.

102. **d.** Por causa da grande quantidade de tecido necrosado com um corte e exsudação em curativos velhos, a lavagem pulsada deve ser a intervenção de escolha nesse cenário. O tecido necrótico e a drenagem precisam ser removidos antes que qualquer das outras escolhas seja recomendada.

103. **d.** Terapia de VAC é contraindicada para ferimentos com mais de 30% de tecido necrosado. Cura de ferimento assistida por VAC promove geração de tecido saudável, mas não remove tecido que já estiver necrosado.

104. **a.** A aplicação de calor superficial ou calor profundo irá aumentar o fluxo de sangue para a área. A aplicação de frio irá diminuir o fluxo de sangue para a área.

105. **b.** Ultrassom e diatermia de ondas curtas são os tipos mais comuns de agentes de aquecimento profundo usados em fisioterapia.

106. **b.** Fluidoterapia é o uso de uma unidade autônoma preenchida com caroços de milho picados finalmente em uma substância do tipo serragem. As partículas

são aquecidas até a temperatura desejada e circuladas por pressão de ar ao redor da parte do corpo envolvida. Além de receber os efeitos do aquecimento, o paciente pode se exercitar enquanto o tratamento está em progresso.

107. **c.** Geralmente, aquecimento superficial ou profundo é usado para queixas de rigidez nas juntas. Dor, inflamação, ferimentos, fraqueza e desequilíbrio muscular, e regeneração nervosa são todas indicações clínicas para o uso de estimulação elétrica.

108. **b.** Viscosidade é a fricção de fluidos. Flutuabilidade é a propriedade que empurra a parte imersa com uma pressão que é igual ao peso da quantidade de água deslocada por aquela parte, Densidade relativa determina que se a gravidade específica de um objeto for menor do que 1 ela irá flutuar, e que se for maior do que 1 irá afundar. Pressão hidrostática é a propriedade de água que coloca pressão igualmente sobre a parte imersa.

109. **d.** Ácido acético é algumas vezes usado em uma tentativa de dissolver um depósito de cálcio e é orientado pelo polo negativo. Dexametasona é um anti-inflamatório orientado pelo polo negativo. Sulfato de magnésio é usado para diminuir os espasmos musculares pelo polo positivo. Hidrocortisona é também usada para tratar inflamação e é orientada pelo polo positivo.

110. **a.** Tratamentos com ultrassom realizados em um paciente diabético podem causar uma redução no açúcar no sangue. Todas as outras escolhas não são afetadas por ultrassom.

111. **a.** A corrente pulsada melhora a circulação através do bombeamento do tecido muscular. O aumento na circulação irá trazer nutrição ao ferimento e facilitar a eliminação de resíduos metabólicos.

112. **c.** Um fisioterapeuta pode usar ultrassom com todas as outras escolhas. Realizar um ultrassom sobre um implante de metal cimentado é também uma contraindicação. No entanto, com qualquer técnica de ultrassom, o tratamento deve ser suspenso se o paciente sentir dor.

113. **a.** Vasoconstrição local é a primeira resposta. A velocidade de condução nervosa diminui após cerca de 5 minutos de aplicação de gelo.

114. **a.** Essa teoria sustenta o uso de unidade de estimulação nervosa elétrica transcutânea para controle de dor em nível sensorial. A ativação das fibras maiores diminui a quantidade de informação sensorial viajando para o cérebro.

115. **d.** Tecido com alto conteúdo de colágeno absorve mais ultrassom. Ossos absorvem a maior parte do ultrassom.

116. **c.** A colocação correta dos eletrodos é sobre os pontos motores do músculo envolvido. Tempo de ciclo ligado-desligado é geralmente entre 1:3 a 1:5. Tetania consolidada de um músculo geralmente ocorre entre 50 e 80 Hz ou pps (as fontes variam).

Temas que Não Pertencem ao Sistema

117. **c.** O fenômeno de Raynaud é uma desordem vasopástica dos vasos das partes distantes das extremidades. Pacientes com fenômeno de Raynaud não respondem bem a tratamentos com frio. A escolha b é incorreta porque acredita-se que calor úmido pode encorajar crescimento mais rápido de câncer. A escolha d é incorreta porque o uso prolongado de esteroides pode fazer com que os capilares percam sua integridade, o que compromete a habilidade do corpo de dissipar o calor. A escolha a é incorreta porque o calor úmido pode encorajar hemorragia em pacientes com hemofilia causando vasodilatação.

118. **d.** Os dedos podem ser presos com cera de parafina assim como na fluidoterapia. Quando usando essa técnica, a mão permanece estacionária durante todo o processo de aquecimento, o que é necessário para que a parafina seja mais eficaz (quando usando o método padrão de mergulhar a mão e enrolar com filme plástico e uma toalha).

119. **c.** O electromiograma não registra torque. Ele auxilia mostrando um relacionamento linear entre o electromiograma e a força produzida pelo músculo durante uma contração isométrica.

120. **b.** Esse é um exemplo de uma configuração bipolar. Outra forma de configuração bipolar é ter dois eletrodos de igual tamanho, cada um de um fio guia diferente. Em uma configuração monopolar, um eletrodo menor é colocado sobre o local pretendido, e um eletrodo maior é colocado a alguma distância. A estimulação é percebida pelo paciente, nesse caso, somente sob o eletrodo melhor. Em uma configuração quadripolar, dois eletrodos vindos de dois fios guia diferentes são colocados sobre as áreas pretendidas.

121. **c.** Escolha c é a afirmação falsa. O calor diminui espasmos fazendo com que os vasos dilatem, o que traz mais sangue (contendo oxigênio) para a área. O frio diminui o espasmo diminuindo a sensibilidade dos fusos musculares.

122. **b.** Iontoforese usa corrente direta para orientar a medicação através da pele ao repelir íons. Por exemplo, se uma medicação estiver carregada positivamente, pode ser orientada pelo anodo (o eletrodo positivo); se uma medicação estiver carregada negativamente, pode ser orientada pelo catodo (o eletrodo negativo).

123. **d.** Esse é um exemplo de estimulação elétrica com corrente russa, que mostraram, através de pesquisas limitadas, ser eficaz em trazer ganhos de força muscular.

124. **d.** Esta é a colocação mais comum sugerida por fontes usadas na preparação deste livro. O nível espinhal varia, mas o consenso geral é de que os eletrodos sejam colocados mais altos e sobre as costas inicialmente. Então eles são movidos para mais baixo e para a região pubiana anterior conforme o parto progride.

125. **d.** Este tipo de estimulação geralmente não é bem tolerado por pacientes com condições agudas, Condições agudas são geralmente tratadas por estimulação nervosa elétrica transcutânea com uma alta frequência, e condições crônicas pode ser tratadas com baixa frequência (se tolerado pelo paciente). Tratamen-

tos que fornecem um estímulo desagradável geralmente têm um efeito mais duradouro.

126. **c.** Pelo fato de estimulação elétrica funcional envolver estimulação dos grupos musculares paralisados, os mesmos ganhos que se esperam da população que está "bem" podem ser obtidos para a população de pacientes com a medula espinhal lesionada. Não há pesquisas que provem que osteopenia é revertida por estimulação elétrica.

127. **a.** O joelho lateral causaria a maior preocupação porque o nervo peroneal é superficial nessa área. O cotovelo medial próximo ao nervo ulnar também precisa de cuidado extra durante a aplicação de gelo.

128. **b.** Tração na coluna é contraindicada para pacientes com condições que podem causar instabilidade espinal ou fraturas como tumores, infecções agudas, osteoporose, e artrite reumatoide.

129. **c.** Tração posicional é usada para aliviar pressão em um nervo espinal encarcerado, que é geralmente uma ocorrência unilateral; portanto, a posição deitado de lado (lado sem a dor) é mais comumente usada.

130. **b.** Embora todas as informações sejam importantes, o peso do corpo é necessário para ajudar a determinar a intensidade máxima para um tratamento de tração lombar.

131. **b.** Puxar a colina cervical em uma flexão leve é a melhor forma de direcionar seu alongamento para a musculatura cervical posterior. Também reduz a tensão das facetas das cápsulas das juntas.

132. **c.** Um força que se iguala a até 50% do peso do paciente pode ser necessária para causar afastamento das vértebras lombares. Forças muito mais baixas (cerca de 7%) são necessárias para afastar as vértebras cervicais.

133. **d.** A configuração da pressão nunca deve exceder a pressão sanguínea diastólica do paciente. Pelo fato de a pressão venosa ser geralmente mais alta nas extremidades inferiores do que nas extremidades superiores, as diretrizes sugerem uma gama de 30 a 60 mmHg para as extremidades superiores e 40 a 80 mmHg para as extremidades inferiores. Compressão intermitente é geralmente mais bem tolerada, e os tempos de tratamento recomendados são 2 a 3 horas por dia, dependendo da gravidade da condição.

134. **a.** Falência cardíaca congestiva e edema pulmonar são ambas as contraindicações para compressão pneumática, porque o coração e pulmões já estão sobrecarregados, e a compressão irá apenas aumentar mais essa carga de fluido. Isso poderia resultar em mais dificuldades respiratórias ou falência cardíaca completa.

135. **b.** O eletrodo ativo deve ser da mesma polaridade que a medicação. A dosagem de corrente ideal (intensidade x tempo de tratamento) é 40 a 80 mA/min. Isso poderia resultar em mais dificuldades respiratórias ou falência cardíaca completa.

Temas que Não Pertencem ao Sistema **341**

136. **b.** Para mover íons continuamente dentro do tecido é necessário uma corrente monofásica contínua (isto é, corrente direta).

137. **d.** Diatermia de ondas curtas fornece calor profundo e é mais bem absorvida pelo tecido muscular. Bolsas quentes e radiação infravermelha são superficiais demais para aquecer adequadamente o tecido alvo. Ultrassom pulsado produz pouco ou nenhum efeito térmico.

138. **c.** Diatermia é sempre contraindicada em pacientes com marca-passos. O ultrassom somente é contraindicado quando usado para tratar uma parte do corpo próxima ao marca-passo. Nesse caso, a coxa do paciente é suficientemente distante do marca-passo.

139. **c.** Acredita-se que TENS de nível sensorial ative seletivamente as fibras A-beta de grande diâmetro que bloqueiam (isto é, "fecham a deambulação") as fibras nociceptivas de condução mais lenta no chifre dorsal da medula espinhal antes que esses neurônios possa realizar sinapse com os neurônios de segunda ordem dos tratos espinhais. Assim, esse mecanismo é mencionado como inibição pré-sináptica.

140. **a.** A aplicação de modalidades frias mostrou reduzir a velocidade de condução nervosa.

141. **a.** A doença ou fenômeno de Raynaud é induzida por exposição a um estimulo frio, então a bolsa de gelo deve ser evitada com esse paciente.

142. **b.** Pelo fato de o cabeçote ser o eletrodo ativo em uma combinação de tratamento como essa, é desejável que a bolsa dispersiva esteja relativamente inativa. Assim, uma técnica monopolar em que uma bolsa dispersiva maior é presa adjacente à área de tratamento pretendida seria mais adequada.

143. **d.** Embora não haja evidências que comprovem preocupações anteriores de que o ultrassom possa danificar uma epífise em crescimento, usar ultrassom sobre esses locais ósseos ainda não é geralmente recomendado, particularmente quando existem outras opções de tratamento.

144. **a.** A pressão hidrostática exercida pela água em profundidades maiores (próximo às pernas e pés desse paciente) irá ajudar a empurrar o fluido para cima e para fora das extremidades mais baixas e de volta para a circulação central.

145. **a.** Para aumentar a extensibilidade do tecido de colágeno, são desejáveis alguns efeitos térmicos do tratamento de ultrassom; portanto, é necessário usar o modo contínuo. Para penetrar até a profundidade da cápsula da junta do ombro, deve ser usada a frequência de 1 MHz porque o ultrassom entregue com frequências mais altas tende a ser absorvido mais nos tecidos superficiais.

146. **c.** A maioria das modalidades de aquecimento, compressão, e elétricas causa algum aumento na circulação, o que pode agravar uma condição metastática. Além disso, a presença de um câncer ativo no tecido local, como osso, pode enfraquecer o tecido e causar lesão, então tração também é contraindicada.

Todas as outras condições são ou indicações ou potenciais precauções para o uso dessas modalidades.

147. **b.** Biofeedback de eletromiografia requer que o paciente esteja atento e responda conscientemente a um estímulo auditivo ou visual a fim de ter um efeito de aprendizado. É improvável que um indivíduo com demência tenha o foco de atenção ou retenção necessários para se beneficiar desse tipo de intervenção. Todas as outras condições são indicadas ou para facilitar a força ou relaxamento dos grupos musculares pretendidos.

148. **a.** O calor tende a causar vasodilatação local, então mais provavelmente irá aumentar a acumulação de fluido nos espaços intersticiais do que diminuí-la.

149. **d.** *Spray* frio causa um resfriamento da superfície quando o *spray* líquido evapora.

150. **a.** Estudos mostraram um aumento na força muscular em seguida a uma aplicação de 5 minutos de uma modalidade de frio. Esfriamento de longo prazo pode reduzir a força muscular assim como o tônus muscular. Embora terapia fria possa reduzir a quantidade de início tardio de dor muscular, a modalidade precisaria ser aplicada imediatamente em seguida à sessão de exercícios, não antes dela.

151. **a.** Pelo fato de o calor tender a aumentar a circulação, o maior perigo é que o calor aplicado sobre uma lesão infeccionada faça com que o organismo dissemine para os tecidos adjacentes ou entrar na circulação central onde pode causar uma infecção sistêmica.

152. **b.** Cimento e plástico são rapidamente aquecidos por ultrassom, então deve ser evitada sobre tecidos com esses tipos de implantes. O ultrassom pode interferir com um marca-passo cardíaco quando aplicado sobre o peito ou a parte superior das costas. Os efeitos do ultrassom sobre os órgãos reprodutores não são conhecidos; assim, deve ser evitado sobre essas áreas anatômicas. O metal tende a refletir o ultrassom, então implantes de metal não são uma contraindicação, mas sim uma precaução.

153. **c.** Osso tem uma alta atenuação de ultrassom por causa tanto da absorção quanto da reflexão. Assim, se você está movimentando o cabeçote muito vagarosamente ou usando uma unidade com uma taxa alta de não uniformidade de feixe de ondas, o efeito de aquecimento pode ser mais concentrado sobre o tecido ósseo e causar desconforto (isto é, dor profunda).

154. **d.** O uso de pílulas de controle de natalidade não contraindica ou acrescenta precauções ao uso de diatermia de ondas curtas, então é uma pergunta desnecessária. Todas as outras perguntas podem ter alguma relevância para o uso dessa modalidade sobre essa parte do corpo em particular.

155. **c.** Esfregar a superfície da pele com sabão ou álcool irá remover qualquer sujeira, loções, ou óleos da pele que possam causar impedância na corrente elétrica e garantir melhor condutividade usando a menor quantidade de intensidade.

156. **b.** Eletroterapia pode ser usada para tratar todos os ferimentos infectados, espasticidade, e incontinência urinária (por meio de reforço dos músculos do assoalho pélvico). No entanto, é contraindicada em pacientes com histórico de convulsões por causa da possibilidade de que o estímulo possa provocar uma convulsão.

157. **d.** Esse tipo de corrente é conhecido como corrente russa. As outras correntes listadas têm diferentes formas de ondas e são geralmente planejadas para outras indicações clínicas além de reforço muscular.

158. **c.** Tetania muscular é geralmente atingida a uma taxa de pulsação entre 30 e 50 pulsos por segundo (Hz). Pelo fato de ser desejada uma contração suave para reforço muscular ou amplitude de movimentos, a maioria dos protocolos de estimulação elétrica neuromuscular inclui configurações de frequência nessa amplitude. Uma contração muscular pode ser suscitada em ambientes de frequência mais baixa (irá apresentar uma resposta de contração), e ambientes de frequência mais alta podem ser usados, particularmente quando a meta de tratamento é fatigar um músculo que esteja em espasmo.

159. **a.** Um músculo muito fraco ou parcialmente inervado tende facilmente à fadiga, então uma configuração de frequência mais baixa é indicada para esses pacientes.

160. **d.** Ao usar a estimulação elétrica para ajudar a reduzir a espasticidade, muitos protocolos estimulam o antagonista do músculo espástico porque está geralmente em um estado enfraquecido. No entanto, se o estímulo é trazido muito rapidamente usando um tempo de ascensão longa/rampa rápido, pode causar um estiramento rápido do músculo espástico, assim exacerbando o problema.

161. **d.** Pelo fato de o úmero subluxado estar deslocado anteriormente e inferiormente, os músculos supraespinhal e deltoide posterior são geralmente estimulados simultaneamente para ajudar a reverter a posição subluxada.

162. **c.** Quando a lesão é aguda e o edema ainda está se formando, a estimulação deve ser mantida no nível sensorial para evitar lesão mais profunda aos tecidos. Estimulação no nível sensorial é tudo o que é necessário para afetar as mudanças na permeabilidade da célula que ajudam a reduzir a formação de edema.

163. **b.** Com TENS no nível sensorial, o corpo pode rapidamente se adaptar, ou habituar, à sensação, o que diminui seus efeitos. Ao modular a amplitude, frequência e/ou duração do pulso, o corpo não tem a oportunidade de se habituar à sensação e deve continuar a responder a ela.

164. **d.** Período refratário é a quantidade de tempo que leva para que uma membrana excitável esteja pronta para um segundo estímulo uma vez que retorne ao seu estado de repouso em seguida à excitação. Na geração de uma ação potencial, conforme o potencial da membrana é aumentado, tanto os canais de íons de sódio quanto de potássio começam a abrir. Isso aumenta tanto a corrente de sódio interna (que é chamada despolarização) quanto a corrente de potássio externa de balanceamento (que é chamada repolarização). O limiar é a quantidade de corrente requerida para que a voltagem aumente passado o limite crí-

tico, geralmente 15 mV mais alto do que o valor de repouso. Isso resulta na iniciação de um processo por meio do qual o feedback positivo da corrente de sódio ativa ainda mais canais de sódio, e isso eventualmente leva à geração de uma ação potencial.

165. **a.** A frequência do pulso determina a taxa de ativação potencial de ação. Além disso, a frequência influencia a força e resposta motora de uma unidade de motor única. Frequência aumentada muda a resposta muscular de contração para tetania. Tetania é requerida pela maioria dos programas de estimulação. A amplitude de frequência de 25 a 50 pulsos por segundo atinge tetania na maioria dos músculos. Qualquer coisa menor irá resultar em respostas de contração muscular. Aumentos na frequência além de 50 pps esgotam os suprimentos de energia do músculo (trifosfato de adenosina).

166. **a.** O ciclo de trabalho é a porcentagem de tempo em que a estimulação está ligada ou ativa. Ciclo de trabalho = [tempo ligado/(tempo ligado + desligado)] × 100%. Nesse caso, 6 segundos ligado e 18 segundos desligados = 25% de ciclo de trabalho (razão 1:3).

167. **c.** Colocação de eletrodo ou configuração de eletrodo é dependente de vários fatores, incluindo o tamanho dos eletrodos, orientação de eletrodos, distância entre eletrodos, distância de pontos motores, polaridade de eletrodos, e tipo de forma de onda usada. Uma configuração de eletrodos monopolar ocorre quando um eletrodo está localizado sobre o tecido alvo (ativo) e um segundo eletrodo sobre um local distante (inativo). Uma configuração bipolar ocorre quando ambos os eletrodos estão sobre a área alvo e ambos os eletrodos estão geralmente ativos. Configurações monopolares são com frequência utilizadas quando a corrente deve ser mantida em uma área pequena. Bipolar é usada quando a corrente é desejada em uma área alvo maior. Configurações assimétricas ou monofásicas se referem a um tipo de forma de onda elétrica. São usadas quando a corrente é desejada em dosagens maiores em um local de eletrodo específico. Um eletrodo ativo é colocado próximo ao ponto motor, enquanto o outro eletrodo é colocado em outro ponto para dispersar a corrente. Formas de onda simétricas ou bifásicas são usadas quando ambos os eletrodos precisam estar igualmente ativo. Isso é usado em músculos que são maiores ou requerem mais corrente. Extensores de pulso são uma massa muscular pequena que requer corrente específica para uma região pequena. A forma de onda bifásica assimétrica com configuração de eletrodo monopolar irá fornecer a configuração para essa massa muscular.

168. **d.** Embora a queda do pé possa ser resultado de inúmeras patologias (tanto neurológicas quanto ortopédicas), fraqueza dos músculos tibiais anteriores resulta em capacidade prejudicada de realizar dorsiflexão do pé. Esse déficit é mais aparente durante a fase de balanço da deambulação que requer que seja realizada dorsiflexão do pé a fim de liberar os artelhos conforme o pé progride para frente no ar.

169. **a.** O quadríceps é um grande grupo muscular e como resultado requer quantidade relativamente significativa de corrente para recrutar com eficácia unidades

motoras suficientes para reforçar o músculo. Estudos sobre o quadríceps indicam que é difícil recrutar seletivamente um dos músculos do quadríceps individualmente durante atividades funcionais. O foco do tratamento não é melhorar a força do músculo, mas melhorar o controle motor do músculo. Recrutamento muscular máximo não é requerido para melhorar o controle motor muscular. Portanto, o médico pode diminuir a quantidade de corrente (intensidade da corrente). Isso tornaria o tratamento mais confortável para o paciente, mas o paciente deve ser encorajado a recrutar ativamente o músculo em conjunção com a estimulação. Modificar a taxa de pulso e a duração do pulso afetaria a capacidade de recrutar fibras musculares e, portanto, essas não devem ser modificadas. Com um grupo muscular tão grande quanto o quadríceps, a forma de onda bifásica é provavelmente preferível á monofásica; portanto, mudar a polaridade não irá afetar o conforto da intervenção, porque uma forma de onda bifásica terá corrente igual em cada eletrodo.

170. **d.** Fluidos corporais como sangue ou sêmen têm mais probabilidade de transmitir o vírus HIV. Não acredita-se que saliva, lágrimas, suor, ou urina e fezes sem sangue promovam transmissão de HIV.

171. **c.** Gripe tem partículas relativamente grandes que não permanecem suspensas no ar, mas caem até 90 cm da fonte. É disseminada quando o indivíduo afetado tosse ou espirra.

172. **c.** Os centros de Controle e Prevenção de Doenças recomendam que higiene adequada das mãos pode ser obtida lavando as mãos com sabão e água quando as mãos estão visivelmente sujas com sangue ou outro fluido corporal, antes e após comer, e após usar o banheiro. É aconselhável usar uma esfregação com produto com base de álcool nos seguintes casos: antes e depois de contato de rotina com um cliente, antes de colocar e após remover luvas para um procedimento não cirúrgico, e após contato com fluido corporal ou pele que não está intacta e antes de mover as mãos para uma parte limpa da mesma pessoa.

173. **c.** Funcionários de serviço de saúde com herpes-zóster localizada não devem cuidar de pacientes até que todas as lesões estejam secas e crostosas.

174. **c.** As outras escolhas são considerações para cessação das técnicas de limpeza das vias aéreas. O fisioterapeuta supervisor ou o médico devem ser consultados se qualquer dessas condições estiver presente.

175. **c.** Tuberculose é comumente transmitida por inalação de partículas aéreas infectadas, conhecidas como núcleos de gotículas, que são produzidos quando pessoas infectadas espirram, riem, falam, cantam, ou tossem.

176. **a.** Os glóbulos de gordura da medula óssea ou do tecido subcutâneo no local da fratura migram para os pulmões e podem bloquear vasos pulmonares, diminuindo a difusão alveolar de oxigênio. Os sintomas iniciais geralmente ocorrem 1 a 3 dias após a lesão, mas essa complicação pode ocorrer uma semana depois. Mudanças sutis no comportamento e orientação ocorrem se há coá-

gulos na circulação cerebral. Também pode haver queixas de dispneia, dores no peito, diaforese, palidez, ou cianose.

177. **a.** O tubo de drenagem deve ser mantido abaixo do nível do peito o tempo todo de forma que a gravidade possa ajudar na remoção de fluidos. O movimento das extremidades superiores deve ser monitorado de forma a não interferir com o tubo.

178. **b.** Qualquer estímulo doloroso irá tipicamente suscitar uma resposta simpática, resultando em vasoconstrição e hipertensão. Em seguida a uma lesão na medula espinhal, os nervos sensoriais abaixo do nível da lesão continuam a transmitir nos impulsos excitantes, causando esse aumento na pressão sanguínea e vasoconstrição. No indivíduo não lesionado, a resposta simpática descendente compensa esse aumento na pressão sanguínea causando vasodilatação para trazer a pressão sanguínea para um nível mais normal.

179. **a.** O teste de artéria vertebral é usado para determinar se os extremos de movimento da coluna cervical irão comprometer a artéria vertebral. Se esse teste for positivo, o fluxo através da artéria cerebral poderia ser comprometido com alta velocidade ou manter técnicas cervicais de porção final. Tratamentos como tração na coluna cervical devem ser evitados nesse paciente.

180. **d.** Escolhas a, b, e c todas envolvem as extremidades inferiores. O paciente está somente três semanas após fratura e não pode realizar quaisquer atividades das extremidades superiores até que liberado pelo médico.

181. **d.** Embora todas as escolhas sejam importantes, trombose venosa profunda (TVP) é um risco sério para qualquer paciente. TVP tem mais probabilidade de se formar na artéria poplítea acima e abaixo do joelho. Uma TVP poderia levar a embolia pulmonar e morte. Médicos devem ser cautelosos se suspeitarem de TVP em qualquer paciente.

182. **c.** Há sintomas clássicos de trombose venosa profunda (TVP). Essa é uma emergência médica, e o paciente deve ser imediatamente encaminhado ao médico ou possivelmente à emergência. Sinais posteriores de uma trombose venosa profunda podem ser vermelhidão ao longo da área da panturrilha.

183. **a.** Sensação superficial na pele é com frequência reduzida ou comprometida sobre a área de cirurgia após o edema após estar fica presente por vários dias, possivelmente devido a compressão de nervos superficiais periféricos locais. Todas as outras escolhas poderiam ser infecção ou trombose venosa profunda. Em qualquer um desses casos, o médico deve ser contatado.

184. **c.** Pacientes com esclerose múltipla geralmente se apresentam com fenômeno de Uhthoff, que é uma reação adversa a calor externo ou temperatura corporal aumentada. Isso geralmente ocorre com exercícios e pode se tornar pior com temperatura ambiente aumentada.

185. **b.** Pacientes com doença de Huntington se apresentam com movimentos coreicos, fazendo com que esse paciente esteja sob risco de fraturas e contusões dos

ossos longos. Pacientes não podem controlar esses movimentos involuntários, que são algumas vezes violentos. Danos aos ossos longos geralmente não são causados por quedas, mas por bater a extremidade envolvida em objetos circundantes.

186. **b.** Pelo fato desse teste envolver movimentar rapidamente a cabeça do paciente de um lado para outro e então para cima e para baixo, não deve ser realizado se houver uma possibilidade de coluna cervical instável. Esse teste é usado para determinar funções dos nervos cranianos. Após a cabeça do paciente ser movimentada de um lado para outro, os olhos do paciente são observados para verificar movimento na direção oposta ao movimento da cabeça, o que indica um teste positivo ou reflexos intactos.

187. **b.** Pelo fato desse paciente ter uma doença altamente comunicável, um termômetro descartável de uso único é a escolha adequada nesse cenário. Esse termômetro é descartado após uso, e não há perigo de transferir a doença para outros pacientes.

188. **a.** Uma classificação de Borg de 12 está dentro das diretrizes de exercícios moderados. Estágio 1 na escala de angina estão no início da angina e é de alguma coisa com que o paciente está familiarizado. Um aumento na taxa cardíaca de mais de 3 batidas por minutos sobre repouso é considerado uma diretriz para parar o teste de exercício. No entanto, uma taxa de índice de dispneia não deve exceder 2/4 em qualquer durante a reabilitação.

189. **b.** Violência íntima do parceiro ocorre entre parceiros atuais ou anteriores tanto em relacionamentos heterossexuais quanto homossexuais.

190. **c.** Se a temperatura central do corpo for elevada acima de 40° C, um paciente pode estar experimentando insolação por esforço. Essa é uma emergência médica.

191. **d.** Pressão intracraniana normal (PIC) varia de 0 a 15 mmHg, com uma gama média de 8 mmHg. PIC sustentada acima de 20 mmHg requer tratamento de emergência. Um médico de reabilitação que observar uma elevação na PIC acima de 15 mmHg deveria contatar a enfermeira ou o médico.

192. **b.** *Status* epilético é uma condição na qual convulsões são tão prolongadas ou tão repetidas que a recuperação não ocorre entre ataques. Isso ocorre quando a pessoa tem convulsões tônico-clônicas generalizadas, e não ocorre retorno de consciência entre convulsões. É uma emergência médica.

193. **a.** Você nunca deve conter alguém durante uma convulsão. Tentativas de restringir um indivíduo durante uma convulsão poderiam possivelmente lesionar o indivíduo. No caso de uma convulsão, todos os objetos que poderiam possivelmente prejudicar a pessoa, incluindo cadeiras, mesas, e outros objetivos móveis, devem ser movidos para longe.

194. **d.** Torção testicular é uma torção anormal do cordão espermático conforme os testículos rotacionam dentro da túnica vaginal. Essa condição é uma emer-

gência médica. Diagnóstico precoce e tratamento são imperativos para salvar os testículos.

195. **d.** O risco de capsulite adesiva pós-operatória pode ser diminuído com protocolos atuais de tratamento como fisioterapia pré-operatória. Intervenção pós-operatória deve começar cinco dias após o procedimento.

196. **d.** Se o nível de glicose no sangue for 70 mg/dL ou menor, um lanche de carboidratos deve ser dado e a glicose retestada em 15 minutos para garantir um nível adequado. Pessoal adequado deve ser contatado se o nível de glicose não subir como esperado.

197. **b.** Medicação anti-hipertensiva pode causar uma queda aguda na pressão sanguínea quando levantando rapidamente ou deixando uma piscina aquecida, o que causa vasodilatação. Isso é mais evidente no início da terapia. Os pacientes devem ser supervisionados e advertidos para levantar devagar, para se segurar em algo firme, e para senta ao sair da piscina.

198. **a.** Embora cozimento, enlatamento e pasteurização possam reduzir a chance de infecções causadas por alimentos, lavar as mãos é reconhecidamente a única medida mais importante para evitar disseminação de doenças infecciosas. Lavar as mãos com sabão neutro ajuda na remoção mecânica de sujeira e micróbios presentes nas mãos, incluindo patógenos potenciais, evitando assim a disseminação de muitas doenças infecciosas.

199. **d.** Trombose venosa profunda é uma condição potencialmente séria que requer estudos especiais para identificar de forma adequada e possível terapia anticoagulante para tratamento. Encaminhamento médico é indicado assim que houver suspeita de trombose venosa profunda.

200. **b.** É imperativo para um socorrista certificar-se de que a cena é segura para entrar antes de fornecer resgate de emergência. Isso garante que o socorrista não se torne uma vítima adicional.

201. **b.** Pressão direta é a primeira linha de defesa para hemorragia externa. Se for malsucedida, então elevação e pressão aplicadas aos pontos de pressão do pulso são adicionadas sequencialmente. Torniquetes são usados como último recurso.

202. **c.** Pulso, sensação, e função motora são avaliados antes de colocar a tala para avaliar a integridade da função neurovascular das extremidades. São checadas novamente após colocar a tala para certificar-se de que a tala não foi aplicada apertada demais.

203. **b.** A pessoa deve se deitar para evitar lesão na cabeça. Roupas justas são afrouxadas para certificar-se de que nada seja excessivamente restritivo. Mobília próxima é movida para longe para segurança do paciente. Nada deve ser colocado na boca do paciente por causa do perigo de obstruir as vias aéreas.

204. **a.** Um interruptor com circuito de falha de aterramento protege o paciente de uma situação potencialmente ameaçadora à vida. As outras escolhas são preocupações válidas, mas a escolha a é a mais importante.

205. **d.** Pressão no osso temporal esquerdo exatamente anterior à orelha ajuda a deter o fluxo de sangue da artéria temporal.

206. **d.** O terapeuta não precisa usar avental, luvas ou máscara. Essas precauções são necessárias somente se houver uma chance de que o terapeuta ou suas roupas possam se contaminar com sangue, soro, ou fezes.

207. **b.** Essa manobra colocaria estresse indevido sobre as extremidades superiores. Em vez disso, a criança apoiada ao redor dos ombros enquanto tenta sentar.

208. **d** Treino de força nesse grupo deve ser monitorado de perto por causa da imaturidade esquelética. Técnicas adequadas devem ser ensinadas e reforçadas.

209. **b.** Com um tumor em andamento nessa área, qualquer amplitude passiva de movimentos ou mobilização é contraindicada.

210. **b.** Dor durante 24 horas ou mais é uma preocupação, e deve ser tomado cuidado por causa da idade do paciente. Não é uma contraindicação, no entanto. Queixas excessivas de dor devem ser uma contraindicação. Pacientes hemofílicos não devem ter nenhuma junta alongada por causa da possibilidade de efusão.

211. **b.** Hiperextensão é contraindicada por causa da abordagem anterior. Esse movimento colocaria estresse indevido sobre a porção anterior da cápsula do quadril. Escolhas a, c, e d são todas contraindicações para a abordagem posterior.

212. **d.** A bolsa do cateter deve sempre estar abaixo do nível da cintura. Isso irá evitar que a urina na linha do cateter se mova de volta para o trato urinário do paciente. Podem resultar infecções se for permitido que a urina entre novamente no trato urinário.

213. **d.** Estudos mostraram que 15% dos indivíduos com Síndrome de Down têm instabilidade atlantoaxial (C1-2). Instabilidade nessa região é uma contraindicação para tração cervical.

214. **d.** O útero se move superiormente nessa posição. Isso poderia fazer com que uma embolia aérea entre na vagina e no útero. Eventualmente, a embolia poderia entrar no sistema circulatório através da ferida placentária.

215. **b.** Esses movimentos estirariam os tecidos que são iniciais no processo de cura. Deve ser tomado cuidado para não danificar essas estruturas na cápsula anterior.

216. **a.** Pressão sanguínea sistólica deve sempre subir conforme a carga aumenta. Os outros valores estão dentro dos limites normais para repouso ou resposta a exercícios.

217. **a.** Trombose venosa profunda ocorre em pessoas sedentárias ou imobilizadas como resultado de uma diminuição do fluxo sanguíneo por causa de inatividade. Uma complicação séria da TVP é embolia pulmonar, que é quando um coágulo viaja para o sistema pulmonar e bloqueia o fluxo sanguíneo. É uma grande causa de morte em muitos hospitais.

218. **b.** A vacina de hepatite é dada em uma série de três doses, e qualquer um nascido em 1957 ou depois foi imunizado contra sarampo. Todos os adultos devem

tomar vacina antitetânica a cada 10 anos. A vacina contra gripe irá produzir anticorpos no corpo que irão fornecer proteção contra as estirpes mais comuns de vírus de gripe encontrados pela pesquisa no ano. A cada ano, as estirpes de vírus são diferentes, então a imunização é necessária em base anual para evitar infecções recorrentes.

219. **d.** Dor que acorda uma pessoa do sono pode ser devido a tumor maligno. É importante diferenciar essa dor da dor que torna difícil adormecer, que geralmente não é tão grave.

220. **c.** Fisiatras são médicos que se especializam em medicina física e reabilitação. Fisiatras com frequência supervisionam o cuidado com os pacientes que requerem reabilitação, encaminhando-os a vários outros médicos e profissionais de plano de saúde associados e acompanhando o resultado desses encaminhamentos.

221. **d.** De acordo com o Guia, o prognóstico deveria conter "metas previstas e resultados esperados, nível previsto de melhora ideal, intervenções específicas a serem usadas, e duração proposta e frequência das intervenções que são requeridas para atingir as metas previstas e resultados esperados".

222. **a.** O fisioterapeuta fornece intervenções baseadas na orientação da fisioterapia. Os fisioterapeutas documentam as respostas do paciente a intervenções específicas e as ajustam de acordo.

223. **d.** O médico não precisa ser contatado porque esse paciente já está recebendo cuidados médicos de internação. Uma temperatura anormalmente alta geralmente diminui a tolerância do paciente à atividade. A sessão desse paciente provavelmente será cancelada, mas o fisioterapeuta supervisor deve ser consultado primeiro.

224. **a.** O Guia para a Prática do Fisioterapeuta é um documento essencial descrevendo a abordagem do fisioterapeuta no cuidado com o paciente.

225. **b.** Uma avaliação é conduzida para interpretar as descobertas de um exame e é usada para estabelecer um diagnóstico e prognóstico que inclui um plano de cuidados.

226. **b.** Os critérios para certificação estipulam que o grau para o programa de educação de um fisioterapeuta em nível profissional deve ser no nível de pós-bacharelado e que o grau do programa de educação de um fisioterapeuta é o grau de associado.[†]

227. **a.** Reavaliação periódica garante a eficácia do programa e serve como fator motivador para o cliente que está sendo submetido a uma intervenção de fisioterapia.

[†]Nota do RT.: Refere-se à realidade dos Estados Unidos da América. No Brasil, a formação do fisioterapeuta é o bacharelado em fisioterapia. Para o estagiário, não há grau de associado.

228. **d.** O fisioterapeuta pode conduzir análise de ergonomia no local de trabalho e realizar uma avaliação de capacidade funcional. Após essas avaliações, o paciente pode então começar um programa de força e condicionamento.

229. **a.** O primeiro componente do modelo de tratamento do paciente, exame, é o processo de reunir informações sobre o estado passado e atual do cliente. Começa com um histórico para descrever a natureza da condição ou estado de saúde do cliente.

230. **c.** No componente final do exame, testes e mensurações, o terapeuta seleciona e realiza procedimentos específicos para quantificar o estado físico e funcional do cliente. Os testes e mensurações permitem então que o fisioterapeuta desenvolva o plano de cuidados mais adequado.

231. **d.** Um prognóstico é uma previsão do nível de melhora e tempo necessário para atingir o dito nível. O terapeuta desenvolve um plano de cuidados que incorpora as expectativas do cliente.

232. **b.** Metas de curto prazo e de longo prazo, resultados, intervenções, e critérios para alta são todos parte do plano de cuidados.

233. **a.** A porção subjetiva das observações SOAP inclui o que o cliente com frequência descreve sobre a condição atual. Um histórico preciso deve ser registrado nessa porção das observações.

234. **c.** A porção avaliação das tradicionais observações SOAP incluem julgamento crítico com base nas observações feitas pelo fisioterapeuta durante o tratamento; essa seção também pode incluir metas.

235. **d.** Intervenção processual é a maior interação terapêutica entre o terapeuta ou estagiário e o cliente. Um estagiário estaria envolvido em um componente substancial dos cuidados conforme delegado pelo fisioterapeuta nesse ponto da reabilitação de um paciente.*

236. **c.** Em qualquer momento em que um fisioterapeuta estiver incerto da intervenção em um paciente ou da resposta a uma intervenção, o fisioterapeuta deve imediatamente consultar o fisioterapeuta supervisor.

237. **d.** A lei estadual de práticas é o estatuto legal que pretende "proteger a saúde pública, segurança, bem-estar, e fornecer para controle administrativo do estado, supervisão, licenciamento, e regulamentação da prática de fisioterapia". Muitas leis estaduais de prática estabelecem o máximo da razão fisioterapeuta/estagiário, tipo e frequência de comunicação com o fisioterapeuta supervisor, frequência de re-exame do cliente pelo fisioterapeuta, e nível mínimo de supervisão.†

---

*A RT desconhece esse contexto na fisioterapia como intervenção processual.
†Refere-se à realidade dos Estados Unidos da América.

238. **b.** O desenvolvimento ou modificação de um plano de cuidados que é baseado no exame inicial ou re-exame e que incluir as metas e resultados da fisioterapia é responsabilidade única do fisioterapeuta.

239. **a.** A vista geral de toda a documentação para serviços prestados para cada cliente em cada sessão de fisioterapia permanece responsabilidade única do fisioterapeuta.

240. **a.** Uma visita de supervisão pelo fisioterapeuta irá ser feita sob solicitação do fisioterapeuta para um re-exame, quando uma mudança no plano de cuidados for necessária, antes de qualquer alta planejada, e em resposta a uma mudança no estado médico do cliente, pelo menos uma vez por mês, ou em frequência mais alta quando estabelecida pelo fisioterapeuta, de acordo com as necessidades do cliente.[†]

241. **d.** Escolhas a, b, e c são todas parte da visita de supervisão. O médico que encaminhou não precisa fornecer documentação de que é necessária uma visita de supervisão.

242. **a.** Na supervisão geral, não é solicitado ao fisioterapeuta que esteja no local para orientação e supervisão, mas deve estar disponível pelo menos por telecomunicação. Nas escolhas b e c, a telecomunicação não atende aos requisitos de supervisão direta ou supervisão pessoal direta.

243. **d.** Hospitais ambulatoriais, instalações de enfermagem, instalações de reabilitação ambulatorial abrangentes, e agências de cuidados com a saúde domésticos requerem supervisão geral do fisioterapeuta. Fisioterapeutas em práticas provadas ou no consultório de um médico requerem supervisão direta.

244. **a.** Embora um fisioterapeuta possa realizar todas essas atividades, a única atividade listada que pode ser realizada apenas por um fisioterapeuta é o ultrassom da coluna lombar. Técnicos em fisioterapia ou auxiliares são autorizados a realizar as outras escolhas. O elemento de intervenções de administração do cliente deve ser representado e reembolsado como fisioterapeuta apenas quando realizado por um fisioterapeuta ou estagiário.[†]

245. **c.** Desbridamento preciso seletivo, que é um componente do cuidado com o ferimento, e mobilizações da coluna e da junta periférica, que são componentes de terapia manual, são considerados além do escopo o treinamento do fisioterapeuta pela APTA. Isso, no entanto, permanece controverso.[†]

246. **c.** Para permanecer clinicamente competente, os fisioterapeutas devem procurar formas de melhorar suas habilidades clínicas após a graduação. A maioria das jurisdições requer unidades de educação continuada para manter a licença.[†]

[†]Referem-se à realidade dos Estados Unidos da América.

247. **d.** Associação e distritos são considerados no nível local da APTA, enquanto cada estado tem um comitê. Há diversos corpos da APTA em nível nacional, incluindo seções.†

248. **c.** Um membro fisioterapeuta prospectivo deve assinar uma garantia indicando conformidade com um Código de Ética, enquanto um membro fisioterapeuta assistente em perspectiva deve assinar uma garantia indicando conformidade com os Padrões de Conduta Ética para o Fisioterapeuta.†

249. **b.** A Federation of State Boards of Physical Therapy (Federação das Juntas Estaduais de Fisioterapia) (FSBPT) é particularmente útil para identificar os requisitos de licenciamento em cada jurisdição do país. Com relação aos exames, a FSBPT desenvolve, mantém, e administra exames de licenciamento nacionais para fisioterapeutas e estagiários.†

250. **b.** A Health Insurance Portability and Accountability Act (Lei de Portabilidade e Responsabilidade dos Planos de Saúde) (HIPAA) requer que, entre outras coisas, todas as operadoras de plano de saúde que transmitam ao paciente informações eletronicamente adiram às diretrizes federais com relação ao tipo de informação sobre o paciente que elas divulgam, para quem podem divulgar, e como armazenam essas informações, a fim de proteger a confidencialidade do paciente.†

251. **a.** Em relação à prática de fisioterapia o único estatuto mais importante é a lei estadual de prática de fisioterapia. A lei de prática é uma fundamentação legal para o escopo e proteção da prática de fisioterapia.†

252. **b.** Entre as áreas geralmente fornecidas por uma lei estadual de prática estão a definição estadual da prática de fisioterapia, identificação de fornecedores que podem fornecer legalmente serviços de terapia, identificação de tarefas que podem ser delegadas, e requisitos de supervisão.

253. **d.** As consequências de violar leis estaduais de prática são a definição estadual da prática do fisioterapeuta, identificação de fornecedores que podem legalmente fornecer serviços de fisioterapia, identificação de tarefas que podem ser delegadas, e requisitos de supervisão.

254. **a.** Licenciamento cria um escopo de práticas, autoriza o indivíduo para prática em um dado estado, e legalmente protege o uso do título profissional. Funcionalmente, a certificação, sem o licenciamento, legalmente protege título do fisioterapeuta. Ao contrário da licenciatura, no entanto, não cria um escopo de prática separado por monopólio para fornecer um serviço em particular. O registro é a regulamentação governamental menos rigorosa e requer somente que os registrados periodicamente forneçam ao estado registro atualizado sobre suas informações demográficas e pagar uma taxa de registro.

255. **b.** Como regra geral, a Parte A do Medicare cobre serviços de internação, e a Parte B fornece reembolso para serviços ambulatoriais e domésticos.

---

†Refere-se à realidade dos Estados Unidos da América.

256. **b.** Embora a comissão reguladora estadual de fisioterapia não pode mudar a lei de práticas adotada pela legislatura estadual, comissões estaduais servem a muitas funções importantes. Podem aconselhar a legislatura ou outros corpos governamentais para esclarecer o escopo de prática, assim como fornecem aconselhamento para praticantes estaduais licenciados que procuram orientação sobre questões de prática no estado. Também dão assistência na administração dos procedimentos de licenciamento estaduais e geralmente são no mínimo consultadas por promotores em casos de má conduta profissional.

257. **c.** As outras escolhas são exemplos de negligência, que é definida como o insucesso em agir como pessoa razoavelmente prudente. Má prática, ou negligência profissional, é a falha em agir como membro de boa reputação profissional teria agido, resultando em lesão subsequente ao paciente. É uma falha em atender ao padrão profissional de cuidados, um tipo especial de negligência. Um exemplo de má prática seria quando um terapeuta mobiliza excessivamente uma junta e causa lesão.

258. **d.** Equipamentos médicos duráveis são equipamentos médicos (como cadeiras de rodas, leitos hospitalares, ou ventiladores) que um médico pode prescrever para uso do paciente por um período extenso.

259. **d.** Em sua forma mais simples, cuidados gerenciados consistem de dois componentes: um cronograma de pagamento pré-estabelecido pelo seguro de saúde com base nos dados de utilização, e uma rede de fornecedores consistindo em fornecedores contratatos pelo seguro de saúde e concordam em aceitar o cronograma de pagamento por seus serviços.

260. **c.** Ao trabalhar com indivíduos de uma cultura diferente da sua, você deve evitar estereótipos com base em expectativas étnicas e culturais. Diferenças entre membros o mesmo grupo étnico ou cultural pode ser tão grande quanto as existentes entre membros de grupos culturais e étnicos diferentes.

261. **b.** Uma revisão de sistemas é incluída na secção O das observações SOAP. A revisão de sistemas inclui um breve exame dos outros sistemas do corpo relacionados à fisioterapia e quaisquer informações sobre a cognição, comunicação e estilo de aprendizado preferido do paciente.

262. **a.** Um paciente pode obter seus prontuários médicos simplesmente assinando um formulário de liberação. Prontuários e registros nuca devem ser dados ou enviados por faz para um advogado, a menos que o paciente tenha assinado uma liberação.

263. **c.** A presença de um tapete poderia resultar em uma queda, o que seria muito mais prejudicial à saúde de um cliente idoso do que os outros objetos no ambiente. Para pessoas idosas, quedas são a principal causa de fraturas.

264. **d.** Avaliação é o julgamento do fisioterapeuta sobre o progresso e limitações dos clientes e benefícios esperados da terapia.

265. **a.** O plano relaciona as informações apresentadas nas seções O e A das observações SOAP e é uma descrição das intervenções, métodos, ou abordagens usadas para atingir as metas.

266. **c.** As observações do paciente sobre a extremidade superior direita são mais pertinentes para essa sessão de tratamento porque elas se relacionam a toda a sessão. Os comentários da enfermagem são importantes, mas não pertencem à seção S. A seção S é geralmente reservada para os comentários do paciente.

267. **c.** A ênfase é no componente de desempenho e a aplicação funcional, não o meio específico usado para o tratamento. Muitos terceiros pagadores também querem ver a quantidade de tempo por código de Terminologia Processual Atual cobrado.

268. **b.** O comportamento foi legal porque não houve crime e não trouxe dano ao paciente. Foi antiético porque o terapeuta estava mais preocupado com as necessidades do terapeuta do que com as necessidades do paciente. Também violou o princípio da veracidade.

269. **a.** Comunicação eficaz por supervisores e gerentes envolve comunicar expectativas, oferecer críticas construtivas, e expressar interesse no crescimento profissional do empregado.

270. **d.** Consentimento informado se refere a fornecer e compartilhar informações sobre cuidados com a saúde para os indivíduos de forma que esses possam tomar as melhores decisões sobre seu tratamento ou cuidados com a saúde.

271. **d.** É crucial levar em consideração os sentimentos do paciente quando você tem que informá-lo de que é antiético aceitar presentes. Ao explicar a situação e reconhecer o gesto, você tem mais probabilidade de evitar ofender o paciente.

272. **c.** O pai biológico do paciente teria o direito de acessar os registros estando ou não na lista, mas não o padrasto. A escolha b é incorreta porque, a menos que esteja na lista original, ele não pode simplesmente assinar um formulário e receber os registros. A escolha d é incorreta porque você não consegue se certificar de que está falando com a mãe.

273. **b.** A escolha b é a resposta mais empática. Também faz com que o paciente saiba que o terapeuta irá fazer um esforço para evitar que o problema recorra.

274. **b.** Um terapeuta nunca deve comentar sobre um prognóstico tão sério antes que o médico tenha avaliado os resultados de laboratório e ter uma consulta com o paciente primeiro.

275. **a.** A American with Disabilities Act (Lei dos Americanos Portadores de Deficiência) permitiu modificações estruturais de edifícios federais e proteção contra discriminação com base na deficiência.

276. **d.** Escolhas a, b, e c devem todas ser realizadas todas as vezes em que é cometido um erro de documentação. Nunca se deve usar borrachas ou corretores líquidos.

277. **c.** Todas as alternativas acima são bons conselhos que precisam ser seguidos, mas o consentimento para despir é a primeira e mais importante escolha. Dobras podem causar áreas de pressão, e as roupas do paciente podem estar sujas. Situações de sexo podem obviamente causar preocupação.

278. **c.** Exame, avaliação, diagnóstico, prognóstico é a ordem correta, de acordo com a American Physical Therapy Association (Associação Americana de Fisioterapia).

279. **d.** Autonomia significa autogovernança e se refere ao direito de um indivíduo de tomar suas próprias decisões. O termo autodeterminação é sinônimo de autonomia. No cuidado com o paciente, esse direito é protegido por um estatuto federal conhecido como Patient Self-Determination Act (Lei da Autodeterminação do Paciente) de 1990. Esse estatuto codifica os direitos de pacientes hospitalizados e residentes de cuidados de longo prazo para participar da tomada de decisões do tratamento e para controlar o uso de medidas de tratamento extraordinárias, incluindo suporte de vida artificial.

280. **d.** Veracidade refere-se a contar a verdade. Fidelidade refere-se a ser fiel., justiça se refere a ser justo, e beneficência se refere a fazer o que é melhor para outra pessoa.

281. **b.** Beneficência é o princípio ético de agir de forma a refletir os melhores interesses do paciente. Nesse caso, o fisioterapeuta e o estagiário estavam tentando fazer o que eles consideravam ser melhor em termos de proteger o paciente do futuro risco de dano físico resultante de outra queda.

282. **b.** Esse é um exemplo de negligência comum que incide sobre a entrega de cuidado de saúde. A responsabilidade do estabelecimento tem provisão para danos monetários da parte dos donos do estabelecimento por lesões incorridas pelos clientes. O conceito de justiça se refere ao tratamento justo, ou equidade. Justiça compensatória é um tipo de justiça que compensa o indivíduo de forma justa por lesões ou infrações que tenham sofrido. Os outros tipos de justiça listados lidam mais com a alocação justa de recursos de cuidados de saúde no nível societário ou individual.

283. **b.** A responsabilidade por negligência profissional ocorre quando os profissionais de cuidados com a saúde falham em cuidar dos pacientes que está em conformidade com padrões legais e profissionais de cuidados. Para alegar negligência da parte do terapeuta, o paciente teria que fornecer evidências que o terapeuta não seguiu as políticas e procedimentos padrão relacionados à segurança do paciente durante as transferências e que essa ação foi a causa direta da lesão. Assim, a melhor defesa para o terapeuta é não colocar a culpa em algum outro lugar, mas sim enfatizar que foi prestado o padrão adequado de cuidado. As leis do Bom Samaritano não se aplicam a esse caso porque a situação não colocou o paciente em perigo iminente ou sério.

284. **c.** Para se proteger contra alegações de má conduta sexual, provedores de cuidados com a saúde devem implementar algumas estratégias de gerenciamento

de risco, incluindo (1) fornecer acompanhantes do mesmo sexo ao conduzir procedimentos íntimos em que haverá toque, ou sob solicitação do paciente; (2) implementar uma política de "bater e entrar" na clínica; (3) implementar uma política de consentimento informado geral que garante que o paciente entende a natureza das perguntas que serão feitas e tipos de procedimentos terapêuticos que eles podem experimentar; e (4) fornecer educação e capacitação contínuas para profissionais de saúde e equipe de apoio sobre como evitar abuso e assédio sexual.

285. **c.** A legislação da ADA se aplica a negócios públicos e privados que empregam 25 ou mais pessoas em 26 de julho de 1992, ou aqueles com quinze ou mais pessoas em 26 de julho de 1994. O Título I da ADA proíbe discriminação de empregado de "indivíduo qualificado com uma deficiência", o que significa que o candidato à vaga ou empregado pode realizar as funções essenciais do cargo, com ou sem acomodações razoáveis. O empregador determina quais são as funções essenciais do trabalho, e a ADA define que deficiência é. A Equal Employment Opportunity Commission (Comissão de Oportunidades Iguais de Emprego) (EEOC) fornece definições para "acomodações razoáveis".

286. **d.** De acordo com o código, 30 centímetros de extensão são necessários para cada 2,5 centímetros de subida ao tornar uma área acessível.

287. **a.** Dar conselho ou enviar o paciente para seu médico para que esse tome a decisão não é o comportamento terapêutico adequado. O papel do fisioterapeuta ou do estagiário é ajudar o paciente a revisar suas opções e encorajá-lo a tomar a melhor decisão para si mesmo.

288. **d.** Essa resposta é correta porque aos pacientes precisam de um programa doméstico escrito com diagramas e instruções. Ensino face a face também é necessário para garantir que o paciente entende o programa. Trazer outro membro da família também é bastante aconselhável para dar assistência ao paciente com o programa em casa. Embora uma consulta com o Serviço Social possa ser necessária em longo prazo, não irá ajudar o paciente a realizar os exercícios nos próximos dias.

289. **b.** O supervisor pode lidar melhor com essa situação discutindo o programa de exercícios longe do paciente. Corrigir o recém-graduado na frente do paciente provavelmente irá diminuir a confiança do paciente no tratamento e no terapeuta.

290. **c.** Colocar a data da capacitação no quadro de avisos e enviar um memorando para os chefes de departamento é a forma mais eficaz de convidar todos os interessados. Agendar durante o horário de almoço geralmente torna mais fácil para as pessoas comparecerem.

291. **c.** Esta resposta é a mais adequada. O terapeuta não pode garantir que tudo esteja em ordem 9escolha a) ou que o médico seja o melhor (escolha b). A escolha d é insensível demais.

292. **b.** Prestar atenção ao comportamento não verbal e ao conteúdo emocional da mensagem. Afasia de Wernicke é uma afasia receptiva. O uso de um quadro ou perguntas mais simples não terá sucesso porque esses métodos requerem comunicação receptiva. Correção frequente não é ideal porque o paciente não consegue processar feedback receptivo.

293. **c.** A escolha c define prática baseada em experiência. Embora essa abordagem tenha sido usada no passado, tem limitações. Restrições incluem a experiência do médico ou o expertise do médico em fornecer a intervenção.

294. **d.** Embora as últimas intervenções possam ser necessárias para o melhor resultado possível, intervenções comprovadas por pesquisa têm mais probabilidade de oferecer os resultados esperados.

295. **b.** Um relatório de caso é uma descrição detalhada da apresentação clínica de um paciente, o curso de tratamento, e as mudanças na apresentação clínica que ocorreram durante e geralmente após aquele curso de tratamento. Um estudo de pesquisa controlado aplica uma intervenção e compara o estado do paciente com o de quando a intervenção não é aplicada.

296. **c.** Sujeitos *in vitro* são usados para estudar mudanças no nível celular, e animais podem não responder como os humanos. Sujeitos humanos com a patologia em questão ofereceriam a resposta mais adequada à intervenção.

297. **c.** Um estudo é considerado duplo cego quando tanto o paciente quanto o médico não têm conhecimento de se o tratamento é real ou placebo. É difícil aplicar esse tipo de estudo em intervenções de fisioterapia.

298. **b.** Um teste confiável dá o mesmo resultado quando aplicado na mesma situação.

299. **a.** Validade relaciona a utilidade de um teste e grau em que esse representa a propriedade que alega mensurar.

300. **b.** Uma meta-análise combina e analisa os dados numéricos de testes clínicos randomizados primários individuais que atendem padrões rigorosos pré-definidos para determinar a eficácia de uma intervenção. Uma revisão sistemática é um relatório descritivo integrativo abrangente e imparcial que fornece uma visão geral das pesquisas publicadas sobre um tópico e é considerada uma revisão qualitativa.

301. **d.** Um relatório narrativo envolve artigos escolhidos pelo autor para revisão. Com frequência, os métodos usados para escolher estudos e interpretar dados são informais e subjetivos.

302. **b.** Sensibilidade também é conhecida como taxa verdadeiro-positivo. Em contraste, a probabilidade de um resultado de testes negativo em uma pessoa sem a patologia é conhecida como especificidade, ou taxa verdadeiro-negativo.

303. **a.** Eficácia é o benefício de uma intervenção em condições controladas de um estudo de pesquisa. Efetividade leva em conta a variabilidade individual do ambiente clínico. Efetividade se aproxima mais do "mundo real".

304. **d.** Durante a porção de teste e mensurações do exame (que está na porção objetiva das observações), números ou classificações específicas podem ser designados (mensuração quantitativa), como é o caso com as mensurações de amplitude de movimentos e força.

305. **b.** Prática baseada em evidências inclui decidir sobre uma estratégia de intervenção com base nas descobertas de pesquisa, as experiências do próprio fisioterapeuta e do estagiário, e as prioridades familiares. Com basear uma decisão sobre como abordar a intervenção unicamente em descobertas de pesquisa, sem considerar suas próprias experiências e as prioridades familiares não permite considerações sobe todas as características e necessidades únicas da criança e da família.

306. **b.** A média é a média do conjunto de números. O modo é o número que aparece com mais frequência no conjunto de dados. A mediana é o valor mais central.

307. **d.** A maioria das escalas de classificação representa níveis ordinais de mensurações de forma que tenham notas que estão em ordem de classificação, mas não representam igualmente os espaços mensurados, como na mensuração de intervalo ou nível de razão.

308. **c.** Além de ser consistente, uma mensuração deve reduzir a quantidade de erros a fim de ser considerada confiável. Fontes de erro podem ser sistêmicas (p. ex., por causa de calibragem ruim de um instrumento) ou aleatórias (p. ex., mudanças no desempenho do sujeito). Testes estatísticos como coeficientes de correlação intraclasse levam em conta as múltiplas fontes de erro ao estimar a confiabilidade de uma mensuração.

309. **d.** Gráficos de dispersão ilustram o relacionamento de duas variáveis, uma alocada no eixo x e outra alocada no eixo y. Uma linha de encaixe para os pontos de dados também pode ser ilustrada. Um relacionamento perfeito é ilustrado por uma linha diagonal de um canto do gráfico ao canto oposto.

310. **b.** Os resultados sendo mensurados são as variáveis dependentes em um estudo. Os grupos de tratamento representariam a variável independente.

311. **a.** O efeito Hawthorne foi nomeado por causa de um experimento conduzido na fábrica de Hawthorne da Companhia Elétrica Ocidental nos anos de 1920, no qual a produtividade dos funcionários melhorava não importava o que os pesquisadores fizessem para mudar o ambiente de trabalho. Esse resultado era atribuído à atenção especial que os funcionários recebiam dos pesquisadores, em oposição às variáveis que eram introduzidas no ambiente de trabalho.

Bibliografia Selecionada e Leitura Sugerida

Afifi AK, Bergman RA: *Functional neuroanatomy,* ed 2, New York, 2005, McGraw-Hill.
American Association of Cardiovascular and Pulmonary Rehabilitation: *Guidelines for pulmonary rehabilitation programs,* ed 4, Champaign, 2010, Human Kinetics.
American College of Sports Medicine: *A CSM's resources for clinical exercise physiology: musculoskeletal, neuromuscular. neoplastic, immunologic and hematologic conditions,* ed 2, Philadelphia, 2009, Lippincott Williams & Wilkins.
American College of Sports Medicine (editor), Durstine JL, G, Painter P, Roberts S: *ACSMs exercise management for persons with chronic diseases and disabilities,* ed 3, Champaign, 2009, Human Kinetics.
American College of Sports Medicine (editor): *A CSM's health-related physical fitness assessment manual,* ed 3, Philadelphia, 2010, Lippincott Williams & Wilkins.
American College of Sports Medicine: *A CSM's resource manual for guidelines for exercise testing and prescription,* ed 7, Philadelphia, 2013, Lippincott Williams & Wilkins.
American Physical Therapy Association: *Guide to physical therapist practice,* ed 2, (Revised), Alexandria, 2003, American Physical Therapy Association.
Andreoli TE, Griggs RC, Benjamin I, Wing EJ: *Andreoli and Carpenters Cecil essentials of medicine,* ed 8, Philadelphia, 2011, Saunders.
Andrews JR, Harrelson GL, Wilk KE: *Physical rehabilitation of the injured athlete,* ed 4, Philadelphia, 2012, Saunders.
Baldry P: *Acupuncture, trigger points and musculoskeletal pain,* ed 3, St. Louis, 2005, Churchill Livingstone.
Bandy WD, Sanders B: *Therapeutic exercise for physical therapy assistants: techniques for intervention,* ed 3, Philadelphia, 2011, Lippincott Williams & Wilkins.
Baranoski S, Ayello EA: *Wound care essentials: practice principles,* ed 3, Philadelphia, 2011, Lippincott Williams & Wilkins.
Barrett KE, Barman SM, Boitano S, Heddwen B: *Ganongs review of medical physiology,* ed 24, New York, 2012, McGraw-Hill Medical.
Baxter RE: *Pocket guide to musculoskeletal assessment,* ed 2, St. Louis, 2003, Saunders.
Bear MF, Connors BW, Paradiso MA: *Neuroscience: exploring the brain,* ed 3, Philadelphia, 2006, Lippincott Williams & Wilkins.
Belanger AY: *Therapeutic electrophysical agents: evidence behind practice,* ed 2, Philadelphia, 2009, Lippincott Williams & Wilkins.
Beam W, Adams G: *Exercise physiology laboratory manual,* ed 7, New York, 2013, McGraw-Hill.
Benjamin PJ: *Tappans handbook of healing massage techniques,* ed 5, Stamford, 2010, Prentice Hall/Pearson.
Berg KE, Latin RW: *Essentials of research methods in health, physical education. Exercise science. and recreation,* ed 3, Philadelphia, 2007, Lippincott Williams & Wilkins.
Berk LE: *Development through the lifespan,* ed 5, Boston, 2009, Pearson.
Berman J: *Color atlas of basic histology,* ed 3, New York, 2003, McGraw-Hill.

Bibliografia Selecionada e Leitura Sugerida

Bickley LS: *Bates' guide to physical examination and history taking*, ed 11, Philadelphia, 2012, Lippincott Williams & Wilkins.

Bogduk N: *Clinical and radiological anatomy of the lumbar spine*, ed 5, St. Louis, 2012, Churchill Livingstone.

Boissonnault WG: *Primary cart! for the physical therapist: examination and triage*, ed 2, St. Louis, 2011, Saunders.

Brotzman SB, Manske RC: *Clinical orthopaedic rehabilitation: an evidence-based approach*, ed 3, St. Louis, 2011, Mosby.

Brukner P, Khan K: *Brukner and Khans clinical sports medicine*, ed 4, New York, 2011, McGraw-Hill.

Bryant DP, Bryant BR: *Assistive technology for people with disabilities*, ed 2, Boston, 2012, Pearson.

Bryant R, Nix D: *Acute and chronic wounds: current management concepts*, ed 4, St. Louis, 2012, Mosby.

Cameron MH: *Physical agents in rehabilitation: from research to practice*, ed 4, St. Louis, 2013, Saunders.

Cameron MH, Monroe L: *Physical rehabilitation for the physical therapist assistant*, St. Louis, 2011, Saunders.

Campbell SK, Palisano RJ, Orlin MN: *Physical therapy for children*, ed 4, St. Louis, 2012, Saunders.

Cantu RJ, Grodin AJ: *Myofascial manipulation: theory and clinical application*, ed 3, Austin, 2011, Pro-ED.

Carr JH, Shepherd CJ: *Movement science: foundations for physical therapy in rehabilitation*, ed 2, Dallas, 2000, Pro-Ed.

Carr JH, Shepherd RB: *Stroke rehabilitation: guidelines for exercise and training to optimize motor skill*, Philadelphia, 2003, Butterworth-Heinemann.

Carr JH, Shepherd RB: *Neurological rehabilitation: optimizing motor performance*, ed 2, Philadelphia, 2010, Churchill Livingstone.

Case-Smith J: *Occupational therapy for children*, ed 6, St. Louis, 2010, Mosby.

Cech DJ, Martin S: *Functional movement development across the life span*, ed 3, St. Louis, 2012, Saunders.

Ciccone CD: *Pharmacology in rehabilitation*, ed 4, Philadelphia, 2007, FA Davis.

Cleland J, Koppenhauers S: *Netters Orthopaedic clinical examination: an evidence-based approach*, ed 2, Philadelphia, 2011, Saunders.

Cole MB: *Group dynamics in occupational therapy*, ed 4, Thorofare, 2011, Slack.

Cook AM, Polgar JM: *Cook and Husseys assistive technologies: principles and practice*, ed 3, St. Louis, 2008, Mosby.

Cottrell RR, Girvan JT, McKenzie JF: *Principles and foundations of health promotion and education*, ed 5, San Francisco, 2011, Benjamin Cummings.

Crossman AR, Neary D: *Neuroanatomy: an illustrated colour text*, Philadelphia, 2010, Churchill Livingstone.

Cuppett M, Walsh K: *General medical conditions in the athlete*, ed 2, St. Louis, 2012, Mosby.

Dandy DJ, Edwards DJ: *Essential orthopaedics and trauma*, ed 5, Philadelphia, 2009, Churchill Livingstone.

DeDomenico G: *Beard's massage: principles and practice of soft tissue manipulation*, ed 5, St. Louis, 2008, Saunders.

DePoy E, Gitlin LN: *Introduction to research: understanding and applying multiple strategies*, ed 4, St. Louis, 2011, Mosby.

Domholdt E: *Rehabilitation research: principles and applications*, ed 4, St. Louis, 2011, Saunders.

Donatelli RA: *Physical therapy of the shoulder*, ed 5, St. Louis, 2012, Churchill Livingstone.

Donatelli RA, Wooden MJ: *Orthopaedic physical therapy*, ed 4, St. Louis, 2011, Churchill Livingstone.

Dorland (editor): *Dorland's illustrated medical dictionary*, ed 32, Philadelphia, 2011, Saunders.

Drake RL, Vogl W, Mitchell A WM: *Gray's anatomy for students*, ed 2, New York, 2010, Churchill Livingstone.

Drench ME, Noonan A, Sharby N, Ventura S: *Psychosocial aspects of healthcare*, ed 3, Stamford, 2011, Prentice Hall.

Dutton M: *Duttons orthopaedic examination, evaluation, and intervention*, ed 3, New York, 2012, McGraw-Hill.

Echternach J: *introduction to electromyography and nerve conduction testing*, ed 2, Thorofare, 2002, Slack.

Edelman CL, Mandle CL, Kudzma EC: *Health promotion throughout the lifespan,* ed 8, St. Louis, 2009, Mosby.
Edmond SC: *Joint mobilization manipulation: extremity and spinal techniques,* ed 2, St. Louis, 2006, Mosby.
Edmunds MW, Mayhew MS: *Pharmacology for the primary care provider,* ed 4, St. Louis, 2014, Mosby.
Effgen SK: *Meeting the physical therapy needs of children,* ed 2, Philadelphia, 2013, FA Davis.
Esterson SH: *Starting and managing your own physical therapy practice,* Jones and Bartlett Learning, 2004.
Felton DL: *Netter's neuroscience flash cards,* ed 2, Philadelphia, 2010, Saunders.
Field D, Owen-Hutchinson J: *Fields anatomy, palpation and surface markings,* ed 5, Philadelphia, 2012, Churchill Livingstone.
Fritz S: *Mosby's fundamentals of therapeutic massage,* ed 5, St. Louis, 2013, Mosby.
Frontera WR, Slovik DM: *Exercise in rehabilitation medicine,* ed 2, Champaign, 2006, Human Kinetics.
Frownfelter D, Dean E: *Cardiovascular and pulmonary physical therapy: evidence to practice,* ed 5, St. Louis, 2013, Mosby.
Gateley C, Borcherding S: *Documentation manual for occupational therapy: writing SOAP notes,* ed 3, Thorofare, 2011, Slack.
Gelb D: *introduction to clinical neurology,* ed 3, Philadelphia, 2005, Butterworth Heinemann.
Gillen: *Stroke rehabilitation: a function-based approach,* ed 3, St. Louis, 2011, Mosby.
Gladson B: *Pharmacology for rehabilitation professionals,* ed 2, St. Louis, 2011, Saunders.
Goodman CC, Fuller KS: *Pathology for the physical therapist assistant,* St. Louis, 2011, Saunders.
Goodman.CC, Snyder TEK: *Differential diagnosis for physical therapists: s": screening for referral,* ed 5, St. Louis, 2013, Saunders.
Greene D, Roberts SL: *Kinesiology: movement in the context of activity,* ed 2, St. Louis, 2005, Mosby.
Greenspan A, Chapman MW: *Orthopedic imaging: a practical approach,* ed 5, Philadelphia, 2010, Lippincott Williams & Wilkins.
Guccione AA, Wong R, Avers D: *Geriatric physical therapy,* ed 3, St. Louis, 2012, Mosby.
Gulick D: *Ortho notes clinical examination pocket guide,* ed 3, Philadelphia, 2013, FA Davis.
Gutman SA: *Quick reference neuroscience for rehabilitation professionals,* ed 2, Thorofare, 2007, Slack.
Haines DE: *Neuroanatomy: an atlas of structures, sections, and systems,* ed 8, Philadelphia, 2011, Lippincott Williams & Wilkins.
Haines DE: *Fundamental neuroscience for basic and clinical applications,* ed 4, Philadelphia, 2013, Saunders.
Hall JE: *Guyton and Hall textbook of medical physiology,* ed 12, Philadelphia, 2011, Saunders.
Hall JE: *Pocket companion to Guyton and Hall textbook of medical physiology,* ed 12, Philadelphia, 2012, Saunders.
Hall SJ: *Basic biomechanics,* ed 5, Boston, 2006, McGraw-Hill.
Hamill J, Knutzen KM: *Biomechanical basis of human movement,* ed 3, Philadelphia, 2008, Lippincott Williams & Wilkins.
Hansen JT: *Essential anatomy dissector: following Grant's method,* ed 2, Philadelphia, 2002, Lippincott Williams & Wilkins.
Hay WW, Levin MJ, Deterding RR, Abzug M: *Current diagnosis and treatment pediatrics,* ed 21, New York, 2012, McGraw-Hill Medical.
Henderson G, Bryan WV: *Psychosocial aspects of disability,* ed 4, Springfield, 2011, Charles C. Thomas Publisher.
Hertling D: *Management of common musculoskeletal disorders: physical therapy principles and methods,* ed 4, Philadelphia, 2005, Lippincott Williams & Wilkins.
Heuer A: *Wilkins clinical assessment in respiratory care,* ed 7, St. Louis, 2014, Mosby.
Hicks CM, Hicks C: *Research methods for clinical therapists: applied project design and analysis,* ed 5, New York, 2010, Churchill Livingstone.
Hillegrass EA: *Essentials of cardiopulmonary physical therapy,* ed 3, St. Louis, 2011, Saunders.
Hillman SK: *Interactive functional anatomy,* ed 2, Champaign, 2006, Primal Pictures.
Hislop HJ, Montgomery J: *Daniels and Worthingham's muscle testing: techniques of manual examination,* ed 9, St. Louis, 2013, Saunders.

Houglum PA, Bertoti DB: *Brunnstroms clinical kinesiology*, ed 6, Philadelphia, 2012, FA Davis.
Huber FE, Wells CL: *Therapeutic exercise:, treatment planning for progression*, Philadelphia, 2006, Saunders.
Irion G: *Comprehensive wound management*, ed 2, Thorofare, 2009, Slack.
Jacobs MA, Austin NM: *Splinting the hand and upper extremity: principles and process*, Philadelphia, 2002, Lippincott Williams & Wilkins.
Jenkins DB, Hollinshead WH: *Hollinshead's functional anatomy of the limbs and back*, ed 9, St. Louis, 2009, Saunders.
Jensen GM, Mostrom E: *Handbook of teaching and learning for physical therapists*, ed 3, St. Louis, 2013, Saunders.
Jones MA, Rivett DA: *Clinical reasoning for manual therapists*, Philadelphia, 2004, Butterworth-Heinemann.
Kandel ER, Schwartz JH, Jesse ll TM, Siegelbaum S, Hudspeth AJ: *Principles of neural science*, ed 5, New York, 2002, McGraw-Hill Medical.
Katzung BG, Masters S, Trevor A: *Basic and clinical pharmacology*, ed 12, Boston, 2012, McGraw-Hill Medical.
Kauffman TL, Barr JO, Moran ML: *Geriatric rehabilitation manual*, ed 2, St. Louis, 2007, Churchill Livingstone.
Kendall FP, McCreary EK, Provance PG, Rodgers M, Romani W: *Muscles: testing and function, with posture and pain*, ed 5, Philadelphia, 2005, Lippincott Williams & Wilkins.
Kisner C, Colby LA: *Therapeutic exercise: foundations and techniques*, ed 6, Philadelphia, 2013, FA Davis.
Konin JG, Wiksten D, !sear J, Brader H: *Special tests for orthopedic examination*, ed 3, Thorofare, 2006, Slack.
Kumar V, Abbas AK, Fausto N, Aster J: *Robbins and Cofran pathologic basis of disease*, ed 8, Philadelphia, 2010, Saunders.
Leonard PC: *Building a medical vocabulary: with Spanish translations*, ed 8, St. Louis, 20q, Saunders.
Levangie PK, Norkin CC: *Joint structure and function: a comprehensive analysis*, ed 5, Philadelphia, 2011, FA Davis.
Levine D, Richards J, Whittle MW: *Whittles gait analysis*, ed 5, Philadelphia, 2012, Churchill Livingstone.
Lewis CB: *Aging: the health care challenge*, ed 4, Philadelphia, 2002, FA Davis.
Lewis CB, Bottomley JM: *Geriatric rehabilitation: a clinical approach*, ed 3, Stamford, 2008, Prentice Hall/Pearson.
Lippert LS: *Clinical kinesiology and anatomy*, ed 5, Philadelphia, 2011, FA Davis.
Long T, Toscano K: *Handbook of pediatric physical therapy*, ed 2, Philadelphia, 2001, Lippincott Williams & Wilkins.
Los Amigos Research and Education Center: *Observational gait Analysis!* Downey, 2011, Los Amigos Research and Education.
Lowe WW: *Orthopedic massage*, ed 2, St. Louis, 2009, Churchill Livingstone.
Lundy-Ekman L: *Neuroscience: fundamentals for rehabilitation*, ed 4, St. Louis, 2013, Saunders.
Magee DJ: *Orthopedic physical assessment*, ed 5, Philadelphia, 2008, Saunders.
Magee DJ, Zachazewski JE, Quillen WS: *Scientific foundations and principles of practice of musculoskeletal rehabilitation*, St. Louis, 2007, Saunders.
Magill RA: *Motor learning and control: concepts and applications*, ed 9, New York, 2010, McGraw-Hill.
Maitland GD, Hengeveld E, Banks K, English K: *Mai/land's vertebral manipulation*, ed 7, Philadelphia, 2006, Butterworth-Heinemann.
Mansfield PJ, Neumann DA: *Essentials of kinesiology for the physical therapist assistant*, ed 2, St. Louis, 2014, Mosby.
Martin S, Kessler M: *Neurologic intervention/or physical therapy*, ed 2, Philadelphia, 2007, Saunders.
Maxey L, Magnusson J: *Rehabilitation for the pas/surgical orthopedic patient*, ed 3, St. Louis, 2013, Mosby.
McArdle WD, Katch Fl, Katch VL: *Essentials of exercise physiology*, ed 4, Philadelphia, 2010, Lippincott Williams & Wilkins.
McCance KL, Huether SE: *Pathophysiology: the biologic basis for diseases in adults and children*, ed 6, St. Louis, 2010, Mosby.

McGill S: *Low back disorders,* ed 2, Champaign, 2007, Human Kinetics.
McKinnis LN: *Fundamentals of musculoskeletal imaging,* ed 4, Philadelphia, 2013, FA Davis.
McPhee SJ, Papadakis MA, Rabow MW: *Current medical diagnosis and treatment 2013,* ed 52, New York, 2012, McGraw-Hill Medical.
Mettler FA: *Essentials of radiology,* ed 3, Philadelphia, 2014, Saunders.
Moore KL, Dalley AF, Agur AMR, Dalley AF: *Clinically oriented anatomy,* ed 7, Philadelphia, 2013, Lippincott Williams & Wilkins.
Moore KL, Persaud TVN, Torchia MG: *Before we are born: essentials of embryology and birth defects,* ed 8, Philadelphia, 2013, Saunders.
Mosby (editor): *Mosby's dictionary of medical, nursing and health professions,* ed 9, St. Louis, 2013, Mosby.
Myers BA: *Wound management: principles and practice,* ed 3, Stamford, 2012, Prentice Hall/Pearson.
Netter FH: *Atlas of human anatomy,* ed 5, Philadelphia, 2010, Saunders.
Neumann DA: *Kinesiology of the musculoskeletal system: foundations for rehabilitation,* St. Louis, 2010, Mosby.
Nieman DS: *Exercise testing and prescription,* ed 7, New York, 2010, McGraw-Hill.
Nolte: *The human brain: an introduction to its functional anatomy,* ed 6, St. Louis, 2009, Mosby.
Nordin M, Frankel VH: *Basic biomechanics of the musculoskeletal system,* ed 4, Philadelphia, 2012, Lippincott Williams & Wilkins.
Norkin CC, White DJ: *Measurement of joint motion: a guide to goniometry,* ed 4, Philadelphia, 2009, FA Davis.
Nosse LJ: *Managerial and supervisory principles for physical therapists,* ed 3, Philadelphia, 2009, Lippincott Williams & Wilkins.
Nowak T J, Handford AG: *Pathophysiology: concepts and applications for health care professionals,* ed 3. New York, 2004, McGraw-Hill.
Oatis CA: *Kinesiology: the mechanics and pathomechanics of human movement,* ed 2, Philadelphia, 2008, Lippincott Williams & Wilkins.
Oschman JL: *Energy medicine in therapeutics and human performance,* Philadelphia, 2003, Butterworth-Heinemann.
OShea RK: *Pediatrics for the Physical therapist assistant,* St. Louis, 2009, Saunders.
O'Sullivan SB, Schmitz TJ, Fulk G: *Physical rehabilitation,* ed 6, Philadelphia, 2013, FA Davis.
Pagana KO, Pagana TJ: *Mosby's diagnostic and laboratory test reference,* ed 11, St. Louis, 2013, Mosby.
Pagliarulo MA: *Introduction to physical therapy,* ed 4, St. Louis, 2012, Mosby.
Palastanga N, Soames R, Field D: *Anatomy and human movement: structure and fimction,* ed 6, Philadelphia, 2012, Churchill Livingstone.
Palisano RJ: *Movement sciences: transfer of knowledge into pediatric therapy practice,* London, 2004, Routledge.
Payne VG, Isaacs LO: *Human motor development: a lifespan approach,* ed 8, New York, 2011, McGraw Hill.
Paz JC, West MP: *Acute care handbook/or physical therapists,* ed 4, St. Louis, 2014, Saunders.
Peckenpaugh NJ, Poleman CM: *Nutrition essentials and diet therapy,* ed 11, St. Louis, 2010, Saunders.
Pierson FM, Fairchild SL: *Pierson and Fairchilds principles and techniques of patient care,* ed 5, St. Louis, 2013, Saunders.
Portney LG, Watkins MP: *Foundations of clinical research: applications to practice,* ed 3, Stamford, 2008, Prentice Hall/Pearson.
Powers SK, Howley ET: *Exercise physiology: theory and application to fitness and performance,* ed 8, New York, 2011, McGraw-Hill.
Purnell LD, Lattanzi JB: *Developing cultural competence in physical therapy practice,* Philadelphia, 2006, FA Davis.
Purtilo RB, Doherty R: *Ethical dimensions in the health professions,* ed 5, St. Louis, 2011, Saunders.
Purtilo RB, Haddad AM, Doherty R: *Health professional and patient interaction,* ed 8, Philadelphia, 2014, Saunders.
Quinn L, Gordon J: *Documentation for rehabilitation: a guide to clinical decision making,* ed 2, St. Louis, 2010, Saunders.
Reese NB: *Muscle and sensory testing,* ed 3, St. Louis, 2012, Saunders.
Reese NB, Bandy WD: *Joint range of motion and muscle length testing,* ed 2, Philadelphia, 2010, Saunders.

Reynolds F: *Communication and clinical effectiveness in rehabilitation,* Philadelphia, 2005, Butterworth-Heinemann.

Richmond T, Powers D: *Business fundamentals for the rehabilitation professional,* ed 2, Thorofare, 2009, Slack.

Royeen M, Crabtree JL: *Culture in rehabilitation: from competency to proficiency,* Stamford, 2006, Prentice Hall/Pearson.

Sahrmann S: *Diagnosis and treatment of movement impairment syndromes,* St. Louis, 2002, Mosby.

Schmidt RA, Lee TD: *Motor control and learning: a behavioral emphasis,* ed 5, Champaign, 2011, Human Kinetics.

Scott R W: *Promoting legal and ethical awareness: a primer for health professionals and patients,* St. Louis, 2009, Mosby.

Scott R W: *Legal, ethical, and practical aspects of patient care documentation: a guide for rehabilitation professionals,* ed 4, Sudbury, 2013, Jones & Bartlett.

Scott RW, Petrosino CL: *Physical therapy management,* St. Louis, 2008, Mosby.

Shamus E, Stem DF: *Effective documentation for physical therapy professionals,* ed 2, New York, 2011, McGraw-Hill.

Shankman GA, Manske RC: *Fundamental orthopedic management for the physical therapist assistant,* ed 3, St. Louis, 2011, Mosby.

Shiland BJ: *Mastering healthcare terminology,* ed 4, St. Louis, 2013, Mosby.

Shumway-Cook A, Woollacott MH: *Motor control: translating research into clinical practice,* ed 4, Philadelphia, 2011, Lippincott Williams & Wilkins.

Sine R, Liss SE, Roush RE: *Basic rehabilitation techniques: a self-instructional guide,* ed 4, Gaithersburg, 2000, Aspen Publishers.

Sisto SA, Durin E, Sliwinski MM: *Spinal cord injuries: management and rehabilitation,* St. Louis, 2009, Mosby.

Skinner HB: *Current diagnosis and treatment in orthopedics,* ed 5, New York, 2013, McGraw-Hill.

Skinner JS: *Exercise testing and exercise prescription for special cases: theoretical basis and clinical application,* ed 3, Philadelphia, 2005, Lippincott Williams & Wilkins.

Snell RS: *Essential clinical anatomy,* ed 4, Philadelphia, 2010, Lippincott Williams & Wilkins.

Somers MF: *Spinal cord injury: functional rehabilitation,* ed 3, Stamford, 2009, Prentice Hall/Pearson.

Springhouse (editor): *Clinical pharmacology made incredibly easy,* ed 3, Philadelphia, 2008, Lippincott Williams & Wilkins.

Staheli LT: *Fundamentals of pediatric orthopedics,* ed 4, Philadelphia, 2007, Lippincott Williams & Wilkins.

Standring S: *Gray's anatomy: the anatomical basis of clinical practice,* ed 40, New York, 2009, Churchill Livingstone.

Stone RJ, Stone JA: *Atlas of skeletal muscles,* ed 6, Boston, 2008, McGraw-Hill.

Straus SE, Glasziou P, Richardson WS, Haynes RB: *Evidence-based medicine,* ed 4, New York, 2011, Churchill Livingstone.

Swisher LL, Page CG: *Professionalism in physical therapy: history, practice, and development,* Philadelphia, 2005, Saunders.

Tortora GJ, Derrickson BH: *Principles of anatomy and physiology,* ed 13, New York, 2012, Wiley.

Trevor AJ, Katzung BG, Masters SB, Knuidering-Hall M: *Katzung and Trevor's pharmacology examination and board review,* ed 10, New York, 2012, McGraw-Hill.

Umphred DA, Lazaro RT, Roller M, Burton G: *Neurological rehabilitation,* ed 6, St. Louis, 2013, Mosby.

Voight ML, Hoogenboom B, Prentice WE: *Musculoskeletal intervention: techniques for therapeutic exercise,* Philadelphia,:2006, McGraw-Hill.

Watchie J: *Cardiovascular and pulmonary physical therapy: a clinical manual,* ed 2, St. Louis, 2010, Saunders.

Watson T: *Electrotherapy: evidence-based practice,* ed 12, New York, 2008, Churchill Livingstone.

Weir J, Abrahams PH: *Imaging atlas of human anatomy,* ed 4, St. Louis, 2011, Mosby.

West JB: *Respiratory physiology: the essentials,* ed 9, Philadelphia, 2011, Lippincott Williams & Wilkins.

White AA: *Clinical biomechanics of the spine,* ed 3, Philadelphia, 2013, Williams & Wilkins.

Whitmore I, et al: *Human anatomy: color atlas and textbook,* ed 5, St. Louis, 2009, Mosby.

Índice Remissivo

A
ABI
　teste, 49
Acetaminofeno
　propriedades do, 124
Acetilcolina, 128
Acidente vascular encefálico, 27
　causa de, 80
　tipo de, 91
Ácido acético, 338
Acromioplastia, 183, 197
Acuidade visual, 49
ADA
　legislação da, 357
Adrenalina
　liberação de, 143
Afasia de Wernicke, 324
AFO, 333
Agachamentos
　profundos, 243
Agonistas colinérgicos, 140
Agentes químicos
　exposição a, 134
Alça de balde, 54
Alinhamento postural ideal, 182
Alongamento
　balístico, 242
　de carga baixa, 239
　exagerado, 178
　dos isquiotibiais, 309
Alzheimer
　doença de, 79, 217
　　característica patológica da, 85
Amplitude de movimento articular, 4
Ampola, 50

Amputação
　de Syme, 274, 329
　transmetatarsiana, 274
　transtibial, 166, 275
　transumeral, 275
Andador(es), 287
　com rolamentos, 279
　hemiwalker, 335
　recíproco, 336
Angina
　causa de, 118
　definição, 235
　escala de, 158, 233
　pacientes com, 63
　tratamento da, 63
Anomia, 126
Anóxia
　tecidual, 16
Anteversão femoral, 40
　em crianças, 183
Anticontraturas
　posicionamento, 223
Anticonvulsivo, 213
Anti-hipertensivos, 306
Antitrombóticos, 63
Apneuse, 119
Apofisite, 183
　de Sever, 247
APTA, 353
Arco
　de movimento, 8
Arritmia cardíaca, 34
Artelho
　arrasto do, 179
　em garra, 251
Articulação temporomandibular
　estalo na, 9

Articulações metacarpofalângicas
   classificação das, 10
Artrite reumatoide
   juvenil, 72, 126
      causa de, 93, 138
      exacerbação de, 171
      sinais e sintomas, 76
   manifestação na, 69
Artrocinemática, 74, 254
Artroplastia
   do cotovelo, 174
   do ombro, 174
   do quadril direito, 174, 195, 284, 289
   pé caído após, 182
   total do joelho, 176
ASIA
   lesão, 256
Asma, 61
   episódio de, 226
Aspirina, 118
Assoalho pélvico, 272
Associação Americana de Fisioterapia, 356
Astrocitoma
   em crianças, 134
   sintoma de, 88
Atelectasia
   causa de, 21
Atrofia
   muscular
      espinal, 127
   por desuso, 133
Avaliação postural, 4
Avulsão
   fratura por, 6
Axonotmese, 257

B
Baker
   cisto de, 121
Bandagens ACE, 276, 329
Barra metatarsiana, 333
Batida do calcanhar, 187
Bengala
   longa, 330
Bíceps braquial
   tensão muscular no, 4

Bicicleta ergométrica, 236, 329
Bioética
   princípio da, 321
Bloqueador de canal de cálcio, 118
   terapia com, 62
Bolsa
   sublingual,
   suprapatelar, 6
Borg
   Escala de Esforço Percebido, 227, 347
Bomba de compressão pneumática, 289
Botox
   injeção de, 201, 256
Brandt-Daroff
   exercícios de, 204, 258
Broca
   área de, 49
      tumor cerebral na, 88
Bradipneia
   definição de, 51
Brônquio
   obstrução do, 46
Bronquite
   aguda, 116
Bursa
   infecção da, 167
Bursite
   definição de, 39

C
Cadeira de rodas
   a bateria, 278
   manual, 278
Cálculos renais, 108
Calor superficial
   aplicação de, 299
   uso de, 288
Calosidade
   formação de, 1
Câmara cardíaca, 32
Canal neural, 47
Capacidade inspiratória, 54
Capilares
   obstrução dos, 43
Capitato, 42
Capsulite adesiva, 298
   e diabetes, 154
   padrões comuns de, 230

Cartilagem
  articular, 1, 35
  tipos de, 1
Cefaleia(s)
  primárias, 136
  tensional, 89, 136
    medicações na, 90
Celecoxibe, 125
Cerebelo vestibular, 49
Centros de Controle e Prevenção de Doenças, 345
Charcot-Marie-Tooth
  doença de, 82, 261
    sinais clínicos de, 130
Cheyne-Stokes
  respiração de, 44, 58
Chicote
  lesão em, 13, 75
Chopart
  desarticulação de, 274, 328
Cicatrização óssea, 1
Ciclobenzaprina, 74
Cifoescoliose, 66
  definição de, 120
Cifose-lordose
  postura, 36
Círculo de Willis, 51
Cirrose hepática
  sintomas da, 104, 144
Cisalhamento
  forças de, 49
Claudicação
  intermitente, 146
Coleta de dados, 1
Colete lombar
  efeito do, 283
Colles
  fratura de, 192
Coma diabético
  sinal de, 145
Condicionamento cardiopulmonar, 29
Consentimento informado, 355
Contratura de Dupuytren, 250
Convulsões, 27
  atônicas, 135
  parciais complexas, 50, 89, 135
  tipos de, 89

Corrente modulada, 301
Corrente pulsada, 338
Corticosteroides, 88
Cotovelo
  de tenista, 254
Crioglobulinemia, 163, 235
Crioterapia, 297, 336
Crise asmática
  medicações para, 63
Crohn
  doença de, 115
Cross-bridge, 239
Curativos
  aderentes, 268
  não aderentes, 268
Cyriax
  descrição de, 42, 250

D
Deformação em botoeira, 191
  definição, 122
  manifestação clínica de, 70
Demência
  tipo de, 79
Dexametasona, 294
Descondicionamento, 59
  comprometimento primário associado ao, 59
Desmielinização
  do sistema nervoso, 92
Diabetes, 145, 146
  tipo 1, 103
Diafragma pélvico, 55
Diatermia
  de ondas curtas, 290, 341
    tratamento com, 300
Difenidramina, 113, 150
Discinesia tardia, 127
Disco anterior temporomandibular
  deslocamento do, 73
  sintomas de, 181
Disco intervertebral, 41
Disco lombar, 215
Disfagia, 228
Displasia de quadril, 94
Dispneia, 146, 232

Disreflexia autonômica, 303
Distensão muscular
 descrição de uma, 1
Distrofia fascioescapuloumeral
 definição de, 127
 sinal de, 77
Distrofia muscular de Duchenne
 nas crianças, 138, 256
 nas mulheres, 138
 sinais de, 94
Distúrbio vestibular, 91
 sintomas de, 137
Distúrbios convulsivos, 93
Doença autoimune órgão-específica, 57
Doença de Paget
 sintoma mais comum, 68
Doença pulmonar obstrutiva crônica, 30, 58, 116, 158, 162
 duas condições de, 60
Doenças e condições, 57
Doppler positivo
 sinal de, 53
Dor patelofemoral, 185
Dorsiflexão
 do tornozelo, 39
Drenagem bronquial, 156
Drenagem linfática
 manual, 160, 234
Drenagem necrótica, 16
Dupuytren
 contratura de, 189

E

Edema pulmonar
 sintoma de, 59
Eletroencefalografia, 138
Eletromiografia, 299
 biofeedback de, 342
Eletroterapia, 343
Eminência hipotênar
 achatamento da, 257
Encefalite
 causa de, 78
 definição de, 128
 sinais, 128
 sintomas, 79
Encefalopatia
 hepática, 24
 estágio I da, 48
 neonatal, 131
Energia aeróbica
 fonte de, 170
Entorse, 8
Envelhecimento
 alteração fisiológica comum no, 61
Enxaqueca
 episódios de, 112
Epicondilite
 lateral, 196
Epífise femoral, 191
Epilepsia, 135, 306
Erb-Duchenne
 paralisia de, 77, 97, 127
 bebê com, 97
Erupção cutânea
 em forma de borboleta, 120
Escala de angina, 233
Escala de Borg de Esforço Percebido, 227
Escala de Coma de Glasgow, 17, 27, 44
Escala Modificada de Ashworth, 208
Escarro
 espumoso, 119
 mucoide, 119
Esclerose lateral amiotrófica, 261
 definição de, 265
 estágio da, 199
 sintomas de, 79
Esclerose múltipla, 79, 214
 características de, 85
 definição, 137
 estágio inicial, 92
 prognóstico, 80
 sintomas, 80, 129
 tipo de, 92
Escoliômetro, 2
 na escoliose, 2
 uso do, 35
Escoliose
 idiopática, 141
 curva de, 211
 órtese secundária à, 273
 tipo mais comum de, 99
Escore T, 3
Espasmos musculares, 74

Espasticidade
  anormal, 200
Espinha bífida, 138, 217
  oculta, 120
  paciente com, 65
Espirômetro, 54
  de incentivo, 236
Espondiloartropatias, 5
Espondilólise, 126
Esqueleto apendicular, 36
Esqueleto axial, 3
Estatina
  fármacos à base de, 61
Estenose
  na coluna lombar, 172
Esteroides
  anabólicos
    efeitos colaterais de, 148
  injeção de, 72, 124
Estimulação elétrica
  funcional, 340
  nervosa transcutânea, 289
  neuromuscular, 301
  parâmetros de, 288
Estômago
  ácido no
    produção de, 58
Estrato córneo, 50
Estrato germinativo, 46
Estrogênio
  após a menopausa, 109
Exame
  de apalpação, 9
  de triagem, 21
Exercício extenuante, 57, 64
  sintomas de, 115
Exercício isotônico, 180
Exercícios de Brandt-Daroff, 203
Exercícios de Frenkel, 209, 261
Exercícios de respiração diafragmática, 232
Exercícios isométricos, 233, 236
Expiração acessória
  músculos de, 159
Exsudato seroso
  definição, 43

F

Falência cardíaca
  congestiva, 162, 234, 340
  paciente com, 158
Fármaco(s)
  ansiolíticos, 96
  anticolinérgicos, 61
  anti-inflamatórios, 74, 110
  antipsicóticos, 96
  antiviral, 96
  de estatina, 117
  neurolépticos, 77
Fechamento assistido a vácuo, 290
Fenômeno de Raynaud, 267, 339
Ferida
  tipos de, 25
Ferimentos venosos, 270
Fibras de Purkinje, 55
Fibras musculares
  tipos de, 2
Fibras neurais, 22
Fibrocartilagem
  complexo de, 13
    constituição do, 41
    localização, 35
Fibromialgia, 230
  definição de, 126
  estágios agudos de, 153
  sintoma, 75
Fibrose cística, 94, 157, 165
  definição, 139
Fibrose cutânea, 65
Fisiatras, 310
Fisioterapia
  intervenção de, 325
  junta regulatória de, 316
  serviços ambulatoriais de, 316
  torácica, 64
Flexão
  da coluna lombar, 4
Flexibilidade
  determinação da, 39
Fluidoterapia, 292, 337
Forame magno, 10
  estruturas que atravessam o, 40
Formação reticular, 49

Fossa glenoide
  área de contato da, 41
Fratura
  em galho verde, 123
  óssea
    em crianças, 2
  por avulsão, 6
  por estresse, 38, 121, 123
  por impactação, 38
Frenkel
  exercícios de, 209, 261
Frequência cardíaca, 29

G

Gastrectomia, 229
Gastrocnêmio
  contrações, 149
Geno valgo
  deformidade de, 333
Glândulas apócrinas
  localização, 20, 46
Glândulas sebáceas
  localização, 20
Glicose
  nível de, 231
Goniômetro, 14, 15
  uso do, 39
Gota, 123
  causas de, 70
Gráfico da regra dos nove, 26
Gráficos de dispersão, 359
Gripe
  modo de transmissão da, 302
Guia para a Prática do Fisioterapeuta, 350
Guillain-Barré
  síndrome de, 82

H

Hawthorne
  efeito, 359
Heberden
  nodos de, 122
Hemartrose, 98
Hematócrito
  percentual de, 31
Hemianopsia homônima, 132
Hemiparesia, 215
Hemofilia, 163

Hemorragia
  no trato gastrintestinal
    causa de, 115
Hérnia(s)
  de disco, 70, 187
  de hiato, 228
  esportivas, 115
  tipo de, 58
Herniação lateral, 23
Herpes simples
  vírus do, 65, 119
Hidroterapia, 291
Hill-Sachs
  lesão de, 248
Hiperplasia benigna da próstata, 108
Hipertensão
  tratamento da, 63
Hipertireoidismo, 153, 230
Hipertonia
  velocidade-dependente, 21
Hiperventilação
  tendência à, 59
Hiponatremia, 128
Hipotensão ortostática, 51, 107, 136, 146
Hipotensão sintomática, 232
Hipotonia, 35
  na extremidade inferior esquerda, 218
HIV
  estágio de, 154
  infecção por, 77
Huntington
  doença de, 85, 133, 346
  evolução da, 132

I

Icterícia, 104
  características da, 144
Iliopsoas
  arranque anormal do, 256
  fraqueza no, 244
Inalador
  de dose equilibrada, 226
Inclinação pélvica
  posterior, 4
Incontinência urinária, 108
Índice de massa corporal, 53

Índice torácico, 59
Infarto
 do miocárdio, 227
Inspiração
 músculos acessórios da, 156
Insuficiência arterial
 feridas por, 143
Insuficiência cardíaca esquerda
 indicação de, 60
Insuficiência cardíaca sistólica, 60
 sintoma de, 60
Insulina
 uso de, 231
Iontoforese, 296
Isquemia, 49

J
Jarrete
 tendão do, 169, 178, 250
Joelho
 articulação do, 172
 artroplastia de, 304
 artrite no, 167
 hidráulico, 274
  unidades de, 328
 protético, 328
 valgo, 41
 varo, 41
  deformidade, 245
Jumping, 247

L
Lei de Portabilidade e Responsabilidade
 dos Planos de Saúde, 353
Lei de práticas
 violação da, 316
Lei dos Americanos Portadores de
 Deficiência, 323
Lesão(ões)
 de Hills-Sachs, 248
 em chicotada, 42
 isoladas multifocais, 46
Levodopa, 139
Lhermitte
 sinal de, 127
Ligamentos, 39
Linfedema, 30
 definição de, 34, 55
 estágio de, 60, 117
 hiperceratose e, 60
 primário, 64, 119
 resultante de cirurgia de câncer de
  mama, 31
 secundário, 52, 160
  causa de, 52
Linfonodos
 inflamados, 15, 43
Lombalgia crônica, 74, 121, 135
 após a gestação, 109
 fatores preditivos da, 148
Lúpus eritematoso sistêmico, 65

M
Má conduta
 exemplo de, 316
Maléolo medial
 laceração anterior no, 22
Manguito rotador
 ruptura do, 11
 reparo do, 310
Mão
 espástica, 219
Má postura, 169
Maratonistas
 fratura mais comum em, 68
Marca-passo cardíaco, 32
Marcos de desenvolvimento, 211
Marcha
 ciclo da, 6
 de Rancho de Los Amigos, 7
 desvio de, 2
 de Trendelenburg, 172, 251
 em tesoura, 245
Massa óssea, 3
 pico de, 69
Massagem transversal, 270
McKenzie
 classificação de, 173, 241
Medidas de resultado, 39
Medula óssea
 tumor maligno na, 67
Meias de compressão, 335
Ménière
 síndrome de, 91
  sintoma inicial, 91

Meningite
  bacteriana, 78
  forma grave de, 78
  sinal cardinal da, 78
  tipos de, 128
Meningomielocele, 139
Menisco
  rompimento do, 177
  vascularização do, 1
Miastenia grave, 96
  definição, 131
Mielodisplasia, 95, 139
Mielomelingocele, 2, 18
  comprometimentos na, 84
Miocardiopatia
  dilatada, 146
Miopatia
  alcoólica, 149
Mononucleose infecciosa
  definição de, 143
Monoplegia espástica, 130
Motoneurônio, 17, 19
Movimento reflexo, 87
Muleta
  axilar, 277, 287, 330
  de tríceps, 279
Músculos
  isquiotibiais, 6
    flexibilidade dos, 8

N
Nefropatia diabética, 26
Nervo
  axilar
    dano ao, 45
  craniano, 24, 48
  esplênico, 47
  glossofaríngeo, 23
  periférico
    lesão no, 19, 48
  radial, 45
    dano no, 19
  ulnar
    paralisia do, 202
Neuralgia, 140
  do trigêmio, 17

Neuroma de Morton, 97, 140
Neuronite vestibular, 136
  unilateral, 90
Neuropatia
  diabética, 82, 104, 105, 145, 337
  hiperglicêmica, 130
  paraneoplásica, 203
  periférica, 18, 82
    definição, 45
Neurotmese
  definição de, 133
Neurotransmissão, 48
Nistagmo
  do olho, 131
Nitroglicerina
  sublingual, 118
Nodo de Ranvier, 131
Nodo sinoatrial, 54
  frequência do, 54
  localização do, 33
Nodos de Heberden, 122
Núcleo pulposo, 10

O
Obstrução embólica, 129
Onda sinusoidal
  forma de, 300
Opiáceos, 125
Ordinal de mensuração, 327
Órtese
  cervical, 280
  de escoliose, 280
  de ombro, 283
  de preensão de punho, 285
  e tala, 281
  joelho-tornozelo-pé, 281
  pé-tornozelo, 276, 282
Ortopneia
  definição de, 117
Osgood-Schlatter
  doença de, 76, 126, 298
  síndrome de, 68, 122
Ossificação heterotópica, 69, 81
  definição de, 130
Osso cuboide
  localização do, 10
Osteoartrite, 126, 241

desenvolvimento de, 70
em uma articulação sadia, 70
sinais e sintomas de, 69
Osteocondrite dissecante
definição de, 122
sítio mais comum, 68, 72
Osteófito(s)
formação de, 10
definitivo, 68
Osteogênese imperfeita, 192, 252, 308
em crianças, 72
Osteomalácia
causas de, 67
Osteomielite, 66
Osteoporose, 69, 126, 169
de longa duração, 238
diagnóstico de, 168
fratura mais associada à, 67
manifestação mais comum, 69, 75, 122
músculos enfraquecidos na, 3
rigidez e, 168
tratamento, 73
Osteossarcoma, 67
Otite externa
maligna, 91, 136
Otólito
disfunção do, 27

P

Paget
doença de, 68
Pagliocefalia, 264
Paralisia cerebral, 94, 132
atetoide, 83
diplégica, 84
manifestações clínicas da, 83
Paralisia de Bell, 18
Paratireidectomia, 154, 230
Parkinson
doença de, 76, 95, 217
estágio da, 213
manifestação mais comum, 80
ocorrência, 92
patologia da, 260
sintoma, 92
tremor associado à, 129

Passo
comprimento do, 7
Pata de ganso, 184
Patela
mobilização da, 243
Pé chato, 183, 247
Pé de Charcot, 87, 134
Pé diabético, 155
Pé equino, 145
Pé neuropático
inspeção de, 26
úlceras em, 50
Pé torto, 138, 251
Perda vestibular
bilateral, 203
Perfil metabólico básico, 31, 53
Pés protéticos, 273
Pescoço
de cisne
deformidade de, 68, 251
tônico assimétrico, 200
Phalen
teste de, 40
Pia-máter
definição de, 44
Placas epifisárias, 35
Plastia
de rotação, 167
Pneumonia, 226
Pneumonite
por radiação, 146
Pneus pneumáticos, 331
Polegar
abdução do, 12
Polimiosite, 123
Polineuropatia, 50, 209
exame de, 27
tóxica, 112, 149
Polirradiculoneuropatia
desmielinizante, 86
Ponto de gatilho digástrico, 254
Postura estática, 3
Potencial miogênico vestibular evocado, 51
Prática baseada em evidências, 326, 359
Pressão arterial
medida da, 28

Pressão de fechamento capilar, 43
Pressão intracraniana
 aumentada, 135
PRICE
 elevação de, 331
Processos espinhosos bífidos, 41
Prolapso
 de útero, 109
  ocorrência de, 148
Prontuário médico, 317, 354
 revisão do, 320
Prostatite aguda, 229, 272
Purkinje
 fibras de, 55

Q
Quadril
 articulação do, 13
 artroplastia do, 304
  total, 322
 deslocamento do, 12
Quadriplegia
 espástica, 140
Queimadura(s), 26
 axilar, 223
 de espessura integral, 65, 100, 142
 de espessura parcial, 100, 142
 de sol, 120
 ferida de, 100
 hipertrófica, 102
 superficiais, 142, 269

R
Radiação ionizante, 106
 pneumonite por, 146
Radiculopatia, 173
 sintomas de, 37
Ranvier
 nodo de, 131
Raynaud
 fenômeno de, 267, 339
Razão inspiratória:expiratória, 30
Reabilitação cardíaca, 160, 164
 ambulatorial, 164
Reflexo braquiorradial, 37
Reflexo labiríntico tônico, 266
Reflexo tendíneo, 24
 músculos do, 48

Refluxo gastroesofágico noturno, 228
Regeneração nervosa
 ocorrência da, 23
Remodelagem óssea, 2
 influências, 35
Respiração atáxica
 causa de, 17
Respiração de Cheyne-Stokes, 44
Respiração diafragmática, 156
Retardo de desenvolvimento, 93
Revisão quantitativa, 326
Rizotomia
 dorsal, 84
Romberg
 teste de, 203, 258
Rotação, 4
Rotador do punho
 rompimento do, 182
Retenção de líquido, 30

S
SACH, 328
SAID
 princípio, 239
Sangramento
 causa de, 57
 gastrointestinal, 230
Sarcopenia, 237
Schober
 teste de, 5
Semi-fowler
 posição, 272
Sensação suave final, 253
Sever
 apofisite de, 247
Sinal de Lhermitte, 127
Sinais vitais, 52
Sinartrose, 12
Síndrome
 de bloqueio, 50
 de Charcot-Marie-Tooth, 86
 de dor miofascial, 185
 de Down, 219
 de fadiga crônica, 153
 de Guillain-Barré, 86, 133, 210
 do impacto, 9
 do ombro congelado, 171
 de Osgood-Schlatter, 68

tratamento da, 168
do túnel do carpo, 18, 44, 97, 103, 150
   confirmação de, 44
   sintomas de, 210
   medular central, 130
Sinergia
   da extremidade superior, 260
Sinovite transiente, 190
Sistema
   nervoso
      autônomo, 19
   olfatório, 44
   visual, 45
Sistema vestibular, 18
SOAP
   anotação, 47
   declaração, 317
   observações, 354
Sons respiratórios, 60
Soquetes de gel, 336
Spray frio, 342
Status epilético, 347
Sulfato
   de condroitina, 1
   de queratina, 2
Syme
   amputação de, 274, 329

T

Tala
   de extremidade superior, 283
Tálamo
   dano ao, 78
Taquicardia, 145
   definição de, 51
Taquipneia
   definição, 51
Temas que não pertencem ao sistema, 273
Tendão
   patelar
      dano ao, 72
   supraespinhoso
      apalpação do, 9
Tendinite, 172, 240
Tendinopatia, 124
   de grau 1, 240

Tenodese, 335
   controle de, 217
TENS, 341, 343
Terapia
   de compressão, 160
Termômetro
   colocação do, 29
Termoplásticos, 333
Teste(s)
   de alcance funcional, 45
   de função pulmonar, 33
   de Phalen, 40
   de provocação mecânica, 5
   de Romberg, 203, 258
   de Waddell, 114, 150
Tetania muscular, 343
Tetraciclina, 102
   efeitos da, 143
Tíbia
   deslocamento traumático da, 23
Tic douloureux, 44
Tônus
   perturbação do, 47
Torção testicular, 347
Torcicolo
   características do, 3, 35, 125
   muscular
      congênito, 138, 214
      criança com, 93
Tornozelo
   dorsiflexão do, 39
   entorse aguda do, 292
Toxina botulínica, 131
   injeção de, 83
Trato urinário
   infecções no, 147
Tremor agitante, 144
Trendelenburg
   marcha de, 172, 240, 251
Triângulo lateral, 250
Trismo dental, 73
Trato descendente, 24
Trato
   rubrospinal, 48
   sinusal, 43
   vestibuloespinal, 51
Tromboembolia, 150

Tromboflebite
  complicação da, 64
Trombose venosa profunda, 307, 349
  característica, 310
  sintomas de, 346
Tuberculose
  transmissão de, 303, 345
Tuberosidades, 40
  isquiais, 332
Tubo neural
  defeito de, 94
Tumores
  cancerosos, 141

U
Úlcera de pressão, 25, 65, 101, 143
  cicatrização da, 46
  descrição de uma, 25
  desenvolvimento de, 224
  estágios, 20
    II, 25, 46
  formação de, 16, 25
  sinais de, 143
Úlcera diabética, 65, 120
Úlcera péptica
  presença de, 58
Úlcera sacral, 290
Úlceras neuropáticas, 87, 104, 111, 134, 143, 149, 210
Úlceras por insuficiência arterial, 222
Úlceras venosas, 66, 120
  causa de, 100
  intervenção de, 222

Ultrassom, 237
  eficácia do, 289
  pulsado, 337
  uso de, 300

V
VAC
  terapia de 337
Ventilação mecânica, 159
Verapamil
  indicação de, 60, 117
Vertigem, 90
  diagnóstico de, 18
  posicional, 90
Via aérea, 54
Vírus sincicial respiratório, 106
  infecção por, 146
Vírus varicela-zóster, 303
Viscosidade, 338
Visita de supervisão, 314
Vitamina C
  deficiência de, 141
Volume corrente
  diminuição de, 55

W
Waddell
  testes de, 114, 150
Warfarina
  sódica, 21
Wernicke
  afasia de, 324
Willis
  círculo de, 51